高等医学院校临床课程见习指导丛书

供临床、预防、基础、口腔、麻醉、影像、护理、
法医等专业本科、高专、高职学生使用

总主编　何振华　张秀峰

妇产科学见习指导

第 2 版

主　编　周建斌　刘　珏
主　审　黄余良
编　委　（按姓氏笔画排序）
毛淑萍　刘　珏　张群锋　何宜静
周建斌　黄余良

科学出版社
北　京

内 容 简 介

本书为临床、预防、基础、口腔、麻醉、影像、护理、法医等各类专业医学生见习必备指导书。

全书涵盖了基础知识、生理产科、病理产科、妇科、基本临床技能等五个篇章 19 个单元（76 学时）见习指导及知识精要，还提供了复习思考题。

本书提供了临床见习教学程序、教学内容，对规范临床见习教学有重要的指导意义，是一本携带方便、实用价值较高的见习指导书和带教老师参考书。同时，对低年资住院医师也有所帮助，也是国家执业医师应试的参考书。

图书在版编目(CIP)数据

妇产科学见习指导 / 周建斌，刘珏主编. —2 版. —北京：科学出版社，2017.3

ISBN 978-7-03-051956-6

Ⅰ. ①妇… Ⅱ. ①周… ②刘… Ⅲ. ①妇产科–实习–医学院校–教学参考资料 Ⅳ. ①R71

中国版本图书馆 CIP 数据核字(2017)第 036637 号

责任编辑：张天佐 周 园 / 责任校对：赵桂芬
责任印制：李 彤 / 封面设计：陈 敬

科学出版社 出版
北京东黄城根北街 16 号
邮政编码：100717
http://www.sciencep.com

北京科印技术咨询服务有限公司数码印刷分部印刷
科学出版社发行 各地新华书店经销
*

2007 年 9 月第 一 版 开本：787×960 1/32
2017 年 3 月第 二 版 印张：12
2024 年 8 月第十一次印刷 字数：259 000

定价：55.00 元
（如有印装质量问题，我社负责调换）

高等医学院校临床课程见习指导丛书
编写指导委员会

第 2 版前言

“高等医学院校临床课程见习指导丛书”是南华大学主导编写的医学实践教学教材的重要组成部分。本教材由南华大学附属第二医院专家团队组织编写，于 2007 年 8 月由科学出版社发行第 1 版。

本教材自发行以来，受到同行们关注，对已进入临床见习阶段的医学生自主学习、带教老师规范开展见习带教均起到了积极的作用。但医学发展日新月异，新知识、新理论、新理念不断提出；执业医师分阶段考核的执行，5+3 教学模式的开展，均要求对教材内容进行必要的修订。近年来，读者们对该教材提出了许多宝贵意见，反馈了大量使用信息，对我们修订本教材帮助很大。

再版的“高等医学院校临床课程见习指导丛书”以人民卫生出版社出版的“十二五”普通高等教育本科国家级规划教材第 8 版为蓝本，结合近年来循证医学证据，参考权威指南和专家共识进行修订。修订后的教材对结构、体例略有调整，增加见习阶段需要掌握的临床基本技能的内容，但总体仍保持简约、精炼的风格，相信本教材对医学生临床见习阶段学习及参加分阶段执业医师考核均能起到积极的作用。

本书在编写过程中得到了科学出版社、南华大学教务处、南华大学医学部、第二临床学院领导、教学科研部及各教研室的大力支持和帮助，在此谨致谢意！

由于编者才疏学浅，疏漏之处在所难免，恳请同仁不吝赐教，以便再版时予以修正。

何振华　张秀峰

2016 年 8 月于南华大学

第 1 版前言

临床医学是一门理论性和实践性都很强的科学，它需要掌握全面扎实的理论知识来指导临床实践，同时在不断的实践中来理解和掌握理论知识。妇产科学是集实践性、经验性、累积性很强的临床医学学科，学习它应遵循理论—实践—再理论—再实践的原则。

为了帮助医学生系统掌握妇产科学知识，提高学习效率，编者根据多年的临床教学心得，特别注意到临床见习阶段教师示范和指导的重要性，力求使学生在见习中把询问病史、体格检查、书写病历等所获得的资料进行归纳、综合、分析和判断，以加深对所学理论知识的理解，使学生的临床思维得到启发与训练，为毕业实习打下良好的基础。

本书以每一种常见病为单元对其见习的要求、时数、准备和过程做了具体规范，同时对病史采集、体格检查做了重点提示。在此基础上编排的知识精要，则是对疾病的临床特点、辅助检查、诊断要点、鉴别诊断、治疗（包括手术适应证、禁忌证）等进行简明扼要的全面综合，以帮助学生把握重点、理解难点、启发思维。

本书是高等医学院校基础、临床、五官、麻醉、影像、妇幼等专业本科、高专、高职学生临床课程见习阶段的必备指导书，也适用于低年资住院医师作为提高工作能力及授课老师的参考书；还是国家执业医师资格考试的复习参考书。

本书的编写得到南华大学教务处、医学院、第二临床学院、教学科研部及各教研室的大力支持和帮助，谨致谢意！

由于学识和编写经验不足，书中缺点和错误难以避免，祈望广大读者批评指正。

何振华　张明亮

2007 年 6 月

目　　录

第一章　基　　础

见习一（1）　女性生殖系统解剖

【见习要求】

1. 熟悉女性内、外生殖器的解剖及其与邻近器官关系。

2. 熟悉女性骨盆与分娩有关的解剖特点。

3. 了解女性骨盆底的解剖。

【见习时数】　2 学时。

【见习准备】　骨盆模型、内外生殖器模型、盆底模型 1 个/组。

【见习过程】

1. 教师结合模型讲授内外生殖器官的解剖及邻近器官的关系；骨盆的组成、各平面及其径线；骨盆底的解剖。

2. 学生对照模型学习上述内容以加深印象。

3. 教师以提问的方式小结，进行重点归纳。

【知识精要】

1. 外阴　包括阴阜、大阴唇、小阴唇、阴蒂和阴道前庭。阴道前庭区域内有前庭球、前庭大腺、尿道外口、阴道口。

2. 女性内生殖器官　包括阴道、子宫、输卵管及卵巢，后二者称子宫附件。

（1）阴道为性交器官、月经血排出及胎儿娩出的通道

1)位置和形态：位于真骨盆下部中央，呈上宽下窄，上端包围宫颈，下端开口于阴道前庭后部。环绕宫颈周围的部分称阴道穹隆。按其位置分为前、后、左、右 4

部分，其中后穹隆最深，与直肠子宫陷凹紧密相邻，为盆腔最低部位，临床上可经此处穿刺或引流。

2）组织结构：阴道壁有很多横行皱襞，故有较大伸展性。阴道黏膜无腺体，受性激素影响有周期性变化。幼女及绝经后妇女的阴道黏膜上皮甚薄，容易创伤而感染。阴道壁富有静脉丛，局部受损伤易出血或形成血肿。

（2）子宫系孕育胚胎、胎儿和产生月经的器官

1）形态：为前后略扁的倒置梨形，重 50～70g，长 7～8cm，宽 4～5cm，厚 2～3cm，宫腔容量 5ml。分为子宫体、子宫底、子宫角及子宫颈四部分。子宫体与子宫颈间最狭窄处为峡部，在非孕期长 1cm，其上端解剖上较狭窄，叫解剖学内口；其下端因在此处子宫内膜转为子宫颈黏膜，故称为组织学内口。子宫峡部于妊娠末期形成子宫下段长约 7～10cm。

2）组织结构：宫体壁由 3 层组织构成，由内向外可分为子宫内膜层、肌层、浆膜层。子宫内膜从青春期开始受卵巢激素影响，其表面 2/3 能发生周期性变化称功能层；靠近子宫肌层的 1/3 内膜无周期性变化称基底层。在宫颈外口柱状上皮与鳞状上皮交接处是宫颈癌的好发部位。宫颈黏膜分泌碱性黏液，黏液栓成分及性状受性激素影响也有周期性变化。

3）位置：位于盆腔中央，正常位置呈轻度前倾前屈位，主要靠子宫韧带及骨盆底肌和筋膜的支托作用。

4）子宫韧带：共有四对：①圆韧带有维持前倾位置的作用；②覆盖在子宫前后壁的腹膜自子宫侧缘向两侧延伸达到骨盆壁，形成的双层腹膜皱襞称阔韧带。在宫体两侧的阔韧带中有丰富的血管，神经、淋巴管及大量疏松结缔组织称宫旁组织。子宫动静脉和输尿管均从阔韧带基底部穿过；③主韧带起固定宫颈位置的作用，保

持子宫不致向下脱垂；④宫骶韧带将宫颈向后向上牵引，维持子宫处于前倾位置。若上述韧带、骨盆底肌肉和筋膜薄弱或受损伤，可导致子宫位置异常，形成不同程度的子宫脱垂。

（3）输卵管为卵子与精子结合场所及运送受精卵的通道。全长约 8～14cm。由内向外可分为 4 部分：间质部、峡部、壶腹部、伞部。

（4）卵巢

1）功能：为一对性腺，具有生殖和内分泌功能，产生和排出卵子，以及分泌甾体激素。

2）形态：扁椭圆形，成年妇女的卵巢约 4cm×3cm×1cm，重 5～6g，呈灰白色；绝经后卵巢萎缩变小变硬。

3）组织结构：卵巢表面无腹膜，由单层立方上皮覆盖称生发上皮；其内有一层纤维组织称卵巢白膜。再往内为卵巢实质，分皮质与髓质。皮质在外层，其中有大小不等的各级发育卵泡、黄体和它们退化形成的残余结构及间质组织组成；髓质在中心，无卵泡，含疏松结缔组织及丰富血管、神经、淋巴管及少量平滑肌纤维。

3. 血管、淋巴及神经

（1）血管：女性内外生殖器官的血液供应主要来自卵巢动脉、子宫动脉、阴道动脉及阴部内动脉。除卵巢动脉自腹主动脉分出外，其余均为髂内动脉前干分支。盆腔静脉均与同名动脉伴行，并在相应器官及其周围形成静脉丛，且互相吻合，故盆腔静脉感染容易蔓延。

（2）淋巴：女性生殖器官和盆腔具有丰富的淋巴系统，淋巴结一般沿相应的血管排列，其数目和位置均不恒定，主要分为外生殖器淋巴与盆腔淋巴两组。外生殖器淋巴分为腹股沟深和腹股沟浅两部分。盆腔淋巴分为 3 组：

1）髂淋巴组由闭孔、髂内、髂外及髂总淋巴结组成。

2）骶前淋巴组位于骶骨前面。

3）腰淋巴组位于腹主动脉旁。

（3）神经：外生殖器主要由阴部神经支配；内生殖器主要由交感神经与副交感神经所支配。

4. 骨盆 为生殖器官的所在地，也是胎儿娩出时必经的骨性产道，其大小、形状与分娩密切相关。以耻骨联合上缘、髂耻缘及骶岬上缘的连线（即髂耻线）为界，将骨盆分为假骨盆和真骨盆两部分。假骨盆又称大骨盆，位于骨盆分界线之上，与产道无直接关系。真骨盆又称小骨盆，位于骨盆分界线之下，又称骨产道，是胎儿娩出的通道。为便于了解分娩时胎先露部通过骨产道的过程，将骨盆腔分为 3 个平面：

（1）骨盆入口平面：指真假骨盆的交界面，呈横椭圆形。其前方为耻骨联合上缘，两侧为髂耻缘，后方为骶岬前缘。入口平面有 4 条径线。

1）入口前后径：耻骨联合上缘中点至骶岬前缘正中间的距离，平均值约为 11cm。

2）入口横径：左右髂耻缘间的最大距离，平均值约为 13cm。

3）入口斜径：左右各一。左骶髂关节至右髂耻隆突间的距离为左斜径；右骶髂关节至左髂耻隆突间的距离为右斜径，平均值约为 12.75cm。

（2）中骨盆平面：为骨盆最小平面，呈前后径长的椭圆形。其前方为耻骨联合下缘，两侧为坐骨棘，后方为骶骨下端。此平面具有产科临床重要性。中骨盆平面有两条径线。

1）中骨盆前后径：耻骨联合下缘中点通过两侧坐骨棘连线中点至骶骨下端间的距离，平均值约为 11.5cm。

2）中骨盆横径：也称坐骨棘间径。两坐骨棘间的距离，平均值约为10cm，是胎先露部通过中骨盆的重要径线；坐骨棘是分娩过程中衡量胎先露部下降程度的重要标志。

（3）骨盆出口平面：由两个不同平面的三角形所组成。前三角平面顶端为耻骨联合下缘，两侧为耻骨降支；后三角平面顶端为骶尾关节，两侧为骶结节韧带。有4条径线。

1）出口前后径：耻骨联合下缘至骶尾关节间的距离，平均值约为11.5cm。

2）出口横径：也称坐骨结节间径。两坐骨结节内侧缘的距离，平均值约为9cm，其长短与分娩机制关系密切。

3）出口前矢状径：耻骨联合下缘至坐骨结节间径中点间的距离，平均值约为6cm。

4）出口后矢状径：骶尾关节至坐骨结节间径中点间的距离，平均值约为8.5cm。若出口横径稍短，而出口后矢状径较长，两径之和＞15cm时，正常大小的胎头可通过后三角区经阴道娩出。

5. 骨盆底 由多层肌肉和筋膜所组成，封闭骨盆出口，使盆腔脏器赖以承载并保持正常位置。骨盆底的前方为耻骨联合和耻骨弓，后方为尾骨尖，两侧为耻骨降支、坐骨升支及坐骨结节。两侧坐骨结节前缘的连线将骨盆底分为前、后两部：前部为尿生殖三角，又称尿生殖区，有尿道和阴道通过。后部为肛门三角，又称肛区，有肛管通过。骨盆底有3层组织：外层由会阴浅筋膜，3对肌肉（球海绵体肌、坐骨海绵体肌、会阴浅横肌）及一括约肌（肛门外括约肌）组成；中层即泌尿生殖膈，由上、下两层坚韧筋膜及一对会阴深横肌、尿道括约肌组成；内层即盆膈，由肛提肌及其内、外面各覆一层筋膜所组成。

6. 内外生殖器官的邻近器官 有尿道、膀胱、输尿管、直肠、阑尾。

【复习思考题】

1. 请说出骨盆三个平面的形态、主要径线及其产科意义。

2. 女性内生殖器官包括哪些？

3. 子宫内膜分几层？能发生周期性变化、产生月经的是哪一层？

4. 请说出维持子宫正常位置的四组韧带。

5. 请说出卵巢的大体形态及功能。

6. 女性内外生殖器官的血液供应来自哪些血管？它们又是哪些血管的分支？

7. 女性内生殖器官的邻近器官有哪些？

笔记栏

（周建斌）

见习一（2） 女性生殖系统生理

【见习要求】

1. 掌握妇女一生各阶段的生理特点、月经及月经期的临床表现、卵巢功能及周期性变化、子宫内膜及生殖器官其他部位的周期性变化。

2. 了解月经周期的调节及其他内分泌腺功能对月经周期的影响。

【见习时数】 2 学时。

【见习准备】

1. 教学挂图一份/小组。

2. VCD 教学盘一份/小组。

【见习过程】

1. 以小课形式结合挂图、VCD 讲解。

2. 结合临床的具体实际，教师以提问的方式小结巩固。

【知识精要】

1. 妇女一生根据其生理特点可分为 7 个阶段

（1）胎儿期。

（2）新生儿期：出生后 4 周内。

（3）儿童期：出生后 4 周～12 岁。

（4）青春期：指月经初潮至生殖器官逐渐发育成熟的阶段（10～19 岁）。体格发育、生殖器官发育、第二性征、月经来潮（为青春期开始的一个重要标志）。

（5）性成熟期：又称生育期，一般自 18 岁开始，历时约 30 年。

（6）绝经过渡期：从开始出现绝经趋势至最后一次月经的时期。

（7）绝经后期。

2. 月经及月经期的临床表现

（1）月经的定义：是指伴随卵巢周期性变化而出现的子宫内膜周期性脱落及出血。

（2）初潮年龄：多在 13～14 岁。

（3）月经血特征：暗红色，不凝。

（4）正常月经的临床表现：一般周期平均 28 天、经期平均 4～6 天、正常经量 20～60ml。

3. 卵巢功能及周期性变化

（1）卵巢功能：产生卵子并排卵和分泌女性激素，分别称为卵巢的生殖功能和内分泌功能。

（2）卵巢的周期性变化

1）卵泡的发育成熟：生育期每月发育一批（3～11 个）卵泡，经过募集、选择，其中一般只有一个优势卵泡可达完全成熟，并排出卵子。其余的卵泡发育到一定程度通过细胞凋亡机制而自行退化，称卵泡闭锁。女性一生中一般只有 400～500 个卵泡发育成熟并排卵。根据卵泡的形态、大小、生长速度和组织学特征，可将其生长过程分为以下几个阶段：始基卵泡、窦前卵泡、窦卵泡、排卵前卵泡。排卵前卵泡直径可达 18～23mm，卵泡结构从外到内依次为：①卵泡外膜；②卵泡内膜；③颗粒细胞；④卵泡腔；⑤卵丘；⑥放射冠；⑦透明带。

2）排卵：卵细胞和它周围的卵丘颗粒细胞一起被排出的过程称排卵。排卵多发生在下次月经来潮前 14 日左右。卵子可由两侧卵巢轮流排出，也可由一侧卵巢连续排出。卵子排出后，经输卵管伞部捡拾、输卵管壁蠕动以及输卵管黏膜纤毛活动等协同作用通过输卵管，并被运送到子宫腔。

3）黄体形成及退化：排卵后卵泡液流出，卵泡壁塌陷，卵泡壁的卵泡颗粒细胞和卵泡内膜细胞向内侵入，周围由结缔组织的卵泡外膜包围，共同形成黄体。卵泡颗粒细胞和卵泡内膜细胞在 LH 排卵峰的作用下进一步黄素化，分别形成颗粒黄体细胞及卵泡膜黄体细胞。排卵后 7～8 日（相当于月经周期第 22 日左右），黄体体积和功能达到高峰。若排出的卵子受精，黄体则在胚胎滋养细胞分泌的人绒毛膜促性腺激素（hCG）作用下增大，转变为妊娠黄体，至妊娠3个月末才退化。若卵子未受精，黄体在排卵后9～10日开始退化，黄体功能限于14日。黄体退化时黄体细胞逐渐萎缩变小，周围的结缔组织及成纤维细胞侵入黄体，逐渐由结缔组织所代替，称白体。黄体衰退后月经来潮，卵巢中又有新的卵泡发育，开始新的周期。

（3）卵巢性激素的合成及分泌：卵巢产生性激素主要有雌激素、孕激素及少量雄激素，均为甾体激素；它们的分泌呈周期性变化并具有不同的功能。卵泡膜细胞为排卵前雌激素的主要来源，黄体细胞在排卵后分泌大量的孕激素及雌激素。雄激素（睾酮）主要由卵巢间质细胞和门细胞产生。卵巢除分泌甾体激素外，还分泌一些多肽激素、细胞因子和生长因子。

1）雌激素的生理作用：①促进子宫肌细胞增生和肥大，使肌层增厚；促使和维持子宫发育；增加子宫平滑肌对缩宫素的敏感性。②使子宫内膜腺体和间质增生、修复。③使宫颈口松弛、扩张，宫颈黏液分泌增加，变稀薄，富有弹性，易拉成丝状。④促进输卵管肌层发育及上皮的分泌活动，并可加强输卵管肌节律性收缩的振幅。⑤使阴道上皮细胞增生和角化，黏膜变厚。⑥使阴唇发育、丰满、色素加深。⑦促使乳腺管增生，乳头、乳晕着色，促进其他第二性征的发育。⑧协同FSH促进卵泡发育。⑨通过对下丘脑和垂体的正负反馈调节，控制促性腺激素的分泌。⑩促进水钠潴留；促进肝脏高密度脂蛋白合成，抑制低密度脂蛋白合成，降低循环中胆固醇水平；维持和促进骨基质代谢。

2）孕激素的生理作用：孕激素通常是在雌激素作用的基础上发挥效应的。①降低子宫平滑肌兴奋性及其对缩宫素的敏感性，抑制子宫收缩，有利于胚胎及胎儿宫内生长发育。②使增生期子宫内膜转化为分泌期内膜，为受精卵着床做好准备。③使宫口闭合，黏液分泌减少，性状变黏稠。④抑制输卵管肌节律性收缩的振幅。⑤加快阴道上皮细胞脱落。⑥促进乳腺腺泡发育。⑦在月经中期具有增强雌激素对垂体 LH 排卵峰释放的正反馈作用；在黄体期对下丘脑、垂体有负反馈作用，抑制促性腺激素分泌。⑧兴奋下丘脑体温调节中枢，可使基础体温在排卵后升高 0.3～0.5℃。临床上可以此作为判定排卵日期的标志之一。⑨促进水钠排泄。

3）孕激素与雌激素的协同和拮抗作用：孕激素在雌激素作用的基础上，进一步促使女性生殖器和乳房的发育，为妊娠准备条件，二者有协同作用；另一方面，雌激素和孕激素又有拮抗作用，雌激素促进子宫内膜增生及修复，孕激素则限制子宫内膜增生，并使增生的子宫内膜转化为分泌期。其他拮抗作用表现在子宫收缩、输卵管蠕动、宫颈黏液变化、阴道上皮细胞角化和脱落以及钠和水的潴留与排泄等方面。

4. 子宫内膜及生殖器官其他部位的周期性变化

（1）子宫内膜的周期性变化

1）子宫内膜分基底层及功能层，子宫内膜功能层是胚胎植入的部位，受卵巢激素变化的调节，呈周期性增殖、分泌和脱落性变化，月经期坏死脱落。基底层在月经后再生并修复子宫内膜创面，重新形成子宫内膜功能层。

2）据子宫内膜的组织学变化将月经周期分为增殖期、分泌期、月经期 3 个阶段（以一个正常月经周期 28 日为例）：

A. 增殖期：月经周期第 5～14 日。该期子宫内膜厚度自 0.5mm 增生至 3～5mm。腺体由短、直、细渐变为多而弯曲，间质由致密渐变成网状水肿，间质中的小动脉由较直、壁薄渐变为弯曲增生。增殖期又可分早、中、晚 3 期：①增殖早期：月经周期第 5～7 日。此期内膜薄，仅 1～2mm；②增殖中期：月经周期第 8～10 日。间质水肿在此期最为明显。③增殖晚期：月经周期第 11～14 日。此期内膜进一步增厚，达 3～5mm。

B. 分泌期：月经周期第 15～28 日，与卵巢周期中的黄体期相对应。黄体分泌的孕激素、雌激素使增殖期内膜继续增厚，腺体更增长弯曲，出现分泌现象；血管迅速增加，更加弯曲；间质疏松并水肿。此时内膜厚且松软，含有丰富的营养物质，有利于受精卵着床发育。整个分泌期亦分为 3 期：①分泌早期：月经周期第 15～19 日。②分泌中期：月经周期第 20～23 日。子宫内膜的分泌活动在月经中期 LH 峰后第 7 日达到高峰，恰与囊胚植入同步。③分泌晚期：月经周期第 24～28 日。此期为月经来潮前期，相当于黄体退化阶段。该期子宫内膜呈海绵状，厚达 10mm。

C. 月经期：月经周期第 1～4 日，为子宫内膜海绵状功能层从基底层崩解脱落期，这是孕酮和雌激素撤退的最后结果。

（2）生殖器官其他部位的周期性变化

1）阴道黏膜的周期性变化：以阴道上段最明显。排卵前，底层细胞增生，渐演变为中层与表层细胞；表皮细胞出现角化。排卵后，在孕激素的作用下，主要为表层细胞脱落。临床上可借助阴道脱落细胞的变化了解体内雌激素水平和有无排卵。

2）宫颈黏膜的周期性变化：随着雌激素水平不断提高，至排卵期黏液分泌量增加，黏液稀薄、透明，拉丝度可达 10cm 以上。涂片检查可见羊齿植物叶状结晶，到排卵期最为清晰而典型。排卵后，黏液分泌量逐渐减少，质地变黏稠而混浊，拉丝度差，易断裂。涂片检查时见椭圆体结晶。临床上根据宫颈黏液检查，了解卵巢功能。

3）输卵管黏膜的周期性变化：在雌激素的作用下，输卵管黏膜上皮纤毛细胞生长，体积增大；非纤毛细胞分泌增加，为卵子提供运输和种植前的营养物质。雌激素还促进输卵管发育及输卵管肌层的节律性收缩振幅。孕激素则能抑制输卵管的节律性收缩振幅。孕激素与雌激素间有许多制约与协同作用，保证受精卵在输卵管内的正常运行。

5. 月经周期的调节　月经周期的调节是一个非常复杂的过程，主要涉及下丘脑、垂体和卵巢。下丘脑、垂体与卵巢之间相互调节、相互影响，形成一个完整而协调的神经内分泌系统，称为下丘脑-垂体-卵巢轴（HPO）。

（1）卵泡期：在一次月经周期的黄体萎缩后，雌、孕激素和抑制素A水平降至最低，对下丘脑和垂体的抑制解除，下丘脑又开始分泌GnRH，使垂体FSH分泌增加，促进卵泡发育，分泌雌激素，子宫内膜发生增生期变化。随着雌激素逐渐增加，其对下丘脑的负反馈增强，抑制下丘脑GnRH的分泌，加之抑制素B的作用，使垂体FSH分泌减少。随着卵泡逐渐发育，接近成熟时卵泡分泌的雌激素达到200pg/ml以上，并持续48小时，即对下丘脑和垂体产生正反馈作用，形成LH和FSH峰，两者协同作用，促使成熟卵泡排卵。

（2）黄体期：排卵后循环中LH和FSH均急剧下降，黄体形成并逐渐发育成熟。黄体主要分泌孕激素，也分泌雌二醇，使子宫内膜发生分泌期变化。排卵后第7～8日循环中孕激素达到高峰，雌激素亦达到又一高峰。由于大量孕激素和雌激紫以及抑制素 A 的共同负反馈作用，又使垂体 LH 和 FSH 分泌相应减少，黄体开始萎缩，雌、孕激素分泌减少，子宫内膜失去性激素支持，发生剥脱而月经来潮。雌、孕激素和抑制素 A 的减少解除了对下丘脑和垂体的负反馈抑制，FSH 分泌增加，卵泡开始发育，下一月经周期重新开始。

（3）月经周期：主要受 HPO 轴的神经内分泌调控，同时也受抑制素-激活素-卵泡抑制素系统的调节以及其他腺体内分泌激素对月经周期也有影响。HPO 轴的生理活动受到大脑皮层神经中枢影响，如外界环境、精神因素等均可影响月经周期。大脑皮层、下丘脑、垂体和卵巢任何一个环节发生障碍，都会引起卵巢功能紊乱，导致月经失调。

【复习思考题】

1. 卵巢的功能及卵巢产生哪些激素？

2. 简述排卵的时间。

3. 简述雌激素、孕激素的生理作用。

4. 子宫内膜的组织学有哪些变化？子宫内膜功能层有何特点？

5. 简述月经周期的调节机制。

笔记栏

（毛淑萍）

第二章 生理产科

见习二（1） 妊娠生理

【见习要求】

1. 熟悉卵子从受精到受精卵的输送、发育、着床的过程。

2. 熟悉胎盘的形成及其功能。

3. 了解胎儿的生长发育及其生理特点。

4. 了解妊娠期母体的生殖系统、血液、心血管系统及泌尿系统的变化特点。

【见习时数】 1学时。

【见习准备】

1. 受精卵发育和着床的VCD、挂图和模型。

2. 胎盘的挂图和模型。

3. 胎儿生长发育的VCD、挂图和模型。

【见习过程】

1. 教师结合VCD和模型讲授受精卵的发育和着床过程，胎盘、胎膜、脐带、羊水的形成和胎盘功能，讲解胎儿的生长发育及其生理特点，讲解妊娠母体生殖系统、血液、心血管系统、泌尿系统的变化特点。

2. 学生对照VCD和模型学习上述内容以加深印象。

3. 教师以提问的方式小结，进行重点归纳。

【知识精要】 妊娠是胚胎和胎儿在母体内发育成长的过程。成熟卵子受精是妊娠的开始，胎儿及其附属物自母体排出是妊娠的终止。妊娠全过程约40周。

1. 受精及受精卵发育、输送与着床 获能的精子与次级卵母细胞相遇于输卵管，结合形成受精卵的过程为受精。受精发生在排卵后 12 小时内，整个受精过程约需 24 小时。晚期囊胚种植于子宫内膜的过程称受精卵着床。

（1）受精卵形成：形成受精卵标志诞生新生命。受精卵开始进行有丝分裂的同时，借助输卵管蠕动和纤毛推动，向子宫腔方向移动，约在受精后 72 小时，分裂成由 16 个细胞组成的实心细胞团，称桑椹胚，也称早期囊胚。约在受精后第 4 日，早期囊胚进入子宫腔，受精后第 5～6 日早期囊胚的透明带消失，总体积迅速增大，继续分裂发育，晚期囊胚形成。

（2）受精卵着床：约在受精后第 6～7 日，晚期囊胚透明带消失之后侵入子宫内膜的过程，称受精卵着床。受精卵着床需经过定位、黏着和侵入三个阶段。

着床必须具备的条件有：

1）透明带必须消失。

2）囊胚细胞滋养细胞分化出合体滋养细胞。

3）囊胚和子宫内膜同步发育且功能协调。

4）孕妇体内必须有足够数量的孕酮。

子宫有一个极短的窗口期允许受精卵着床。

2. 胎儿附属物的形成及其功能　胎儿附属物是指胎儿以外的组织，包括胎盘、胎膜、脐带和羊水。

（1）胎盘

1）构成：胎盘由胎儿部分的羊膜和叶状绒毛膜以及母体部分的底蜕膜构成。

2）形态：妊娠足月胎盘呈盘状，多为圆形或椭圆形，重约 450～650g，直径 16～20cm，厚 1～3cm，中间厚，边缘薄。

3）功能：胎盘功能包括物质交换、防御、合成以及免疫等功能，胎盘合成的激素和酶见表 2-1。

表 2-1 胎盘合成功能

激素		酶
蛋白激素	甾体激素	
人绒毛膜促性腺激素	雌激素	缩宫素酶
胎盘生乳素	孕激素	耐热性碱性磷酸酶
妊娠特异性 β_1 糖蛋白		
人绒毛膜促甲状腺激素		

（2）胎膜：胎膜外层为平滑绒毛膜，胎膜内层为羊膜。

（3）脐带

1）长度：妊娠足月胎儿的脐带长约 30～100cm，平均约 55cm，直径 0.8～2.0cm。

2）血管：脐带内有一条脐静脉，两条脐动脉。

3）功能：脐带是母体及胎儿气体交换、营养物质供应和代谢产物排出的重要通道。若脐带受压致使血流受阻时，可致胎儿窘迫，甚至危及胎儿生命。

（4）羊水

1）来源：妊娠早期的羊水，主要是母体血清经胎膜进入羊膜腔的透析液。妊娠中期以后，胎儿尿液是羊水的重要来源。妊娠晚期胎儿肺参与羊水的生成，每日 600～800ml 液体从肺泡分泌至羊膜腔。羊膜、脐带华通胶及胎儿皮肤渗出液体，但量少。

2）羊水的吸收：①约 50%由胎膜完成；②胎儿吞咽羊水，足月妊娠胎儿每日可吞咽羊水 500～700ml；③脐带每小时能吸收羊水 40～50ml；④20 孕周前，胎儿角化前皮肤有吸收羊水的功能，但量很少。

3）母体、胎儿、羊水三者间液体平衡：羊水在羊膜腔内不断进行液体交换，以保持羊水量相对恒定。

4）羊水量、性状及成分：妊娠期羊水量逐渐增加，妊娠38周约1000ml，此后羊水量逐渐减少。妊娠40周羊水量约 800ml。过期妊娠时，羊水量明显减少，可少至300ml以下。妊娠早期羊水为无色澄清液体。妊娠足月羊水略混浊、不透明，可见羊水内悬有小片状物（胎脂、胎儿脱落上皮、毳毛、毛发、少量白细胞、白蛋白、尿酸盐等）。羊水中含大量激素和酶。

5）功能：

保护胎儿：①使其不致受到挤压，防止胎肢粘连；②保持羊膜腔内恒温；③避免子宫肌壁或胎儿对脐带直接压迫所致的胎儿窘迫；④有利于胎儿体液平衡；⑤宫缩时，羊水的缓冲能使压力均匀分布，避免胎儿局部受压所致的胎儿窘迫。胎儿吞咽或吸入羊水可促进胎儿消化道和肺部发育，孕期羊水过少可引起胎儿肺发育不良。

保护母体：①减少因胎动所致的不适感；②临产后，前羊水囊扩张子宫颈口及阴道；③破膜后羊水冲洗阴道，减少感染机会。

3. 妊娠期母体变化

（1）生殖系统的变化

1）子宫：①子宫体逐渐增大变软；②妊娠期子宫血管扩张、增粗，子宫血流量增加，以适应胎儿-胎盘循环的需要；③子宫峡部非孕时长约1cm，妊娠末期或临产后可伸展至7～10cm形成子宫下段；④妊娠早期，宫颈外观肥大、紫蓝色及变软，颈管黏液增多，形成黏稠的黏液栓，有保护宫腔免受外来感染侵袭的作用。接近临产时，颈管变短并出现轻度扩张。

子宫内膜蜕膜变：受精卵着床后，在雌激素、孕激素作用下，子宫内膜发生蜕膜变，按蜕膜与囊胚的部位关系，将蜕膜分为3部分：①底蜕膜：囊胚着床部位的子宫内膜，与叶状绒毛膜相贴，以后发育成为胎盘的母体部分；②包蜕膜：覆盖在囊胚表面的蜕膜，随囊胚发育逐渐突向宫腔；③真蜕膜：底蜕膜及包蜕膜以外覆盖子宫腔的蜕膜，妊娠 14～16 周羊膜腔明显增大，包蜕膜和真蜕膜相贴近并逐渐融合，宫腔消失。

2）卵巢：妊娠期略增大，卵巢排卵和新卵泡发育均停止。

3）输卵管：妊娠期伸长，但肌层并不增厚。

4）阴道：妊娠期黏膜变软，充血水肿呈紫蓝色（Chadwick 征），皱襞增多，伸展性增加，分泌物增多常呈白色糊状，上皮细胞含糖原增加，乳酸含量增多，使阴道分泌物 pH 降低，不利于一般致病菌生长，有利于防止感染。

5）外阴：妊娠期充血，皮肤增厚，色素沉着，大阴唇内血管增多及结缔组织变松软，伸展性增加。

（2）乳房的变化：妊娠早期开始增大，充血明显。乳头增大变黑，易勃起。乳晕变黑，出现蒙氏结节。妊娠期间胎盘分泌大量雌激素刺激乳腺腺管发育，分泌大量孕激素刺激乳腺腺泡发育。

（3）循环系统的变化

1）心脏：妊娠后期因膈肌升高，心脏向左、向上、向前移位，心浊音界稍扩大，心尖搏动左移约 1～2cm。多数孕妇的心尖区可闻及Ⅰ～Ⅱ级柔和吹风样收缩期杂音，产后逐渐消失。心电图因心脏左移出现电轴左偏约 15°。心脏血容量从妊娠早期至妊娠末期约增加 10%。心率于妊娠晚期休息时每分钟约增加 10～15 次。

2）心排出量：伴随着外周血管阻力下降，心率增加以及血容量增加，心排出量自妊娠 10 周开始增加，至妊娠 32～34 周达高峰，持续至分娩。心排出量增加为孕期循环系统最重要的改变，临产后在第二产程期间，心排出量显著增加。有基础心脏病的孕妇易在妊娠、分娩期发生心衰。

3）血压：在妊娠早、中期血压偏低，在妊娠 24～26 周后血压轻度升高。一般收缩压无变化，舒张压轻度降低，使脉压稍增大。孕妇体位影响血压，妊娠晚期仰卧位时增大的子宫压迫下腔静脉，能引起回心血量减少，心排出量随之减少使血压下降，称仰卧位低血压综合征。侧卧位能解除子宫压迫，改善血液回流。因此，妊娠中晚期鼓励孕妇侧卧位休息。

（4）血液的改变

1）血容量变化：于妊娠 6～8 周开始增加，至妊娠 32～34 周达高峰，约增加 40%～45%，平均约增加 1450ml，维持此水平直至分娩。血浆增加多于红细胞增加，出现生理性血液稀释。

2）血细胞变化：妊娠期骨髓不断产生红细胞，网织红细胞轻度增多。由于血液稀释，红细胞计数约为 $3.6\times10^{12}/L$（非孕妇女约为 $4.2\times10^{12}/L$）血红蛋白值约为 110g/L（非孕妇女约为 130g/L），血细胞比容从未孕时 0.38～0.47 降至 0.31～0.34。妊娠白细胞计数轻度增加，一般（5～12）$\times10^{9}/L$，有时可达 $15\times10^{9}/L$。临产及产褥期白细胞计数液显著增加，一般（14～16）$\times10^{9}/L$，有时可达 $25\times10^{9}/L$。主要为中性粒细胞增多。淋巴细胞增加不明显，单核细胞及嗜酸性粒细胞几乎无改变。

3）凝血因子变化：妊娠期血液处于高凝状态。凝血因子Ⅱ、Ⅴ、Ⅶ、Ⅷ、Ⅸ、Ⅹ增加，仅凝血因子Ⅺ、XⅢ降低。妊娠晚期凝血酶原时间及活化部分凝血活酶时间轻度缩短，凝血时间无明显改变。血浆纤维蛋白原含量比非孕妇女增加 50%，于妊娠末期可达 4.5g/L（非孕妇女约为 3g/L），红细胞沉降率加快，可高达 100mm/h。妊娠期纤维蛋白溶酶原显著增加，优球蛋白溶解时间延长，表明妊娠期间纤溶活性降低。由于孕期血液处于高凝状态，产后胎盘剥离面血管内迅速形成血栓，是预防产后出血的另一重要机制。

4）血浆蛋白：由于血液稀释，血浆蛋白从妊娠早期开始降低，至妊娠中期血浆蛋白约为 60～65g/L，主要是白蛋白减少，约为 35g/L，以后持续此水平直至分娩。

（5）泌尿系统的变化：由于孕妇及胎儿代谢产物增多，肾脏负担过重。

1）RPF 与 GFR 变化：妊娠期肾脏略增大，肾血浆流量（RPF）及肾小球滤过率（GFR）于妊娠早期均增加，以后在整个妊娠期间维持高水平。RPF 与 GFR 均受体位影响，孕妇仰卧位尿量增加，故夜尿量多于日尿量。

2）代谢产物排泄增多：尿素、肌酐等排泄增多，其血中浓度则低于非孕妇女。

3）餐后血糖增加：由于 GFR 增加，肾小管对葡萄糖再吸收能力不能相应增加，约 15%孕妇饭后可出现生理性糖尿，应注意与糖尿病鉴别。

4）易患急性肾盂肾炎：受孕激素影响，泌尿系统平滑肌张力降低。妊娠中期肾盂及输尿管轻度扩张，输尿管增粗及蠕动减弱，尿流缓慢，且右侧输尿管受右旋妊娠子宫压迫，孕妇易患急性肾盂肾炎，以右侧多见。孕早期膀胱受增大子宫压迫，可出现尿频，子宫长出盆腔后症状往往缓解。妊娠晚期，胎头入盆后，膀胱受压，膀胱、尿道压力增加，部分孕妇可出现尿频及尿失禁。

（6）呼吸系统的变化：肺活量无明显改变；通气量每分钟约增加 40%，主要是潮气量约增加 39%；残气量约减少 20%；肺泡换气量约增加 65%；上呼吸道黏膜增厚，轻度充血水肿，使局部抵抗力减低，容易发生上呼吸道感染。

（7）消化系统的变化

1）齿龈肥厚：易患齿龈炎致齿龈出血，牙齿易松动及出现龋齿。

2）胃肠平滑肌张力降低：贲门括约肌松弛，胃内酸性内容物可反流至食管下部产生胃烧灼感。胃排空时间延长，容易出现上腹部饱满感。肠蠕动减弱，易出现便秘，加之直肠静脉压升高，常引起痔疮或使原有痔疮加重。妊娠期增大的子宫可使胃、肠管向上及两侧移位，这些部位发生病变时，体征往往有变异，如阑尾炎可表现为右侧腹部中份或上份的疼痛。

3）肝脏：不增大，肝功能无明显改变。

4）胆囊：排空时间延长，胆道平滑肌松弛，胆汁稍黏稠使胆汁淤积。妊娠期间容易诱发胆石病。

（8）内分泌系统的变化

1）垂体：①促性腺激素：在妊娠期，由于大量雌激素及孕激素，对下丘脑及腺垂体的负反馈作用，使促性腺激素分泌减少，故妊娠期间卵巢内的卵泡不再发育成熟，也无排卵；②催乳激素：从妊娠 7 周开始增多，随妊娠进展逐渐增量，妊娠足月分娩前达高峰约 150μg/L，为非孕妇女 10 倍。分娩后若不哺乳，于产后 3 周内降至非孕时水平，哺乳者则多在产后 80 日以后降至非孕时水平。

2）肾上腺皮质：①皮质醇：因妊娠期雌激素大量增加，使中层束状带分泌的皮质醇增多 3 倍，但仅有 10% 为起活性作用的游离皮质醇，故孕妇无肾上腺皮质功能亢进表现；②醛固酮：妊娠期外层球状带分泌的醛固酮增加 4 倍，但仅有 30%～40%为起活性作用的游离醛固酮，故不致引起过多水钠潴留；③睾酮：内层网状带分泌的睾酮略有增加，表现为孕妇阴毛及腋毛增多增粗。

3）甲状腺：妊娠期甲状腺呈均匀增大，约比非孕时增大 65%。受大量雌激素影响，肝脏产生的甲状腺素结合球蛋白增加 2～3 倍。血循环中的甲状腺激素虽增多，但游离甲状腺激素并未增多，故孕妇通常无甲状腺功能亢进表现。孕妇与胎儿体内的促甲状腺激素均不能通过胎盘，而是各自负责自身甲状腺功能的调节。

（9）皮肤的变化：孕妇乳头、乳晕、腹白线、外阴等处出现色素沉着。色素沉着于颧面部并累及眶周、前额、上唇和鼻部，边缘较明显，呈蝶状褐色斑，习称妊娠黄褐斑。妊娠期间肾上腺皮质分泌的糖皮质激素增多，该激素分解弹力纤维蛋白，使弹力纤维变性，加之子宫的增大使孕妇腹壁皮肤张力加大，皮肤的弹力纤维断裂，呈多量紫色或淡红色不规律平行略凹陷的条纹，称妊娠纹，见于初产妇。旧妊娠纹呈银白色，见于经产妇。

（10）新陈代谢的变化

1）基础代谢率：基础代谢率于妊娠早期稍下降，于妊娠中期逐渐增高，至妊娠晚期可增高 15%～20%。

2）体重：于妊娠 13 周前体重无明显变化。妊娠 13 周起体重平均每周增加 350g，直至妊娠足月时体重平均约增加 12.5kg，包括胎儿、胎盘、羊水、子宫、乳房、血液、组织间液及脂肪沉积等。

3）碳水化合物代谢：妊娠期胰腺分泌胰岛素增多，胎盘产生的胰岛素酶、激素等拮抗胰岛素致其分泌相对不足。孕妇空腹血糖略低，餐后高血糖和高胰岛素血症，以利于对胎儿葡萄糖的供给。

4）脂肪代谢：妊娠期能量消耗多，母体脂肪积存多，糖原储备减少。妊娠期肠道吸收脂肪能力增强，血脂较孕前增加约50%。若遇能量消耗过多时，体内动用大量脂肪使血中酮体增加，发生酮血症。

5）蛋白质代谢：孕妇对蛋白质的需要量增加，呈正氮平衡状态。孕妇体内储备的蛋白质除供给胎儿生长发育及子宫、乳房增大的需要外，还为分娩期消耗作准备。

6）矿物质代谢：胎儿生长发育需要大量钙、铁。胎儿骨骼及胎盘的形成，需要较多的钙，妊娠中晚期应注意加强饮食中钙的摄入，必要时补充钙剂。胎儿造血及酶合成需要较多的铁，孕妇储存铁量不足，需在妊娠中晚期开始补充铁剂，以满足胎儿生长和孕妇的需要。

（11）骨骼、关节及韧带的变化

1）骨质在妊娠期间一般无改变，仅在妊娠次数过多、过密又不注意补充维生素 D 及钙时，能引起骨质疏松症。

2）部分孕妇自觉腰骶部及肢体疼痛不适，可能与胎盘分泌的松弛素使骨盆韧带及椎骨间的关节、韧带松弛有关。

3）妊娠晚期孕妇重心向前移，为保持身体平衡，孕妇头部与肩部应向后仰，腰部向前挺，形成典型孕妇姿势。

【复习思考题】

1. 受精卵着床必须具备哪些条件？

2. 胎儿附属物有哪些？

3. 胎盘有什么功能？

4. 妊娠期母体循环系统和血液系统有哪些主要改变？

笔记栏

（周建斌）

见习二（2） 妊娠诊断

【见习要求】

1. 掌握早期、中期及晚期妊娠的诊断方法。

2. 熟悉胎产式、胎先露和胎方位的定义及判定。

【见习时数】 1学时。

【见习准备】

1. 胎儿及骨盆模型 1个/小组。

2. 胎产式及胎先露挂图1张/小组。

3. 早期、中期及晚期妊娠妇女各1人/小组。

【见习过程】

1. 教师讲解早期、中期及晚期妊娠的诊断方法，再结合挂图、胎儿及骨盆模型讲授胎产式、胎先露及胎方位的定义及判定方法。

2. 学生分组对照挂图和模型学习上述内容以加深印象。

3. 学生分组进病房检查各组患者，掌握早、中期妊娠的诊断方法，学会胎心听诊，判断晚期妊娠孕妇的胎产式、胎先露及胎方位。

【病史采集要点】

1. 现病史

（1）既往月经是否规律，此次停经多久。

（2）停经后有无早孕反应，有无尿频、乳房胀痛等。

（3）停经后腹部是否逐渐增大，有无胎动感。

（4）停经后有无其他异常情况如阴道流血、头昏、下肢明显水肿。

（5）一般情况：精神、体力、饮食、大小便如何，体重有何变化。

2. 其他相关病史

（1）既往有无月经失调。

（2）既往有无心、肺、肝脏及肾脏疾病史。

（3）有无药物过敏史。

（4）个人史：年龄、职业、有无吸烟及吸毒史。

（5）既往孕产史：有无产后出血、产褥感染史。

【体查要点】

1. 体温、脉搏、呼吸、心率、血压、体重及一般情况。

2. 腹部检查　宫底高度是否与停经月份相符，四步触诊法检查胎产式、胎先露和胎方位，听诊器或多普勒胎心听诊仪听诊胎心音。

3. 妇科检查　检查阴道黏膜是否着色，阴道及宫颈有无其他异常，子宫增大是否与孕周相符。

4. 双下肢水肿情况。

【辅助检查报告单展示】

B 型超声：早孕患者 B 型超声显示子宫增大，宫内可见孕囊，孕囊内可见胚胎组织及原始心管搏动。中期及晚期妊娠患者 B 型超声显示胎儿数目、胎产式、胎先露、胎方位、有无胎心搏动以及胎盘位置，且能测量胎头双顶径等多条径线，并可观察有无胎儿体表畸形及羊水量。

【知识精要】

1. 早期妊娠的诊断

（1）症状

1）停经：生育年龄已婚妇女，平时月经周期规则，一旦月经过期，应考虑到妊娠。停经 10 日以上，应高度怀疑妊娠。若停经 2 个月以上，则妊娠的可能性更大。停经是妊娠最早的症状，但不是妊娠的特有症状。

2）早孕反应：在停经 6 周左右出现畏寒、头晕、乏力、嗜睡、流涎、食欲不振、喜食酸物或厌恶油腻、恶心、晨起呕吐等症状，称早孕反应。多于妊娠 12 周左右自行消失。

3）尿频：妊娠早期出现尿频，系增大的前倾子宫在盆腔内压迫膀胱所致。

（2）体征

1）乳房的变化：乳房体积逐渐增大，孕妇自觉乳房轻度胀痛及乳头疼痛，有明显的静脉显露，乳头增大，乳头乳晕着色加深，乳晕周围出现蒙氏结节。

2）妇科检查：可见阴道壁及宫颈充血，呈紫蓝色。停经 6～8 周时，双合诊检查发现宫体变软，子宫峡部极软，感觉宫颈与宫体似不相连称黑加征。随妊娠进展，宫体增大变软，当宫底超出骨盆腔时，可在耻骨联合上方触及。

（3）辅助检查

1）妊娠试验：受精卵着床后不久，即可用放射免疫法测定孕妇血 β-hCG 诊断早孕。临床上多用试纸法检测孕妇尿液，若为阳性，结合临床表现可诊断早期妊娠。

2）超声检查：是诊断早期妊娠快速准确的方法。妊娠5周时，宫腔内见到圆形或椭圆形妊娠囊；妊娠6周时，可看到胎芽和原始心管搏动。妊娠14周，测量胎儿头臀长度能较准确地估计孕周，矫正预产期。孕 9～14周B型超声检查可以排除严重的胎儿畸形，如无脑儿。测量胎儿颈项透明层（NT）和胎儿鼻骨，可作为孕早期染色体疾病筛查的指标。

3）宫颈黏液检查：宫颈黏液量少质稠，涂片干燥后光镜下见到排列成行的椭圆体，无羊齿植物叶状结晶，则早期妊娠的可能性大。

4）基础体温测定：双相型体温的妇女，高温相持续18日不见下降，早期妊娠的可能性大。高温相持续3周以上，早孕的可能性更大。

2. 中、晚期妊娠的诊断

（1）症状：有早期妊娠的经过，并逐渐感到腹部增大和自觉胎动。

（2）体征

1）子宫增大：子宫随妊娠进展逐渐增大。检查腹部时，根据手测宫底高度及尺测耻上子宫长度，可以判断妊娠周数。

2）胎动：指胎儿的躯体活动。孕妇于妊娠20周后开始自觉胎动，胎动每小时约3～5次。检查腹部时可扪到胎动。

3）胎体：妊娠20周以后，经腹壁可触到子宫内的胎体。于妊娠24周以后，触诊时已能区分胎头、胎背、胎臀和胎儿肢体。

4）胎心音：妊娠12周用多普勒胎心听诊仪能够探测到胎心音；妊娠18～20周用听诊器经孕妇腹壁能听到胎儿心音。胎心音呈双音，似钟声"滴答"声，速度较快，正常时每分钟110～160次。听到胎儿心音即可确诊妊娠且为活胎。

（3）辅助检查

1）超声检查：超声检查对腹部检查不能确定胎产式、胎先露、胎方位或胎心未听清者有意义。B 型超声不仅能显示胎儿数目、胎产式、胎先露、胎方位、有无胎心搏动以及胎盘位置、羊水量，且能测量胎头双顶径、股骨长等多条径线，了解胎儿生长发育情况。在妊娠 18～24 周，可采用超声进行胎儿系统检查，筛查胎儿结构畸形。

2）彩色多普勒超声：可以监测子宫动脉、脐动脉和胎儿动脉的血流速度波形。

3. 胎姿势、胎产式、胎先露、胎方位

（1）胎姿势：胎儿在子宫内的姿势称为胎姿势。正常胎姿势为胎头俯屈，颏部贴近胸壁，脊柱略前弯，四肢屈曲交叉于胸腹前，其体积及体表面积均明显缩小，整个胎体成为头端小，臀端大的椭圆形。

（2）胎产式：胎体纵轴与母体纵轴的关系称胎产式。两纵轴平行者称纵产式，占妊娠足月分娩总数的 99.75%；两纵轴垂直者称横产式，仅占妊娠足月分娩总数的 0.25%。两纵轴交叉呈角度者称斜产式，属暂时的，在分娩过程中多数转为纵产式，偶尔转成横产式。

（3）胎先露：最先进入骨盆入口的胎儿部分称胎先露。纵产式有头先露及臀先露，横产式为肩先露。头先露因胎头屈伸程度不同又分为枕先露、前囟先露、额先露及面先露。臀先露因入盆的先露部分不同，又分为混合臀先露、单臀先露、单足先露和双足先露。偶见头先露或臀先露与胎手或胎足同时入盆，称复合先露。

（4）胎方位：胎儿先露部的指示点与母体骨盆的关系称胎方位。枕先露以枕骨、面先露以颏骨、臀先露以骶骨、肩先露以肩胛骨为指示点。根据指示点与母体骨盆左、右、前、后、横的关系而有不同的胎位。举例：枕先露时，胎头枕骨位于母体骨盆的左前方，应为枕左前位。通过腹部视诊、腹部触诊和肛门检查、阴道检查及 B 型超声检查，确定胎产式、胎先露及胎方位。

【复习思考题】

1. 诊断早期妊娠有哪些方法，其中最准确可靠的是什么？

2. 正常胎心是多少？

3. 请说出胎产式、胎先露及胎方位的定义。

笔记栏

（周建斌）

见习二（3）　产前检查与孕期保健

【见习要求】

1. 熟悉产前检查的内容。

2. 掌握预产期的推算及四步触诊法、骨盆外测量的内容、高危儿的定义。

3. 熟悉胎儿宫内情况的监护及胎盘功能、胎儿成熟度的检查。

【见习时数】　2 学时。

【见习准备】

1. 孕妇1人/小组。

2. 骨盆模型、骨盆测量仪、软尺等。

3. 典型胎儿监护图纸、B型超声报告单1份/小组。

【见习过程】

1. 讲授病史采集、产前检查要点及评估胎儿健康的技术。学生分组进病房采集病史，并做产前检查。

2. 学生回示教室汇报病历摘要、产前检查情况，提出必要的辅助检查并说明其目的；教师展示典型胎儿监护图纸、B型超声报告单。

3. 学生归纳总结病例特点，作出完整的诊断并说明诊断依据。

4. 结合孕妇的具体实际，教师以提问的方式小结。

【病史采集要点】

1. 现病史

（1）推算预产期：问清末次月经日期（LMP），推算预产期（EDC）。末次月经第一日算起，月份减3或加9，日期加7，即为预产期。

（2）月经史：月经周期情况。

（3）本次妊娠过程：早孕反应出现的时间；妊娠早期有无病毒感染及用药史；妊娠中期出现胎动时间；妊娠晚期有无阴道流血、头痛、眼花、心悸、气短、下肢水肿等症状。

（4）诊疗情况：在何处就诊过，做过何种检查，用何药物及疗效如何。

（5）一般情况：饮食、大小便如何，体重增加情况。

（6）家族史：询问家族有无高血压、双胎妊娠及其他遗传性疾病。

（7）丈夫健康状况：重点询问有无遗传性疾病等。

2. 其他相关病史

（1）既往史

1）着重了解有无高血压、心脏病、糖尿病、血液病、结核病、肝肾疾病、骨软化症及手术史等。

2）孕产史：有无难产史、死胎死产史、既往分娩方式、有无产后出血史及出生时新生儿情况。

（2）有无药物过敏史。

（3）个人史：年龄、职业、有无吸烟及吸毒史。

【体查要点】

1. 体温、脉搏、呼吸、血压、体重、身高。

2. 注意孕妇的发育、营养及精神状态、步态、有无水肿、脊柱及下肢有无畸形。

3. 注意心脏有无病变、乳房发育状况。

4. 腹部 注意腹形及大小、用软尺测量宫高和腹围、四步触诊法检查子宫大小、胎产式、胎先露、胎方位以及胎先露部是否衔接，听诊胎心音。

5. 骨盆测量 主要是骨盆外测量（髂棘间径、髂嵴间径、骶耻外径、坐骨结节间径等）。

6. 肛门指诊 了解宫颈质地、宫颈管消退情况，先露高低，宫口位置、开大情况，骨盆大小。

【辅助检查报告单展示】

1. B型超声报告单 描述胎儿发育情况、胎盘位置及功能、羊水分布情况。

2. 典型胎儿监护图纸 记录有胎心率的两种变化（胎心率基线及胎心率一过性变化）、胎心率与胎动及宫缩的关系。

【知识精要】

1. 概述

（1）产前检查与保健：包括对孕妇的定期产前检查、

指导孕期营养和用药、及时发现和处理异常情况、对胎儿宫内情况进行监护、保证孕妇和胎儿的健康直至安全分娩。

（2）围生医学（围产医学）：是研究在围产期内对围产儿及孕产妇保健的一门科学，对降低围生期母儿死亡率和病残儿发生率、保障母儿健康具有重要意义。我国现阶段围产期是指从妊娠满 28 周（胎儿体重≥1000g 或身长≥35cm）至产后 1 周。

（3）高危妊娠：在妊娠期有某种并发症、合并症或致病因素可能危及孕妇、胎儿及新生儿或导致难产者。

2. 产前检查

（1）产前检查的时间和次数：首次产前检查的时间应从确诊妊娠早期开始。一般情况下首次产前检查时间应在 6～8 周为宜，妊娠 20～36 周为每四周检查一次，妊娠 37 周后每周检查一次，共行产前检查 9～11 次。

（2）首次产前检查

1）详细询问病史：包括年龄、职业、本次妊娠经过、根据末次月经详细推算预产期、月经史和孕产史、既往史和手术史、家族史及配偶健康情况。

2）全身检查：观察孕妇发育、营养及精神状态；注意步态及身高；测量体重，计算体重指数。测量血压，注意心脏有无病变；观察乳房情况；注意脊柱及下肢有无畸形；常规妇科检查了解生殖道发育及是否畸形。进行必要的辅助检查，如血常规和血型、尿常规、肝功能、肾功能、空腹血糖、HBsAg、梅毒螺旋体、HIV 筛查和 B 型超声检查。

3）孕期健康知识教育。

（3）妊娠中晚期检查：询问孕妇有无异常情况出现，测量血压、体重，观察有无水肿及其他异常，复查血、尿常规。重点是产科检查，包括以下内容：

1）视诊：注意腹型及大小。①腹部过大、宫底过高应想到双胎妊娠、巨大胎儿、羊水过多的可能；②腹部过小、宫底过低应想到胎儿生长受限（FGR）、孕周推算错误等；③腹部两侧向外膨出、宫底位置较低应想到肩先露；④尖腹或悬垂腹，应想到可能伴有骨盆狭窄。

2）触诊：用手测宫底高度，用软皮尺测子宫长度及腹围值。四步触诊法检查子宫大小、胎产式、胎先露、胎方位及胎先露部是否衔接。

第一步：检查者将左手置于宫底部，手测宫底高度，根据其高度估计胎儿大小与妊娠周期是否相符。然后以两手指腹相对交替轻推，判断在宫底部的胎儿部分，若为胎头则硬而圆且有浮球感，若为胎臀则柔软而宽且形态不规则。

第二步：确定胎产式后，检查者两手掌分别置于腹部左右侧，轻轻深按进行检查。触到平坦饱满部分为胎背，并确定胎背向前、向侧方或向后。触到可变形的高低不平部分为胎儿肢体，有时能感到胎儿肢体在活动。

第三步：检查者右手拇指与其他 4 指分开，置于耻骨联合上方握住胎先露部，进一步查清是胎头或胎臀，左右推动以确定是否衔接。若胎先露部仍可以左右移动，表示尚未衔接入盆；若不能被推动，则已衔接。

第四步：检查者左右手分别置于胎先露部的两侧，沿骨盆入口向下深按，进一步核实胎先露部的诊断是否正确，并确定胎先露部入盆程度。

3）听诊：注意胎心位置及速率，胎心在靠近胎背上方的孕妇腹壁上听得最清楚。枕先露时，胎心在脐右（左）下方；臀先露时，胎心在脐右（左）上方；肩先露时，胎心在靠近脐部下方听得最清楚。可借助胎心音及胎先露确定胎位。

4）骨盆测量：产前检查的重要内容，其大小及形状对分娩有直接影响，是决定胎儿能否顺利经阴道分娩的重要因素。骨盆测量分外测量和内测量两种：

A.骨盆外测量：①髂棘间径（IS）：孕妇伸腿仰卧位，检查者立于孕妇右侧，双手持骨盆外测量器，测量两侧髂前上棘外缘的距离。正常值为23～26cm。②髂嵴间径（IC）：测量两侧髂嵴最宽点外缘距离，正常值为25～28cm。此径线间接推测骨盆入口横径长度。③骶耻外径（EC）：检查者立于孕妇右侧，孕妇取左侧卧位，右腿伸直，左腿屈曲，测量耻骨联合上缘中点到第五腰椎棘突下缘的距离（第五腰椎棘突下找法：髂嵴后连线中点下1.5cm，相当于米氏菱形窝上角）。正常值为18～20cm。此径线间接推测骨盆入口前后径长度，是骨盆外测量中最重要的径线。④坐骨结节间径或称出口横径（TO）：孕妇仰卧位，双腿向腹部弯曲，双手紧双膝，检查者面向孕妇立于孕妇双腿之间，测量两坐骨结节内侧缘的距离，正常值为8.5～9.5cm。此径线直接测出骨盆出口横径长度。若此值＜8cm，应加测出口后矢状径。⑤出口后矢状径：为坐骨结节间径中点至骶骨尖端的长度。检查者戴一次性检查手套，右手示指蘸少量液状石蜡伸入孕妇肛门向骶骨方向，拇指置于孕妇体外骶尾部，两指共同找到骶骨尖端，用尺放于坐骨结节径线上。用汤姆斯骨盆出口测量器一端放于坐骨结节间径中点，另一端放于骶骨尖端处，即可测得出口后矢状径，正常值为8～9cm。此值与坐骨结节间径之和＞15cm时表明骨盆出口狭窄不明显。⑥耻骨弓角度：孕妇仰卧位，双腿向腹部弯曲，双手紧抱双膝，并向两侧外上方充分展开，或仰卧于产床上成膀胱截石位，检查者佩戴一次性无菌手套面向孕妇，立于孕妇双腿之间，两拇指指尖对拢放置在耻骨联合下缘，拇指分别放在耻骨降支上面，测量两拇指间所形成的角度。正常值90°，小于80°为不正常。此角度反映骨盆出口横径的宽度。

B. 骨盆内测量：①对角径（DC）：测量时取仰卧截石位，为耻骨联合下缘至骶岬上缘中点的距离，正常值为12.5～13cm，此值减去1.5～2cm为骨盆入口前后径长度，又称真结合径。检查者一手示、中指伸入阴道，用中指尖触到骶岬上缘中点，示指上缘紧贴耻骨联合下缘，另一手示指标记此接触点，抽出阴道内的手指，测量中指尖至此接触点的距离。测量时若中指指尖触不到骶岬上缘表示对角径值＞12.5cm。②坐骨棘间径：测量两坐骨棘间的距离，正常值为10cm。检查者一手示、中指伸入阴道，触及两侧坐骨棘，估计其间的距离。代表中骨盆横径。③坐骨切迹宽度（骶棘韧带宽度）：代表中骨盆后矢状径，为坐骨棘与骶骨下段间的距离，即骶棘韧带宽度。将阴道内的示指置于骶棘韧带上移动，能容纳3横指（5.5～6cm）为正常。

5）阴道检查：孕妇于妊娠早期初诊时，应行双合诊。妊娠24周以后首次检查应测量对角径。妊娠最后1个月内应避免阴道检查。

6）肛门检查：可以了解胎先露部、宫颈情况、骶骨前面弯曲度、坐骨棘间径及坐骨切迹宽度以及骶尾关节活动度，并测量出口后矢状径。

7）绘制妊娠图：将检查结果，包括血压、体重、子宫长度、腹围、B型超声测得的胎儿双顶径（BPD）值、尿蛋白、尿雌激素/肌酐比值、胎位、胎心率、水肿等项，填于妊娠图中。绘制成曲线观察其动态变化，能及早发现孕妇和胎儿的异常情况。

3. 评估胎儿健康的技术

（1）确定是否为高危儿：高危儿情况包括：①孕龄＜37 周或≥42 周；②出生体重＜2500g；③巨大儿（体重≥4000g）；④生后 1 分钟 Apgar 评分≤4 分；⑤产时感染；⑥高危产妇的新生儿；⑦手术产儿；⑧新生儿的兄姐有新生儿期死亡。⑨双胎或多胎儿。

（2）胎儿宫内监护的内容

1）妊娠早期：妇科检查、B 型超声检查、超声多普勒法。

2）妊娠中期：宫高、腹围、B 型超声。

3）妊娠晚期：①宫高、腹围、胎动、胎心、B 型超声。②羊膜镜检查。③胎儿心电图。④胎儿电子监测：包括胎心率的监测和预测胎儿宫内储备能力。

（3）胎心率监测（图 2-1）：包括胎心率基线和一过性胎心率变化。

- 胎心率（FHR）基线
  - 心搏次数
    - 心动过速（FHR＞160bpm历时10分钟）
    - 心动过缓（FHR＜110bpm历时10分钟）
  - FHR变异（指FHR有小的周期性波动）
    - 摆动振幅（胎心率有一定的波动，正常范围为6~25bpm）
    - 摆动频率（1分钟内波动的次数，正常为≥6次）
- 一过性胎心率变化
  - 加速
  - 减速
    - 早期减速
    - 变异减速
    - 晚期减速

图 2-1　胎心率监测

注：①胎心率（FHR）基线指无胎动、无宫缩影响时，10 分钟以上 FHR 的平均值；②基线摆动表示胎儿有一定的储备能力，是胎儿健康的表现；FHR 基线变平即变异消失或静止型，提示胎儿储备能力的丧失；③加速是指子宫收缩后胎心率基线暂时增加 15bpm 以上，持续＞15 秒，这是胎儿良好的表现；④减速是指随宫缩出现的暂短性胎心率减慢。

（4）预测胎儿宫内储备能力：包括无应激试验、缩宫素激惹试验、胎儿生物物理监测。

1）无应激试验（NST）：指在无宫缩、无外界负荷刺激下，对胎心率宫缩的观察和记录。试验结果的分类和评估见表 2-2。

表 2-2　NST 的分类和评估（SOGC 指南，2007 年）

参数	反应型 NST	可疑型 NST	无反应型 NST
基线	110～160 次/分	100～110 次/分 ＞160 次/分小于 30 分钟 基线上升	心动过缓＜100 次/分 心动过速＞160 次/分大于 30 分钟 基线不确定
变异	6～25 次/分	≤5 次/分	≤5 次/分 ≥25 次/分大于 10 分钟 正弦型
减速	无减速或偶发变异减速小于 30 秒	变异减速持续 30～60 秒	变异减速持续时间超过 60 秒 晚期减速
加速	20 分钟内≥2 次加速超过 15 次/分，持续 15 秒	20 分钟内＜2 次加速超过 15 次/分，持续 15 秒	20 分钟内＜1 次加速超过 15 次/分，持续 15 秒

2）缩宫素激惹试验（OCT）：又称为宫缩应激试验（CST）。诱发宫缩并用胎儿监护仪记录胎心率的变化。OCT/CST 的评估及处理见表 2-3。

表 2-3　CST/OCT 的评估

Ⅰ类：满足下列条件： 胎心率基线 110～160 次/分 基线变异为中度变异 没有晚期减速及变异减速 存在或者缺乏早期减速、加速

续表

Ⅱ类：除了第Ⅰ类和第Ⅲ类胎心监护的其他情况均划为第Ⅱ类
Ⅲ类：有两种情况：
1）胎心率基线无变异且存在下面之一
复发性晚期减速
复发性变异减速
心动过缓（胎心率基线＜110 次/分）
2）正弦波型

3）胎儿生物物理监测，采用 Manning 评分法，详见表 2-4：

表 2-4 Manning 评分法

项目	2分（正常）	0分（异常）
无应激试验（20分钟）	≥2 次胎动伴胎心加速≥15bpm，持续≥15 秒	＜2 次胎动，胎心加速＜15bpm，持续＜15 秒
胎儿呼吸运动（30 分钟）	≥1 次，持续≥30 秒	无或持续＜30 秒
胎动（30 分钟）	≥3 次躯干和肢体活动（连续出现计 1 次）	≤2 次躯干和肢体活动无活动或肢体完全伸展
肌张力	≥1 次躯干和肢体伸展复屈，手指摊开合拢	无活动；肢体完全伸展；伸展缓慢，部分复屈
羊水量	最大羊水暗区垂直直径≥2cm	无或最大羊水暗区垂直直径＜2cm

4. 胎盘功能检查

（1）胎动计数：≥6 次/2 小时为正常。

（2）测定孕妇尿中雌三醇值：24 小时尿 E_3＞15mg 为正常值。

（3）测定孕妇血清人胎盘生乳素（hPL）：足月妊娠 hPL 正常值为 4～11mg/L。

5. 胎儿成熟度检查

（1）正确推算妊娠周数。

（2）尺测子宫长度及腹围。

（3）B 型超声测胎头双顶径值。

（4）检测羊水中卵磷脂/鞘磷脂比值：若该值＞2，提示胎儿肺成熟。

（5）羊水泡沫试验：两管液面均有完整的泡沫环，提示胎儿肺成熟。

6. 辅助检查

（1）常规检查：RBC 计数、Hb 值、WBC 总数及分类、血小板数、血型、尿蛋白、尿糖，尿沉渣镜检。

（2）根据具体情况作下列检查：

1）出现妊娠期合并症，按需要进行肝功能、肝炎病毒检测、血生化、电解质、X 线胸片检查等。

2）对胎位、胎心不清者，应行 B 型超声检查。

3）晚孕期或感胎动异常时应行胎儿电子监护、胎盘功能检查及胎儿成熟度检查。

4）对有死胎死产史、胎儿畸形史和患遗传性疾病孕妇，应检测血甲胎蛋白（AFP）值、羊水细胞培养行染色体核型分析等。

7. 诊断

（1）诊断依据

1）生育年龄妇女，有停经史、有早孕反应，有无腹痛、阴道流液、流血。

2）停经后腹部逐渐增大，感胎动。

3）既往孕产史情况。

4）产科检查：血压、心率、体重、水肿情况、四步触诊法检查子宫大小、胎产式、胎先露、胎方位及胎先露部是否衔接，有无宫缩，听诊胎心音。

5）辅助检查结果：如血常规、尿常规、B 型超声、胎儿监护结果等。

（2）完整诊断：孕产次、孕周、胎位、目前状况；其他妊娠合并症或并发症。

8. 处理

（1）进一步检查措施。

（2）进行孕妇卫生宣传，并预约下次复诊日期。

（3）如有妊娠合并症或并发症，根据情况门诊或住院治疗。

【复习思考题】

1. 请为一妊娠 36 周孕妇行四步触诊检查及骨盆外测量。

2. 高危儿包括哪些？

3. 胎心率减速有哪 3 种类型？代表什么临床意义？

4. 胎儿成熟度检查包括哪些？

笔记栏

（张群锋）

见习三（1） 正 常 分 娩

【见习要求】

1. 熟悉决定分娩的四因素。

2. 熟悉枕先露的分娩机制。

3. 掌握分娩的临床经过及其处理。

【见习时数】 3学时。

【见习准备】

1. 胎头、胎儿及骨盆模型、分娩机制模型1个/小组。

2. 临产的孕妇1人/小组,正常分娩的VCD碟1张。

【见习过程】

1. 教师结合临产的孕妇讲解影响分娩的四因素，临产的诊断及三个产程中的临床表现及处理。

2. 教师结合胎头、胎儿及骨盆模型、分娩机制模型，讲授枕先露的分娩机制。

3. 学生分组对照胎头、胎儿和骨盆模型、分娩机制模型熟悉枕先露的分娩机制。

4. 学生分组进病房检查各组患者，掌握临产的诊断、产程的观察及一般处理，掌握肛查、阴道检查及产程图的描绘。学会阅读胎心监护图纸。

5. 观看正常分娩的接生过程或者正常分娩的VCD。

【病史采集要点】

1. 现病史

(1)此次停经多久。

(2)现有无规律性下腹痛，有无阴道流血、流液等。

(3)体力、饮食、睡眠及大小便如何。

2. 其他相关病史

(1)既往月经是否规律，有无月经失调病史。

(2)既往有无心、肺、肝脏及肾脏疾病史。

(3)有无药物过敏史。

(4)个人史：年龄、职业、有无吸烟及吸毒史。

(5)既往孕产史：既往有无晚期自然流产、引产或分娩史；有无产后出血或产褥感染史。

【体查要点】

1. 体温、脉搏、呼吸、心率、血压、体重及一般情况。

2. 腹部检查 观察腹部形状，四步触诊法判断胎先露及胎方位，检查宫缩的持续时间及强弱，用胎心听诊器或胎心监护仪监测胎心。

3. 肛门检查 了解宫颈软硬程度、厚薄，宫口扩张程度（其直径以 cm 计算），是否破膜，骨盆腔大小，确定胎位以及胎头下降程度。

4. 阴道检查 能直接摸清胎头，并能触清矢状缝及囟门确定胎位、宫口扩张程度，以决定其分娩方式。适用于肛门检查胎先露部不明、宫口扩张及胎头下降程度不明、疑有脐带先露或脐带脱垂、轻度头盆不称经试产4～6小时产程进展缓慢者。

【辅助检查报告单展示】 胎心监护图纸：描述胎心基线率及变异，宫缩后有无减速出现及减速的类型。

【知识精要】 妊娠满 28 周（196 日）及以上，胎儿及其附属物自临产发动至从母体全部娩出的全过程，称分娩。妊娠满 28 周至不满 37 足周（196～258 日）间分娩称早产；娠满 37 周至不满 42 足周（259～293 日）间分娩称足月产；娠满 42 周（294 日）及以上分娩称过期产。

1. 影响分娩的因素 包括产力、产道、胎儿及精神心理因素。若各因素均正常并能相互适应，胎儿顺利经阴道自然娩出，为正常分娩。

（1）产力

1）将胎儿及其附属物从子宫内逼出的力量称产力。

2）产力包括子宫收缩力（简称宫缩）、腹肌及膈肌收缩力（统称腹压）和肛提肌收缩力。子宫收缩力是临产后的主要产力，贯穿于整个分娩过程。

3）宫缩特点有：节律性、对称性、极性及缩复作用。

（2）产道：产道是胎儿娩出的通道。分为骨产道与软产道两部分。

1）骨产道：骨产道指真骨盆，是产道的重要部分。骨产道的大小、形状与分娩关系密切。①骨盆腔分为 3 个平面：骨盆入口平面、中骨盆平面及出口平面。②骨盆轴为连接骨盆各平面中点的曲线。此轴上段向下向后，中段向下，下段向下向前。分娩时，胎儿沿此轴娩出。助产时应按骨盆轴方向协助胎儿娩出。③骨盆倾斜度：指妇女直立时，骨盆入口平面与地平面所形成的角度，一般为 60°。若倾斜度过大，势必影响胎头衔接和娩出。

2）软产道：是由子宫下段、宫颈、阴道及骨盆底软组织构成的弯曲管道。①子宫下段的形成：由非孕时长约 1cm 的子宫峡部伸展形成至长约 7～10cm；②宫颈的变化：初产妇多是宫颈管先消失而宫口后扩张，经产妇多是宫颈管消失与宫口扩张同时进行；③骨盆底的变化：胎先露部下降直接压迫骨盆底，使软产道下段形成一个向前弯的长筒，前壁短、后壁长；④阴道的变化：阴道外口开向前上方，阴道黏膜皱襞展平使腔道加宽；⑤会阴的变化：肛提肌向下及向两侧扩展，肌束分开，肌纤维拉长，使 5cm 厚的会阴体变成 2～4mm，以利胎儿通过。

（3）胎儿：胎儿能否顺利通过产道，除产力和产道因素外，还取决于胎儿大小、胎位及有无造成分娩困难的胎儿畸形。

1）胎儿大小：是决定分娩难易的重要因素之一。胎儿过大致胎头径线大时，尽管骨盆正常大，也可引起相对性头盆不称造成难产。在分娩过程中，通过颅缝轻度重叠使头颅变形，缩小头颅体积，有利于胎头娩出。胎头径线主要有：①双顶径（BPD）为两顶骨隆突间的距离，是胎头最大横径，临床用B 型超声测此值判断胎儿大小，妊娠足月时平均值约为 9.3cm；②枕额径：为鼻根上方至枕骨隆突间的距离，胎头以此径衔接，妊娠足月时平均值约为 11.3cm；③枕下前囟径：为前囟中央至枕骨隆突下方的距离，胎头俯屈后以此径通过产道，妊娠足月时平均值约为 9.5cm；④枕颏径：又称大斜径，为颏骨下方中央至后囟顶部间的距离，妊娠足月时平均约 13.3cm。

2）胎位：产道为一纵行管道。若为纵产式（头先露或臀先露），胎体纵轴与骨盆轴相一致，容易通过产道。头先露，胎头先通过产道，较臀先露易娩出，矢状缝和囟门是确定胎位的重要标志。头先露时，在分娩过程中颅骨重叠，使胎头变形、周径变小，有利于胎头娩出。臀先露时，较胎头周径小且软的胎臀先娩出，阴道扩张不充分，当胎头娩出时头颅又无变形机会，致使胎头娩出困难。肩先露时，胎体纵轴与骨盆轴垂直，分娩更困难，妊娠足月活胎不能通过产道，对母儿威胁极大。

2. 枕左前位的分娩机制 分娩机制是指胎儿先露部随着骨盆各平面的不同形态，被动地进行一连串适应性转动，以其最小径线通过产道的全过程。临床上枕先露占 95.55%～97.55%，以枕左前位最多见，故以枕左前位为例说明。

（1）衔接：胎头双顶径进入骨盆入口平面，胎头颅骨最低点接近或达到坐骨棘水平，称衔接。胎头以半俯屈状态以枕额径进入骨盆入口，由于枕额径大于骨盆入口前后径，胎头矢状缝坐落在骨盆入口右斜径上，胎头枕骨在骨盆左前方。经产妇多在分娩开始后胎头衔接，部分初产妇在预产期前 1～2 周内胎头衔接。若初产妇已临产而胎头仍未衔接，应警惕有无头盆不称。

（2）下降：胎头沿骨盆轴前进的动作称下降。下降动作贯穿于分娩全过程，与其他动作相伴随。下降动作呈间歇性，宫缩时胎头下降，间歇时胎头又稍退缩。临床上注意观察胎头下降程度，作为判断产程进展的重要标志之一。

（3）俯屈：当胎头下降至骨盆底时，原来处于半俯屈的胎头枕部遇肛提肌阻力，借杠杆作用进一步俯屈，使下颏接近胸部，变胎头衔接时的枕额周径（平均34.8cm）为枕下前囟周径（平均 32.6cm），以最小径线适应产道，有利于胎头继续下降。

（4）内旋转：胎头到达中骨盆，为适应中骨盆及骨盆出口前后径大于横径的特点而旋转，使其矢状缝与中骨盆及骨盆出口前后径相一致的动作称内旋转。内旋转有利于胎头下降。枕左前位时，胎头向前向中线旋转45°，后囟转至耻骨弓下。胎头于第一产程末完成内旋转动作。

（5）仰伸：完成内旋转后，当胎头下降达阴道外口时，宫缩和腹压继续迫使胎头下降，而肛提肌收缩力又将胎头向前推进。两者的共同作用（合力）使胎头沿骨盆轴下段向下向前的方向转向前，胎头枕骨下部达耻骨联合下缘时，以耻骨弓为支点，使胎头逐渐仰伸，胎头的顶、额、鼻、口、颏相继娩出。当胎头仰伸时，胎儿双肩径进入骨盆入口。

（6）复位及外旋转：胎头娩出时，胎儿双肩径沿骨盆入口左斜径下降。胎头娩出后，为使胎头与胎肩恢复正常关系，胎头枕部向左旋转 45°称复位。胎肩在盆腔内继续下降，前（右）肩向前向中线旋转 45°，胎儿双肩径转成与骨盆出口前后径相一致的方向，胎头枕部需在外继续向左旋转 45°，以保持胎头与胎肩的垂直关系，称外旋转。

（7）胎儿娩出：胎头完成外旋转后，胎儿前（右）肩在耻骨弓下先娩出，随即后（左）肩从会阴前缘娩出。胎儿双肩娩出后，胎体及胎儿下肢随之取侧位顺利娩出。至此，胎儿娩出过程全部完成。

必须指出：分娩机制各动作虽分别介绍，但却是连续进行的，下降动作始终贯穿于分娩全过程。

3. 先兆临产及临产的诊断

（1）先兆临产：分娩发动前，出现预示孕妇不久将临产的症状称先兆临产。其表现有假临产、胎儿下降感及见红。

（2）临产：临产开始的标志为有规律且逐渐增强的子宫收缩，持续 30 秒，间歇 5～6 分钟，同时伴随进行性宫颈管消失、宫口扩张和胎先露部下降。用强镇静药物不能抑制宫缩。

（3）总产程及产程分期：总产程即分娩全过程，是指从开始出现规律宫缩直到胎儿胎盘娩出。临床分为 3 个产程。

1）第一产程：又称宫颈扩张期。指临产开始直至宫口完全扩张即开全（10cm）为止。初产妇的宫颈较紧，宫口扩张缓慢，需 11～12 小时，经产妇的宫口较松，宫口扩张较快，需 6～8 小时。

2）第二产程：又称胎儿娩出期。从宫口开全到胎儿娩出。初产妇约需 1～2 小时，不应超过 2 小时；经产妇通常数分钟即可完成，也有长达 1 小时者，但不应超过 1 小时。

3）第三产程：又称胎盘娩出期。从胎儿娩出到胎盘胎膜娩出，即胎盘剥离和娩出的全过程，需 5～15 分钟，不应超过 30 分钟。

4. 第一产程的观察和处理　为了细致观察产程，发现异常能尽早处理，目前多采用产程图。产程图横坐标为临产时间（小时），纵坐标左侧为宫口扩张程度（cm），右侧为先露下降程度（cm），划出宫口扩张曲线和胎头下降曲线，对产程进展可一目了然。

（1）子宫收缩：产程开始时，宫缩持续时间较短（约 30 秒）且弱，间歇期较长（5～6 分钟）。随产程进展，持续时间渐长（50～60 秒）且强度增加，间歇期渐短（2～3 分钟）。当宫口近开全时，宫缩持续时间可长达 1 分钟或以上，间歇期仅 1～2 分钟。

（2）胎心

1）用听诊器：潜伏期在宫缩间歇时每隔 1～2 小时听胎心一次。进入活跃期后宫缩频时应 15～30 分钟听胎心一次，每次听诊 1 分钟。

2）用胎心监护仪：可观察胎心率的变异及其与宫缩、胎动的关系。观察时应每隔 15 分钟对胎心监护曲线进行评估，宫缩频时每隔 5 分钟评估 1 次。此法能判断胎儿在宫内的状态，明显优于用听诊器。

（3）宫口扩张及胎头下降：描记宫口扩张曲线及胎头下降曲线，是产程图中重要的两项，最能说明产程进展情况，并能指导产程的处理。

1）宫口扩张曲线：第一产程分为潜伏期和活跃期。①潜伏期是指从开始出现规律宫缩至宫口扩张 3cm。此期间扩张速度较慢，平均每 2～3 小时扩张 1cm，约需 8 小时，最大时限为 16 小时，超过 16 小时称潜伏期延长。②活跃期是指宫口扩张 3～10cm。目前国际上倾向于将宫口扩张 4cm 作为活跃期的起点，且不主张在 6cm 前过多干预产程。此期间扩张速度明显加快，约需 4 小时，最大时限为 8 小时。活跃期又分为 3 期：加速期指宫口扩张 3～4cm，约需 1.5 小时；最大加速期指宫口扩张 4～9cm，约需 2 小时；减速期指宫口扩张 9～10cm，约需 30 分钟。

2）胎头下降曲线：以胎头颅骨最低点与坐骨棘平面关系标明胎头下降程度。坐骨棘平面是判断胎头高低的标志。胎头颅骨最低点平坐骨棘平面时，以“0”表达；在坐骨棘平面上 1cm 时，以“−1”表达；在坐骨棘平面下 1cm 时，以“+1”表达，余依此类推。胎头于潜伏期下降不明显，于活跃期下降加快，平均每小时下降 0.86cm，可作为估计分娩难易的有效指标之一。

（4）胎膜破裂：胎膜多在宫口近开全时自然破裂，前羊水流出。一旦胎膜破裂，应立即听胎心，观察羊水性状、颜色和流出量，有无宫缩，同时记录破膜时间。先露为胎头时羊水呈黄绿色混有胎粪，警惕胎儿窘迫，应立即行阴道检查明确有无脐带脱垂，并给予紧急处理。

（5）阴道检查：阴道检查能直接触清宫口四周边缘，准确估计宫颈管消退、宫口扩张、胎膜破否、胎先露部及位置。必须在严密消毒后进行。如宫口扩张及胎头下降程度不明、疑有脐带先露或脐带脱垂、轻度头盆不称经试产 4 小时，产程进展缓慢时，阴道检查尤为重要。

（6）肛门检查：肛查能了解宫颈软硬程度、厚薄，宫口扩张程度（其直径以 cm 计算），是否破膜，骨盆腔大小，确定胎位以及胎头下降程度。临产初期隔 4 小时检查一次，经产妇或宫缩频者间隔时间应缩短。

（7）母体观察及处理

1）精神安慰：产妇的精神状态能够影响宫缩和产程进展。

2）血压：第一产程期间，宫缩时血压常升高 5～

10mmHg，间歇期恢复原状。应每隔4～6小时测量一次。发现血压升高，应增加测量次数并给予相应处理。

3）饮食与活动：鼓励产妇少量多次进食，吃高热量易消化食物，并注意摄入足够水分，以保证精力和体力充沛，必要时可静脉补液支持。若宫缩不强，未破膜，产妇可在病室内活动，加速产程进展。

4）排尿与排便：①临产后，应鼓励产妇每2～4小时排尿一次，以免膀胱充盈影响宫缩及胎头下降。排尿困难者，必要时导尿。②初产妇宫口扩张＜4cm、经产妇＜2cm时可行温肥皂水灌肠，既能清除粪便避免分娩时排便污染，又能通过反射作用刺激宫缩加速产程进展。③胎膜早破、阴道流血、胎头未衔接、胎位异常、有剖宫产史、宫缩强估计1小时内即将分娩以及患严重心脏病等，均不宜灌肠。

5）其他：用肥皂水及温开水清洗外阴；初产妇、有难产史的经产妇，应再次行骨盆外测量。

5. 第二产程的观察及处理

（1）密切监测胎心：应勤听胎心，通常每5～10分钟听一次，必要时用胎儿监护仪观察胎心率及其基线变异。若发现胎心减慢，应立即作阴道检查，尽快结束分娩。

（2）指导产妇屏气：指导产妇正确运用腹压，若发现第二产程延长，应及时查找原因，尽量采取措施结束分娩，避免胎头长时间受压。

（3）接产准备：初产妇宫口开全、经产妇宫口扩张4cm且宫缩规律有力时，应将产妇送至分娩室作好接产准备工作。

（4）接产

1）会阴撕裂诱因：会阴水肿、会阴过紧缺乏弹性、耻骨弓过低、胎儿过大、胎儿娩出过快等均易造成会阴撕裂。接产者在接产前应作出正确判断。

2）接产要领：保护会阴的同时，协助胎头俯屈，让胎头以最小径线（枕下前囟径）在宫缩间歇时缓慢地通过阴道口，这是预防会阴撕裂的关键。胎肩娩出时也要注意保护好会阴。

3）步骤：①当胎头拨露使阴唇后联合紧张时，应开始保护会阴；同时左手应轻轻下压胎头枕部，协助胎头俯屈和使胎头缓慢下降。②宫缩间歇时，保护会阴的右手稍放松，以免压迫过久引起会阴水肿。③当胎头枕部在耻骨弓下露出时，左手应按分娩机制协助胎头仰伸。④若宫缩强，应嘱产妇呼气消除腹压作用，让产妇在宫缩间歇时稍向下屏气，使胎头缓慢娩出。⑤当胎头娩出见有脐带绕颈一周且较松时，可用手将脐带顺胎肩推下或从胎头滑下。若脐带绕颈过紧或绕颈 2 周或以上，立即用两把血管钳夹住一段脐带从中剪断，注意勿伤及胎儿颈部。⑥胎头娩出后，仍应注意保护会阴，不要急于娩出胎肩，而应先以左手自鼻根向下颏挤压，挤出口鼻内的黏液和羊水，然后协助胎头复位及外旋转，接产者的左手向下轻压胎儿颈部，使前肩从耻骨弓下先娩出，再托胎颈向上使后肩从会阴前缘缓慢娩出。⑦双肩娩出后，保护会阴的右手方可放松，然后双手协助胎体及下肢相继以侧位娩出，并记录胎儿娩出时间。⑧胎儿娩出后 1～2 分钟内断扎脐带，胎儿娩出后，在产妇臀下放一弯盘接血，以测量出血量。

4）会阴切开指征：①会阴过紧或胎儿过大，估计分娩时会阴撕裂不可避免者；②母儿有病理情况急需结束分娩者。切开方式有会阴后-侧切开术及会阴正中切开术。

6. 第三产程的观察及处理

（1）胎盘剥离征象有

1）宫体变硬呈球形，胎盘剥离后降至子宫下段，下段被扩张，宫体呈狭长形被推向上，宫底升高达脐上。

2）剥离的胎盘降至子宫下段，阴道口外露的一段脐带自行延长。

3）阴道少量流血。

4）用手掌尺侧在产妇耻骨联合上方轻压子宫下段时，宫体上升而外露的脐带不再回缩。

（2）新生儿处理

1）清理呼吸道。

2）处理脐带。

3）新生儿阿普加评分及其意义：以出生后 1 分钟内的心率、呼吸、肌张力、喉反射及皮肤颜色 5 项体征为依据，每项为 0～2 分，满分为 10 分。①8～10 属正常新生儿；②4～7 分为轻度窒息，又称青紫窒息，需清理呼吸道、人工呼吸、吸氧、用药等措施才能恢复；③0～3 分为重度窒息，又称苍白窒息，缺氧严重需紧急抢救，在直视下喉镜气管内插管并给氧；④缺氧较严重和严重的新生儿，应在出生后 5 分钟、10 分钟时再次评分，直至连续两次均≥8 分为止。1 分钟评分是出生当时的情况，反映在宫内的情况；5 分钟及以后评分是反映复苏效果，与预后关系密切。新生儿阿普加评分以呼吸为基础，皮肤颜色最灵敏，心率是最终消失的指标。临床恶化顺序为皮肤颜色→呼吸→肌张力→反射→心率。复苏有效顺序为心率→反射→皮肤颜色→呼吸→肌张力。肌张力恢复越快，预后越好。

4）处理新生儿：擦净新生儿足底胎脂，打足印及母亲拇指印于新生儿病历上，经详细体格检查后，系以标明新生儿性别、体重、出生时间、母亲姓名和床号的手腕带和包被。将新生儿抱给母亲，进行首次吸吮乳头。

（3）协助胎盘娩出：当确认胎盘已完全剥离时，于宫缩时左手向下压宫底，右手轻拉脐带，协助娩出胎盘。

（4）检查胎盘胎膜：检查胎盘母体面胎盘小叶有无缺损；检查胎膜是否完整；再检查胎盘胎儿面边缘有无血管断裂，及时发现副胎盘。若有副胎盘、部分胎盘残留或大部分胎膜残留时，应在无菌操作下伸手入宫腔取出残留组织。若手取胎盘困难，用大号刮匙清宫。若确认仅有少许胎膜残留，可给予子宫收缩剂待其自然排出。

（5）检查软产道：胎盘娩出后，应仔细检查会阴、小阴唇内侧、尿道口周围、阴道及宫颈有无裂伤。若有裂伤，应立即缝合。

（6）预防产后出血：正常分娩出血量多数不超过300ml。遇有产后出血高危因素（有产后出血史、分娩次数≥5 次、多胎妊娠、羊水过多、巨大儿、滞产等）可在胎儿前肩娩出时静注缩宫素 10～20U，也可在胎儿前肩娩出后立即肌内注射缩宫素 10U 或缩宫素 10U 加入0.9%氯化钠注射液 20ml 内静脉快速注入，均能促使胎盘迅速剥离减少出血。若胎盘未全剥离而出血多时，应行手取胎盘术。若胎盘娩出后出血多时，可经下腹部直接注入宫体肌壁内或肌注麦角新碱 0.2～0.4mg，并将缩宫素 20U 加于 0.9%氯化钠注射液 500ml 内静脉滴注。

（7）手取胎盘术

1）若检查发现宫颈内口较紧者，应肌注阿托品0.5mg 及哌替啶 100mg。

2）术者更换手术衣及手套，外阴再次消毒后，将一手手指并拢呈圆锥状直接伸入宫腔，手掌面向着胎盘母体面，手指并拢以手掌尺侧缘缓慢将胎盘从边缘开始逐渐自子宫壁分离，另一手在腹部按压宫底。

3）待确认胎盘已全部剥离方可取出胎盘。

4）取出后立即肌注子宫收缩剂。

注意操作必须轻柔，避免暴力强行剥离或用手抓挖子宫壁导致穿破子宫。若找不到疏松的剥离面不能分离者，可能是植入性胎盘，不应强行剥离。取出的胎盘需立即检查是否完整，若有缺损应再次以手伸入宫腔清除残留胎盘及胎膜，但应尽量减少进入宫腔的次数。

【复习思考题】

1. 影响分娩的主要因素有哪些？

2. 最主要的产力是什么？它有什么特点？

3. 简述枕先露的分娩机制。

4. 如何诊断临产？

5. 总产程及三个产程是如何划分的？

6. 潜伏期和活跃期的定义是什么？其最大时限分别是多少？

7. 胎盘剥离的征象有哪些？

8. 简述新生儿阿普加评分。

9. 正常分娩产后出血量一般不超过多少？

笔记栏

（周建斌）

见习三（2） 正常产褥

【见习要求】

1. 熟悉产褥期的母体变化。

2. 熟悉产褥期的处理及保健。

【见习时数】 1 学时。

【见习准备】

1. 产褥期妇女 1 人/小组。

2. 典型血常规报告单各 1 份/小组。

【见习过程】

1. 教师讲授产褥期母体生殖系统、乳房、血液及循环等系统的变化，讲授产褥期的处理及保健。

2. 学生分组进病房检查各组患者，熟悉产褥期母体的变化、熟悉产褥期的处理及保健。

【病史采集要点】

1. 现病史

（1）何时分娩，是平产、阴道助产还是剖宫产。

（2）产后有无畏寒发热，阴道流血量、颜色怎样，有无臭味。

（3）何时开始哺乳，乳汁量如何，有无乳房胀痛、皲裂。

（4）产后大小便是否正常，会阴伤口有无水肿、触痛等。

2. 其他相关病史：

（1）既往孕产史。

（2）既往有无心、肺、肝脏及肾脏疾病史。

【体查要点】

1. 体温、脉搏、呼吸、心率、血压及一般情况。

2. 双乳房是否有硬结、触痛、皲裂，乳汁量如何。

3. 腹部是否平软，检查宫底的高度、质地、是否有压痛。如系剖宫产，腹部伤口有无红肿、硬结、触痛、渗出等。

4. 恶露情况（指量和颜色）怎样，有无臭味，如系经阴道分娩，会阴有无伤口，是否有红肿、触痛、硬结及渗出等。

5. 双下肢有无水肿。

【辅助检查报告单展示】 血常规示白细胞总数升高，产褥早期可达（15～30）$\times10^9$/L，中性粒细胞增多，淋巴细胞减少，于产后 2 周逐渐趋向正常，血红蛋白值稍降低。

【知识精要】 从胎盘娩出至产妇全身各器官（除乳房外）恢复至正常未孕状态所需的一段时期称为产褥期。一般规定为 6 周。

1. 产褥期母体的变化

（1）生殖系统的变化

1）子宫：①子宫体肌纤维缩复：胎儿娩出后子宫肌纤维不断缩复，宫体逐渐缩小，于产后 1 周子宫缩小至约妊娠 12 周大小，于产后 10 天降至盆腔内，但需 6 周才恢复到未孕前大小。子宫重量也逐渐减少，分娩结束时重约 1kg，产后 1 周降至 500g，2 周降至 300g，至产后 6 周为 50～70g。②子宫内膜再生：胎盘、胎膜从蜕膜海绵层分离娩出后、遗留的蜕膜因白细胞浸润而分为两层，表层发生变性、坏死、脱落，形成恶露的一部分自阴道排出；深层即子宫内膜基底层逐渐再生新的功能层，整个子宫的新生内膜缓慢修复，约于产后第 3 周，除胎盘附着部位外，宫腔表面均由新生内膜修复，胎盘附着部位全部修复需至产后 6 周。③子宫血管变化：胎盘娩出后，子宫复旧压迫开放的螺旋动脉和静脉窦，数小时后血管内形成血栓，出血逐渐减少直至停止。若在此期间胎盘附着面因复旧不良出现血栓脱落可引起晚期产后出血。④宫颈及子宫下段变化：产后子宫下段肌纤维缩复，逐渐恢复为非孕时的子宫峡部。产后 2～3 天宫口仍可通 2 指，产后 1 周宫颈内口关闭，宫颈管复原。产后 4 周完全恢复至正常状态。

2）阴道及外阴：分娩后阴道壁松弛，阴道黏膜因过度伸展而减少甚至消失，约在产后 3 周重新出现黏膜皱襞；处女膜在分娩时撕裂形成残缺的痕迹称处女膜痕；会阴部有轻度裂伤或会阴切口缝合后，均能在 3～4 天内愈合。

（2）乳房的变化：乳房最显著的变化就是泌乳。

1）产后第 2 天即可挤出初乳，初乳是指产后 7 天内分泌的乳汁，含有的蛋白质较成熟乳多，尤其是分泌型 IgA，脂肪及乳糖含量较成熟乳少，极易消化，是新生儿理想的天然食物。

2）7 天后乳汁逐步转变为成熟乳，蛋白质含量逐渐减少，脂肪和乳糖含量逐渐增多。

3）初乳及成熟乳中均含大量免疫抗体，如 SIgA，经新生儿摄入后在胃肠道内不受胃酸及消化酶所破坏，大部分附于胃肠道黏膜，有助于新生儿抵抗疾病的侵袭。故母乳喂养的新生儿患肠道感染者甚少。

4）母亲服药后多数药物可经母血渗入乳汁中，故哺乳的妇女用药时，应考虑药物对新生儿有无不良影响。

（3）血液循环系统的变化

1）妊娠期血容量增加，于产后 2～3 周恢复正常。但在产后 72 小时内，因胎盘血循环终止，大量血液涌入体循环，加之组织间液回吸收，使血容量增加 15%～25%。因此，妊娠合并心脏病患者在产后 3 天内易发生心力衰竭。

2）产褥早期血液仍处于高凝状态，有利于胎盘剥离面血栓形成，减少产后出血量。血纤维蛋白原、凝血酶、凝血酶原于产后2～4周内降至正常。

3）产后数日内白细胞总数仍高，中性粒细胞增多，淋巴细胞减少，于产后1～2周逐渐趋向正常。红细胞沉降率于产后3～4周降至正常。

（4）泌尿系统的变化

1）因孕期体内潴留的多量水分主要经肾脏排出，故产后1周内尿量增多。

2）在产褥期，由于膀胱肌张力降低，对膀胱内压的敏感性降低，加之外阴切口疼痛、不习惯卧床排尿、器械助产、区域阻滞麻醉，均可能增加尿潴留的发生。

3）妊娠期发生的肾盂、输尿管扩张，产后需2～8周恢复正常。

（5）消化系统的变化：胃肠张力及蠕动力减弱，约需1～2周恢复。产后1～2日常感口渴，喜食流食或半流食。产褥期活动减少，腹肌及盆底肌松弛，肠蠕动减弱容易发生便秘。

（6）内分泌系统的变化

1）分娩后，雌激素、孕激素水平急剧下降，至产后1周已降至未孕时水平。胎盘生乳素于产后6小时已不能测出。如产妇不哺乳，通常6～10周月经复潮，平均在产后10周左右恢复排卵。如哺乳则月经复潮延迟，甚至在哺乳期间月经不复潮，平均在产后4～6个月恢复排卵。

2）产后较晚恢复月经者，首次月经来潮前多有排卵，故哺乳产妇未见月经来潮却有受孕的可能。

（7）腹壁的变化：初产妇腹壁紫红色的妊娠纹变成银白色妊娠纹。产后腹壁明显松弛，腹壁紧张度需在产后6～8周恢复。

2. 产褥期的处理及保健

（1）产褥期的处理

1）产后 2 小时的处理：产后 2 小时极易发生各种严重的并发症，如产后出血、子痫、产后心力衰竭等，故应在产房内严密观察。①协助产妇首次哺乳；②应测量血压、脉搏，注意子宫收缩是否良好，观察阴道流血量；③若发现子宫收缩乏力，应进行子宫按摩并注射子宫收缩药物（缩宫素、前列腺素或麦角新碱）；④若阴道流血量不多，但子宫收缩不良，宫底上升者，提示宫腔内有积血，应挤压宫底排出积血，并给予宫缩剂。若产后 2 小时一切正常，将产妇送回病房，仍需勤巡视。

2）饮食：如无全身麻醉，产后 1 小时进流食或清淡半流食，以后进普通饮食。食物应富有营养，含足够热量和水分。若哺乳，应多进蛋白质及热量丰富的食物，适当补充维生素和铁剂，推荐补充铁剂 3 个月。

3）观察子宫复旧及恶露：①每日于同一时间手测宫底高度，以了解子宫复旧过程；②产褥期因子宫收缩引起下腹部阵发性剧烈疼痛，称产后宫缩痛；哺乳时使疼痛加重，不需特殊用药；③产后随子宫蜕膜的脱落，含有血液、坏死蜕膜等组织，经阴道排出称恶露；每日应观察恶露的量、颜色及气味；正常恶露有血腥味，但无臭味，持续约 4～6 周，血性恶露持续约 3～4 日，逐渐转为浆液性恶露，持续约 10 天左右后变为白色恶露，约 3 周干净。若子宫复旧不全或产后胎盘、胎膜残留合并感染时，恶露量增多，血性恶露持续时间长并有臭味。

4）产后尿潴留：产妇产后应尽早解小便，若排尿困难应坐起排尿；用温开水冲洗尿道外口周围诱导排尿；热敷下腹部、按摩膀胱，刺激膀胱肌收缩；也可针刺关元、气海、三阴交、阴陵泉等穴位或肌注甲硫酸新斯的明 1mg，兴奋膀胱逼尿肌促其排尿。必要时导尿、留置尿管 1～2 天并给予抗生素预防感染。

5）会阴的处理：用消毒液擦洗外阴 2～3 次/d。会阴部有切口缝线者应每日检查切口周围有无红肿、硬结及分泌物。产后 3～5 日拆线。若切口有感染应提前拆线引流或行扩创处理并定时换药。若会阴部有水肿者可用 50%硫酸镁湿热敷，产后 24 小时可用红外线照射外阴。

6）便秘：产后常发生便秘，应多吃蔬菜、水果及早日下床活动。若发生便秘，可口服缓泻剂。

7）乳房的护理：推荐母乳喂养，指导产妇哺乳。①哺乳于产后 30 分钟内开始，通过新生儿的吸吮动作刺激泌乳；②哺乳的时间及频率取决于新生儿的需要及乳母感到奶胀的情况，每次哺乳前应先洗手，用温开水擦洗乳房及乳头，母亲及新生儿均需取舒适的体位，指导婴儿正确含接，让新生儿吸空一侧后再吸另一侧乳房；③每次哺乳结束后，将新生儿抱起轻拍其背部 1～2 分钟，协助排出胃内空气以防吐奶；④对于阳光照射有限的新生儿，美国儿科协会（2008 年）推荐最初两个月每日补充维生素 D 400 IU；⑤哺乳期以 10 个月至 1 年为宜，乳汁不足时，及时补充按比例稀释的牛奶。

（2）产褥期保健

1）早期活动及做产后健身操：①经阴道自然分娩的产妇于产后 6～12 小时应鼓励其起床轻微活动，第 2 日可在室内随意走动；②行会阴切开或剖宫产的产妇可适当推迟活动时间，待拆线后伤口不感疼痛时也应做产后康复锻炼；③产后康复锻炼有利于体力恢复、排便及排尿，避免或减少静脉栓塞的发生，且能使盆底及腹肌张力恢复。

2）产后访视：产妇出院后第 3 日、产后 14 日、产后 28 日分别上门进行访视。了解产妇及新生儿健康状况，包括：①了解产妇饮食、睡眠等一般状况；②检查乳房，了解哺乳情况；③观察子宫复旧及恶露；④观察会阴伤口、剖宫产腹部伤口等；⑤了解产妇心理状况。若发现异常应及时给予指导。

3）产后健康检查：产后 42 日应去医院做健康检查，内容包括测血压、检验血尿常规，并做妇科检查了解盆腔内生殖器是否已恢复至非孕状态，并同时带婴儿来医院做 1 次全面检查。

4）计划生育指导：产褥期禁止性生活，产后 42 日起应采取避孕措施，原则上以工具避孕为宜，不哺乳者可选用药物避孕。正常产后 3 个月、剖宫产术后 6 个月可到医院上宫内节育器。

【复习思考题】

1. 何谓产褥期？

2. 何谓初乳？它有什么特点？

3. 产褥期血液及循环系统有什么变化？

4. 产后 2 小时应注意观察产妇哪些情况？

5. 恶露分几种？各持续多久？

6. 会阴伤口多久可以拆线？

7. 产后如何进行计划生育指导？

笔记栏

（周建斌）

第三章　病 理 产 科

见习四（1）　自 然 流 产

【见习要求】

1. 掌握自然流产的临床类型、临床表现、诊断要点。
2. 掌握自然流产的鉴别诊断、治疗原则。

【见习时数】　1学时。

【见习准备】

1. 典型患者1人/小组。
2. 典型血、尿 hCG 测定、B 型超声检查各 1 份/小组。

【见习过程】

1. 教师讲授病史采集、体格检查要点；学生分组进病房，由1个学生为主采集病史，并做体格检查，其他学生协助；教师引导病史采集，并及时纠正查体中的错误。
2. 学生回示教室汇报病历摘要、阳性体征，提出必要的辅助检查并说明其目的；教师展示典型血、尿 hCG 测定、B 型超声检查。
3. 学生归纳临床特点，作出完整的诊断（包括并发症诊断），并说明诊断依据。
4. 结合患者的具体实际，教师以提问的方式小结。

【病史采集要点】

1. 现病史

（1）主要症状：停经后出现阴道流血及腹痛的特点。

（2）伴随症状：阴道有无组织物排出？是否有肛门坠胀感，是否发热，阴道分泌物有无异味。

（3）病情演变：何时出现阴道流血及腹痛，其发展演变过程如何。

（4）诊疗情况：在何处就诊过，做过何种检查，用何药物及疗效如何。

（5）一般情况：精神、体力、饮食、大小便如何。

2. 其他相关病史

（1）有无药物过敏史。

（2）既往有无特殊病史（如慢性肾炎或高血压史，甲状腺功能低下，免疫功能异常等或生殖器官疾病）。

（3）个人史：年龄、职业、有无吸烟及吸毒史。

（4）月经史及孕产史：流产史（流产次数、最近一次流产时间）。

【体查要点】

1. 一般情况 面色、脉搏、血压、体温。

2. 盆腔检查 注意宫颈口是否扩张，羊膜囊是否膨出，有无妊娠产物堵塞于宫颈口内；子宫大小与停经周数是否相符，有无压痛等。并应检查双侧附件有无肿块、增厚及压痛。

【辅助检查报告单展示】

1. B型超声诊断 描述子宫大小，宫内妊娠囊的大小、形态、有无胎心搏动及胎动。

2. hCG测定 早早孕诊断试纸条法（+）或血β-hCG的定量测定高于正常。

3. 其他激素测定 主要有血孕酮的测定。

【知识精要】

1. 症状 流产的主要症状是阴道流血和腹痛。流产时腹痛系阵发性宫缩样疼痛，早期流产的全过程均伴有阴道流血，早期流产特点是阴道流血往往出现在腹痛之前。晚期流产则阴道流血出现在腹痛之后。

2. 流产类型 按自然流产发展的不同阶段，分为以下临床类型。

（1）先兆流产：指妊娠 28 周前，先出现少量阴道流血，继之常出现阵发性下腹痛或腰背痛，妇科检查宫颈口未开，胎膜未破，妊娠产物未排出，子宫大小与停经周数相符，妊娠有希望继续者。

（2）难免流产：由先兆流产发展而来，妇科检查宫颈口已扩张，有时可见胚胎组织或胎囊堵塞于宫颈口内，子宫大小与停经周数相符或略小。

（3）不全流产：指妊娠产物已部分排出体外，尚有部分残留于宫腔内，由难免流产发展而来。一般子宫小于停经周数。

（4）完全流产：指妊娠产物已全部排出，阴道流血逐渐停止，腹痛逐渐消失。妇科检查宫颈口已关闭，子宫接近正常大小。

此外，流产有三种特殊情况。

（1）稽留流产：又称过期流产。指胚胎或胎儿已死亡滞留在宫腔内尚未自然排出者。妇科检查宫颈口未开，子宫较停经周数小，质地不软。未闻及胎心。

（2）复发性流产：指同一性伴侣自然流产连续发生 3 次或以上者。

（3）流产合并感染：流产过程中，若阴道流血时间过长、有组织残留于宫腔内或非法堕胎等，有可能引起宫腔内感染，严重时感染可扩展到盆腔、腹腔乃至全身，并发盆腔炎、腹膜炎、败血症及感染性休克等。

3. 辅助检查

（1）B 型超声检查：对疑为先兆流产者，可根据妊娠囊的形态、有无胎心搏动及胎动，确定胚胎或胎儿是否存活，以指导正确的治疗方法。不全流产及稽留流产等均可借助 B 型超声检查加以确定。

（2）妊娠试验：早早孕诊断试纸条法（+）或血 β-hCG 的定量测定高于正常，为进一步了解流产的预后，进行血 hCG 的连续定量测定。

（3）其他激素测定：主要有血孕酮的测定，可以协助判断先兆流产的预后。

4. 诊断

（1）诊断依据

1）停经后阴道流血和腹痛，伴或不伴有组织物排出，有时伴有发热。

2）妇科检查宫口未开或开大，有时有组织物堵塞，子宫增大与停经周数相符或小于停经周数，感染后有压痛。

3）尿 hCG（+）或血 β-hCG 的定量测定高于正常，B 型超声检查可根据妊娠囊的形态、有无胎心搏动及胎动，确定胚胎或胎儿是否存活；血孕酮的测定。

4）宫颈功能不全的诊断：不明原因晚期流产，早产或未足月胎膜早破，分娩前或破膜前无明显宫缩，应怀疑宫颈功能不全。

（2）完整诊断：确诊流产后，还应确定流产的临床类型。

5. 治疗

（1）先兆流产：应卧床休息，必要时给以对胎儿危害小的镇静剂。黄体酮每日肌注 20mg，对黄体功能不足的患者，具有保胎效果。可用维生素 E 及小剂量甲状腺片（适用于甲状腺功能低下患者）。对先兆流产患者的心理治疗也很重要。

（2）难免流产：一旦确诊，应尽早使胚胎及胎盘组织完全排出。

（3）不全流产：一经确诊，应及时行吸宫术或钳刮术，以清除宫腔内残留组织。

（4）完全流产：如无感染征象，一般不需特殊处理。

（5）稽留流产

1）处理前应检查血常规、出凝血时间、血小板计数、血纤维蛋白原、凝血酶原时间、凝血块收缩试验及血浆鱼精蛋白副凝试验（3P 试验）等，并作好输血准备。

2）子宫小于 12 孕周者，可行刮宫术，术时注射宫缩剂以减少出血，一次不能刮净，可于 5～7 日后再次刮宫。

3）子宫大于 12 孕周者，应进行引产，促使胎儿、胎盘排出。

4）若凝血功能障碍，应尽早使用肝素、纤维蛋白原及输新鲜血等，待凝血功能好转后，再行引产或刮宫。

（6）复发性流产

1）有复发性流产史的妇女，应在怀孕前进行必要检查，包括卵巢功能检查、夫妇双方染色体检查与血型鉴定及其丈夫的精液检查，女方尚需进行生殖道的详细检查，查出原因。若能纠治者，应于怀孕前治疗。

2）原因不明的复发性流产妇女，尤其怀疑同种免疫流产者，可行淋巴细胞主动免疫检查。

3）黄体功能不全者，孕期补充黄体酮治疗。

4）宫颈内口松弛者，于妊娠前作宫颈内口修补术，若已妊娠，最好于妊娠 14～16 周行宫颈内口环扎术。

（7）流产合并感染

治疗原则应积极控制感染，若阴道流血不多，应用广谱抗生素 2～3 日，待控制感染后再行刮宫，清除宫腔残留组织以止血。

若阴道流血量多，静脉滴注广谱抗生素和输血的同时，用卵圆钳将宫腔内残留组织夹出，使出血减少，切不可用刮匙全面搔刮宫腔，以免造成感染扩散。

【复习思考题】

1. 自然流产的临床表现、诊断检查的方法是什么？

2. 自然流产的治疗原则是什么？

笔记栏

（刘　珏）

见习四（2）　异位妊娠

【见习要求】

1. 了解异位妊娠的定义和分类。

2. 掌握输卵管妊娠的临床表现、诊断要点、主要鉴别诊断、治疗原则。

【见习时数】　1 学时。

【见习准备】

1. 典型患者 1 人/小组。

2. 典型血、尿 hCG 检测单、B 型超声检查报告单各 1 份/小组。

【见习过程】

1. 教师讲授病史采集、体格检查要点，学生分组进病房采集病史，并做体格检查。

2. 学生回示教室汇报病历摘要、阳性体征，提出必要的辅助检查并说明其目的；教师展示典型血、尿 hCG 检测、B 型超声检查检查结果。

3. 学生归纳临床特点，作出完整的诊断（包括并发症诊断），并说明诊断依据。

4. 结合患者的具体实际，教师以提问的方式小结。

【病史采集要点】

1. 现病史

（1）主要症状：停经后出现腹痛及阴道流血的特点。

（2）伴随症状：是否有肛门坠胀感，有无头昏、乏力，有无晕倒，是否发热，阴道流血是否伴随组织物排出。

（3）病情演变：腹痛及阴道流血发展演变过程如何。

（4）诊疗情况：在何处就诊过，做过何种检查，用何药物及疗效如何。

（5）一般情况：精神、体力、饮食、大小便如何。

2. 其他相关病史

（1）有无药物过敏史及输血史。

（2）既往有无特殊病史（如输卵管手术史等）。

（3）个人史：年龄、职业、有无吸烟及吸毒史。

（4）月经史及孕产史：既往月经情况、妊娠分娩史、流产史（流产次数、最近一次流产时间）；何种方法避孕。

【体查要点】

1. 一般情况 神志、面色、脉搏、血压、体温。

2. 腹部检查 下腹有无压痛及反跳痛，哪一侧为甚，腹肌有无紧张，下腹部可否触及包块。叩诊有无移动性浊音。

3. 盆腔检查 阴道内有无血液，阴道后穹隆是否饱满，有无触痛。宫颈有无举痛或摇摆痛。子宫大小、质地，子宫有无漂浮感，子宫一侧或盆腔内是否可触及肿块。

【辅助检查报告单展示】

1. 人绒毛膜促性腺激素（hCG）测定 尿 hCG 阳性或血 hCG 高于正常。

2. B 型超声检查 宫腔内空虚，未见明显妊娠囊及妊娠产物，宫旁出现低回声区，其内可探及胚芽及原始心管搏动。若宫旁探及混合回声区，未见心管搏动，但子宫直肠窝可探及游离液暗区，也应高度怀疑异位妊娠。

【知识精要】

1. 定义及分类 受精卵在子宫体腔以外着床称异位妊娠。习称宫外孕。异位妊娠依受精卵在子宫体腔外种植部位不同而分为输卵管妊娠、卵巢妊娠、腹腔妊娠、阔韧带妊娠、宫颈妊娠。以输卵管妊娠（约占 95%）最多见。本章以输卵管妊娠为代表进行介绍。

2. 病因

（1）输卵管炎症：可分为输卵管黏膜炎和输卵管周围炎，两者均为输卵管妊娠的常见病因。

（2）输卵管手术：输卵管绝育史及手术史者，输卵管妊娠的发生率约为 10%～20%。

（3）输卵管发育不良或功能异常：输卵管过长、肌层发育差、黏膜纤毛缺乏、双输卵管、憩室或有副伞等，均可成为输卵管妊娠的原因。

（4）辅助生殖技术：近年来随着辅助生殖技术的应用，使输卵管妊娠的发生率增加，既往少见的异位妊娠如卵巢妊娠、宫颈妊娠、腹腔妊娠的发生率增加。

（5）避孕失败：宫内节育器避孕失败，发生异位妊娠的机会较大。

（6）其他：子宫肌瘤或卵巢肿瘤压迫输卵管，影响输卵管管腔通畅，使受精卵运行受阻。子宫内膜异位症可增加受精卵着床于输卵管的可能性。

3. 病理 输卵管妊娠的变化与结局。

（1）输卵管妊娠的特点：输卵管管腔狭小，管壁薄且缺乏黏膜下组织，其肌层远不如子宫肌壁厚与坚韧，妊娠时又不能形成完好的蜕膜，不能适应胚胎的生长发育，将发生以下结局：

1）输卵管妊娠流产：多见于输卵管壶腹部妊娠，发病多在妊娠 8～12 周。根据囊胚剥离情况可形成输卵管完全流产及不全流产。

2）输卵管妊娠破裂：多见于妊娠 6 周左右输卵管峡部妊娠。输卵管间质部妊娠虽少见，但后果严重，其结局几乎全为输卵管妊娠破裂。破裂常发生于孕 12～16 周。其破裂犹如子宫破裂，症状极为严重，往往在短时期内出现低血容量休克症状。

3）陈旧性宫外孕：输卵管妊娠流产或破裂，若长期反复的内出血所形成的盆腔血肿不消散，血肿机化变硬并与周围组织粘连，临床上称为陈旧性宫外孕。

4）继发性腹腔妊娠：不论输卵管妊娠流产或破裂，囊胚从输卵管排出到腹腔内或阔韧带内，若存活胚胎的绒毛组织仍附着于原位或排至腹腔后重新种植而获得营养，可继续生长发育形成继发性腹腔妊娠。

（2）子宫的变化

1）子宫增大变软。

2）子宫内膜出现蜕膜反应。

3）子宫内膜的形态学改变呈多样性，除内膜呈蜕膜改变外，内膜可呈增生期改变，有时可见 ArIas-Stella（A-S）反应及呈分泌反应。

4. 临床表现 输卵管妊娠的临床表现，与受精卵着床部位、有无流产或破裂以及出血量多少与时间长短等有关。典型的症状为腹痛与阴道流血。

（1）症状

1）停经：除输卵管间质部妊娠停经时间较长外，多有 6～8 周停经。约有 20%～30%患者无明显停经史。

2）腹痛：是输卵管妊娠患者就诊的主要症状。①输卵管妊娠发生流产或破裂之前，常表现为一侧下腹部隐痛或酸胀感；②当发生输卵管流产或破裂时，患者突感一侧下腹部撕裂样疼痛，常伴有恶心、呕吐；③若血液局限于病变区，主要表现为下腹部疼痛，当血液积聚于直肠子宫陷凹处时，出现肛门坠胀感；④随着血液由下腹部流向全腹，疼痛可由下腹部向全腹部扩散，甚至可引起肩胛部放射性疼痛。

3）阴道流血：常有不规则阴道流血，色暗红或深褐，量少呈点滴状，一般不超过月经量，少数患者阴道流血量较多，类似月经。阴道流血可伴有蜕膜管型或蜕膜碎片排出。阴道流血一般常在病灶除去后方能停止。

4）晕厥与休克：由于腹腔急性内出血及剧烈腹痛，轻者出现晕厥，严重者出现失血性休克。出血量越多越快，症状出现也越迅速越严重，但与阴道流血量不成正比。

5）腹部包块：当输卵管妊娠流产或破裂所形成的血肿时间较久者，因血液凝固与周围组织或器官（如子宫、输卵管、卵巢、肠管或大网膜等）发生粘连形成包块，包块较大或位置较高者，可于腹部扪及。

（2）体征

1）一般情况：腹腔内出血较多时，呈贫血貌。大量出血时，患者可出现面色苍白、脉快而细弱、血压下降等休克表现。体温一般正常，休克时体温略低，腹腔内血液吸收时体温略升高，但不超过 38℃。

2）腹部检查：下腹有明显压痛及反跳痛，尤以患侧为著，但腹肌紧张轻微。出血较多时，叩诊有移动性浊音。有些患者下腹部可触及包块。

3）盆腔检查：①阴道内常有少量血液；②输卵管妊娠未发生流产或破裂者，除子宫略大较软外，仔细检查可能触及胀大的输卵管及轻度压痛；③输卵管妊娠流产或破裂者，阴道后穹隆饱满，有触痛；宫颈举痛或摇摆痛明显，此为输卵管妊娠的主要体征之一；④内出血多时，检查子宫有漂浮感；⑤子宫一侧或其后方可触及肿块，其大小、形状、质地常有变化，边界多不清楚，触痛明显；病变持续较久时，肿块机化变硬，边界亦渐清楚；⑥输卵管间质部妊娠时，子宫大小与停经月份基本符合，但子宫不对称，一侧角部突出，破裂所致的征象与子宫破裂极相似。

5. 辅助检查

（1）hCG 测定：尿 hCG 阳性或血 hCG 高于正常可诊断妊娠。异位妊娠时 hCG 水平较宫内妊娠低，倍增时间大于 7 天。

（2）孕酮测定：输卵管妊娠时，血清孕酮的水平偏低。

（3）B 型超声检查：宫腔内空虚，未见明显妊娠囊及妊娠产物，宫旁出现低回声区，其内可探及胚芽及原始心管搏动。若宫旁探及混合回声区，未见心管搏动，但子宫直肠窝可探及游离液暗区，也应高度怀疑异位妊娠。

（4）腹腔镜检查：该检查不仅作为诊断异位妊娠的“金标准”，而且可以在确定诊断的情况下起到治疗作用。早期异位妊娠患者，腹腔镜下可见一侧输卵管肿大，表面紫蓝色，腹腔内无出血或有少量出血。

（5）阴道后穹隆穿刺：是一种简单可靠的诊断方法。适用于疑有腹腔内出血的患者。抽出暗红色不凝固血液，说明有血腹症存在。陈旧性宫外孕时，可以抽出小血块或不凝固的陈旧血液。后穹隆穿刺阴性不能排除输卵管妊娠。

（6）诊断性刮宫：目前很少依靠诊断性刮宫协助诊断，诊刮仅适用于阴道流血量较多，估计宫内妊娠不能存活的患者，目的在于排除同时合并宫内妊娠流产。将宫腔排出物或刮出物作病理检查，切片中仅见蜕膜未见绒毛有助于诊断异位妊娠。

6. 诊断 输卵管妊娠未发生流产或破裂时，临床表现不明显，诊断较困难，往往需采用辅助检查方能确诊。

（1）诊断依据

1）病史：有停经或无明显停经史；下腹疼痛有或无肛门坠胀感；伴不规则阴道流血，甚至有膜状组织物排出。有时有晕厥与休克。

2）失血表现：贫血貌。大量出血时，患者可出现面色苍白、脉快而细弱、血压下降等休克表现。

3）腹部表现：下腹有明显压痛及反跳痛，但腹肌紧张轻微。出血较多时，叩诊有移动性浊音。有些患者下腹部可触及包块。

4）盆腔检查：阴道内常有少量血液。阴道后穹隆饱满，有触痛。宫颈举痛或摇摆痛明显，此为输卵管妊娠的主要体征之一。内出血多时，检查子宫有漂浮感。子宫一侧或其后方可触及肿块，边界多不清楚，触痛明显。

5）尿 hCG 阳性或血 hCG 高于正常。

6）B 型超声检查：宫腔未见明显妊娠囊及妊娠产物，宫旁出现低回声区，其内可探及胚芽及原始心管搏动，盆腔内可探及不规则液暗区。

7）阴道后穹隆穿刺抽出暗红色不凝固血液。

8）腹腔镜检查及子宫内膜病理检查可帮助诊断。

（2）完整诊断：输卵管妊娠部位、流产或破裂，有无贫血、休克。

7. 鉴别诊断 输卵管妊娠应与流产、急性输卵管炎、急性阑尾炎、黄体破裂及卵巢囊肿蒂扭转鉴别。

8. 治疗 异位妊娠的治疗方法有药物治疗及手术治疗。

（1）药物治疗：主要适用于早期异位妊娠，要求保存生育能力的年轻患者。一般认为符合下列条件，可采用此法：①无药物治疗的禁忌证；②输卵管妊娠未发生破裂或流产；③输卵管妊娠包块直径＜4cm；④血 hCG＜2000U/L；⑤无明显内出血。化疗一般采用全身用药，亦可采用局部用药。全身用药常用甲氨喋呤（MTX），在治疗期间应用 B 型超声和 hCG 进行严密监护，并注意患者的病情变化及药物的毒副反应。局部用药可采用在 B 型超声引导下穿刺或在腹腔镜下将药物直接注入输卵管的妊娠囊内。

（2）手术治疗：分为保守手术和根治手术。保守性手术为保留患侧输卵管手术，根治手术为切除患侧输卵管。

手术治疗适用于：①生命体征不稳定或有腹腔内出血征象者；②诊断不明确者；③异位妊娠有进展者（hCG 处于高水平，附件区大包块等）；④随诊不可靠者；⑤期待疗法或药物治疗禁忌证者。

1）保守手术：适用于有生育要求的年轻妇女，特别是对侧输卵管已切除或有明显病变者。根据受精卵着床部位及输卵管病变情况选择术式，若为伞部妊娠可行挤压将妊娠产物挤出；壶腹部妊娠行输卵管切开术，取出胚胎再缝合；峡部妊娠行病变节段切除及端端吻合。手术若采用显微外科技术可提高以后的妊娠率。输卵管妊娠行保守手术后，残余滋养细胞有可能继续生长，再次发生出血，引起腹痛等，称为持续性异位妊娠。

2）根治手术：适用于内出血并发休克的急症患者。输卵管间质部妊娠，应作子宫角部楔形切除及患侧输卵管切除，必要时切除子宫。

腹腔镜手术是近年来治疗异位妊娠的主要方法。

【复习思考题】

1. 输卵管妊娠的病因是什么？

2. 输卵管妊娠的变化与结局是什么？

3. 输卵管妊娠的临床表现、诊断检查的方法是什么？

4. 输卵管妊娠的治疗原则是什么？

笔记栏

（刘　珏）

见习四（3）　妊娠期高血压疾病

【见习要求】

1. 熟悉妊娠期高血压疾病的基本病理生理变化。

2. 掌握妊娠期高血压疾病的分类、临床表现、并发症、诊断、鉴别诊断与治疗。

3. 了解妊娠期高血压疾病对母儿的影响。

【见习时数】　2 学时。

【见习准备】

1. 典型患者 1 人/小组。

2. 典型化验报告单（血常规、尿常规、肝肾功能、凝血功能等）、B 型超声报告单、心电图报告单、胎儿监护图纸各 1 套/小组。

【见习过程】

1. 教师讲授病史采集、体格检查及产科检查要点，学生分组进病房采集病史，并做体格检查及产科检查。

2. 学生回示教室汇报病历摘要、阳性体征，提出必要的辅助检查并说明其目的；教师展示典型化验报告单（血常规、尿常规、肝肾功能、凝血功能等）、B 型超声报告单、心电图报告单、胎儿监护图纸。

3. 学生归纳临床特点，作出完整的诊断，并说明诊断依据。

4. 结合患者的具体实际，教师以提问的方式小结。

【病史采集要点】

1. 现病史

（1）孕妇的既往月经情况，末次月经时间，早孕反应情况，感胎动时间。

（2）发病前有无诱因。

（3）主要症状：血压增高、蛋白尿、水肿等症状、出现时间、持续时间及性质改变；胎动情况。

（4）伴随症状：有无心、肝、肾功能不全及颅内病变的表现，如头痛、眼花、胸闷、少尿等。

（5）诊疗情况：在何处就诊过，做过何种检查，用何药物及疗效如何。

（6）一般情况：精神、体力、饮食、大小便如何，体重有何变化。

2. 其他相关病史

（1）有无药物过敏史。

（2）既往有无妊娠期高血压病史及家族史、内科病史（慢性高血压、慢性肾炎、糖尿病、低蛋白血症等）。

（3）个人史：年龄、职业、有无吸烟及吸毒史。

（4）月经史及孕产史。

【体查要点】

1. 体温、脉搏、呼吸、血压、体位、神志。

2. 注意孕妇的发育、营养及精神状态、有无水肿、脊柱及下肢有无畸形。

3. 注意心脏有无病变、乳房发育状况。

4. 腹部 注意腹形及大小、用软皮尺测量宫高和腹围、四步触诊法检查子宫大小、胎产式、胎先露、胎方位以及胎先露部是否衔接；听诊胎心音。

5. 骨盆测量 主要是骨盆外测量（髂棘间径、髂嵴间径、骶耻外径、坐骨结节间径等）。

6. 肛门指诊 了解宫颈质地、宫颈管消退情况，先露高低，宫口位置、开大情况，骨盆大小。

【辅助检查报告单展示】

1. 血常规 Hb、WBC 计数、红细胞压积（HCT）、血小板（Pt）计数等。

2. 尿常规 尿比重≥1.020 说明尿液浓缩。尿蛋白≥0.3g/24 小时或随机尿蛋白≥3g/L 或尿蛋白定性≥(+)定义为蛋白尿。

3. 肝肾功能 肝细胞功能受损可致血清丙氨酸氨基转移酶（ALT）和门冬氨酸氨基转移酶（AST）升高；患者可出现白蛋白缺乏为主的低蛋白血症，白/球蛋白比值倒置。肾功能受损时，血清 BUN、Cr、尿酸升高，Cr 升高与病情严重程度相平行。尿酸在慢性高血压患者中升高不明显，可用于鉴别。

4. 凝血功能 因伴有一定量的凝血因子缺乏或变异所致高凝血状态，重症患者可发生微血管病性溶血，主要表现血小板减少（$<100\times10^9$/L），肝酶升高、溶血（即 HELLP 综合征）。

5. 眼底检查 检查可见视网膜小动脉痉挛，视网膜水肿，絮状渗出或出血，严重时可发生视网膜脱离。患者可出现视力模糊或失明。

6. B 型超声报告单 描述胎儿发育情况、胎盘位置及功能、羊水分布情况。

7. 典型胎儿监护图纸 记录有胎心率的两种变化（胎心率基线及胎心率一过性变化）、胎心率与胎动及宫缩的关系。

8. 心电图 心率、心律、ST 段等描述。

【知识精要】

1. 定义 妊娠期高血压疾病是妊娠与血压升高并存的一组疾病，发生率为 5%～12%。该病严重影响母婴健康，是孕产妇及围生儿病率及死亡率的主要原因。

2. 高危因素与病因

（1）高危因素：孕妇年龄≥40 岁、子痫前期病史；抗磷脂抗体阳性；高血压；慢性肾炎；糖尿病；初次产检是 BMI≥35kg/m^2；子痫前期家族史（母亲或姐妹）；血管紧张素多胎妊娠；首次怀孕；妊娠间隔时间≥10 年；孕早期血压≥130mmHg 或舒张压≥80mmHg。

（2）病因：螺旋小动脉重铸不足、炎症免疫过度激活、血管内皮细胞受损、遗传因素、营养缺乏、胰岛素抵抗等。

3. 病理生理变化及对母儿的影响 全身小血管痉挛为本病的基本病理生理变化。全身各系统各脏器灌注减少，对母儿造成危害，甚至导致母儿死亡。

（1）脑：脑水肿、充血、贫血、血栓形成及出血等。

（2）肾脏：肾小球扩张，血浆蛋白自肾小球漏出形成蛋白尿；血浆尿酸浓度升高、血浆肌酐上升。

（3）肝脏：门静脉周围坏死，肝包膜下血肿形成。

（4）心血管：心血管系统处于低排高阻状态，导致心肌缺血、间质水肿，心肌点状出血或坏死、肺水肿、严重时导致心力衰竭。

（5）血液：容量及凝血功能改变。

（6）内分泌及代谢：由于血浆孕激素转换酶增加，妊娠晚期盐皮质激素、去氧皮质酮升高导致水钠潴留；通常电解质与正常妊娠无明显差异；子痫抽搐后可导致酸中毒。

（7）子宫胎盘血流灌注：胎盘血管动脉粥样硬化，胎盘功能下降，胎儿生长受限，胎儿窘迫；胎盘床血管破裂致胎盘早剥。

4. 妊娠期高血压疾病的临床特点

（1）症状

1）高血压：妊娠期出现持续血压升高≥140/90mmHg，血压升高至少应出现两次以上，间隔≥4 小时。慢性高血压并发子痫前期可在妊娠 20 周后血压持续上升。

2）尿蛋白：尿蛋白的定义是尿蛋白≥0.3g/24 小时或随机尿蛋白≥3g/L 或尿蛋白定性≥（+）。应取中段尿测定，避免污染造成误诊。同时应留取 24 小时尿作定量检查。

3）患者有头痛、视力改变、上腹不适等。

4）妊娠期高血压疾病分类与临床表现见表 3-1。

5）重度子痫前期的临床症状：

（2）相关病史：孕妇的年龄、体重、既往有无妊娠期高血压病史及家族史、内科病史（慢性高血压、慢性肾炎、糖尿病、低蛋白血症等）、社会经济状况等。

表 3-1 妊娠期高血压疾病分类与临床表现

分类		临床表现
妊娠期高血压		妊娠期持续高血压，收缩压 BP≥140mmHg 和（或）舒张压≥90mmHg，产后 12 周恢复正常；尿蛋白（—）；少数患者可伴有上腹部不适或血小板减少
子痫前期	轻度	妊娠 20 周后出现收缩压 BP≥140mmHg 和（或）舒张压≥90mmHg 伴尿蛋白≥0.3g/24 小时，或随机尿蛋白（+）
	重度	血压和尿蛋白持续升高，发生母体脏器功能不全或胎儿并发症：出现下列情况之一均可诊断：（1）血压持续升高：收缩压≥160mmHg 和（或）舒张压≥110mmHg；（2）24 小时尿蛋白定量≥5g 或随机尿蛋白≥（+++）；（3）持续性头痛或视觉障碍或其他脑神经症状；（4）持续性上腹部疼痛，肝包膜下血肿或肝破裂症状；（5）肝功能异常：肝酶 ALT、AST 升高；（6）肾功能异常：少尿（24 小时尿量＜400ml 或每小时尿量＜17ml）或血肌酐＞106μmol/L；（7）低蛋白血症伴胸腔积液或腹腔积液；（8）血液系统异常：血小板持续性下降并低于 100×10^9/L；血管内溶血、贫血、黄疸或血 LDH 升高；（9）心力衰竭、肺水肿；（10）胎儿生长受限或羊水过少；（11）早发型即 34 周以前发病
子痫		子痫前期孕妇抽搐不能用其他原因解释
慢性高血压并发子痫前期		慢性高血压孕妇妊娠前无尿蛋白，妊娠后若出现尿蛋白≥0.3g/24 小时；或妊娠前有蛋白尿，妊娠后尿蛋白明显增加或血压进一步升高或出现血小板＜100×10^9/L
妊娠合并慢性高血压		妊娠 20 周前收缩压 BP≥140mmHg 和（或）舒张压≥90mmHg（除外滋养细胞疾病），妊娠期无明显加重；或妊娠 20 周后首次诊断高血压并持续到产后 12 周后

（3）体征

1）血压、心率、呼吸、体重情况。

2）视诊：腹型及大小。判断子宫增大与停经月份是否相符。

3）触诊：用手测宫底高度，用软皮尺测子宫长度及腹围值。四步触诊法检查子宫大小、胎产式、胎先露、胎方位及胎先露部是否衔接。

4）听诊：注意胎心位置及速率，胎心在靠近胎背上方的孕妇腹壁上听得最清楚。帮助判断胎方位及有无胎儿宫内窘迫。

5）骨盆测量：骨盆内、外测量，了解骨盆大小。

6）肛门检查：可以了解胎先露部、宫颈情况、骶骨前面弯曲度、坐骨棘间径及坐骨切迹宽度以及骶尾关节活动度，必要时并测量出口后矢状径。

5. 辅助检查

（1）血液检查：全血细胞计数、Hb、HCT、血黏度、凝血功能。

（2）肝肾功能测定：肝细胞功能受损可致 ALT、AST 升高。患者可出现白蛋白缺乏为主的低蛋白血症，白/球蛋白比值倒置。肾功能受损时，血清 BUN、Cr、尿酸升高，Cr 升高与病情严重程度相平行。尿酸在慢性高血压患者中升高不明显，可用于鉴别。重度子痫前期与子痫应测定电解质与 CO_2 结合力，以早期发现酸中毒并纠正。

（3）凝血功能：因伴有一定量的凝血因子缺乏或变异所致高凝血状态，重症患者可发生微血管病性溶血，主要表现血小板减少（$<100\times10^9$/L），肝酶升高、溶血（即 HELLP 综合征）。

（4）尿液检查：尿比重≥1.020：尿液浓缩。蛋白尿：

尿蛋白≥0.3g/24h 或随机尿蛋白≥3g/L 或尿蛋白定性≥（+）。

（5）眼底：视网膜小动脉的痉挛程度反映全身小血管痉挛的程度，可反映本病的严重程度。检查可见视网膜小动脉痉挛，视网膜水肿，絮状渗出或出血，严重时可发生视网膜脱离。患者可出现视力模糊或失明。

（6）B 型超声报告单：描述胎儿发育情况、胎盘位置及功能、羊水分布情况。

（7）典型胎儿监护图纸：记录有胎心率的两种变化（胎心率基线及胎心率一过性变化）、胎心率与胎动及宫缩的关系。

（8）心电图：心率、心律、ST 段等描述。

（9）其他：心脏彩超及心功能测定，头颅 CT，胎盘功能，胎儿成熟度检查，脐血流图检查等。

6. 诊断

（1）诊断依据：病史、临床表现、体征及辅助检查。

（2）妊娠期高血压疾病：分类、有无并发症及凝血机制障碍。

7. 鉴别诊断　妊娠期高血压疾病应与慢性肾炎合并妊娠相鉴别，子痫应与癫痫、脑炎、脑肿瘤、脑血管畸形破裂出血、糖尿病高渗性昏迷、低血糖昏迷等鉴别。

8. 治疗原则　治疗目的：控制病情、延长孕周、确保母儿安全。治疗原则：休息、镇静、解痉，有指征降压、利尿，密切监测母胎情况，适时终止妊娠。

（1）评估和监测：了解有无头痛、胸闷、眼花、上腹部疼痛等自觉症状；孕妇特殊检查；胎儿特殊检查。

（2）一般治疗

1）休息：左侧卧位。

2）睡眠：保持充足睡眠，必要时地西泮 2.5～5mg，一日3次，或5mg睡前服。

3）饮食：充足的蛋白质、热量，不限盐和液体。

（3）降压治疗

1）目的：预防子痫、心脑血管意外和胎盘早剥等严重母胎并发症。适应证：收缩压BP≥160mmHg和（或）舒张压≥90mmHg，必须降压治疗；收缩压≥140mmHg和（或）舒张≥110mmHg，孕妇可以降压治疗；妊娠前高血压已用降压药者应继续降压治疗。

2）降压药物的选择原则：①对胎儿无毒副作用；②不影响心每搏输出量、肾血浆流量及子宫胎盘灌注量；③不致血压急剧下降或下降过低为宜。常用降压药物：拉贝洛尔、硝苯地平、尼莫地平、尼卡地平、酚妥拉明、甲基多巴、硝酸甘油、硝普钠（其代谢产物有胎儿毒性，不宜在妊娠期使用）等。

（4）硫酸镁防治子痫

1）控制子痫：静脉给药：首次负荷剂量：硫酸镁2.5～5g溶入10%葡萄糖20ml静推（15～20分钟），或者5%葡萄胎100ml快速静滴。继而1～2g/h静滴维持。夜间睡前可停用静脉给药，改为肌内注射：25%硫酸镁20ml+2%利多卡因2ml，臀肌深部注射。每日总量为25～30g，疗程24～48小时。用药过程中可监测血清镁离子浓度。

2）预防子痫发作：负荷和维持剂量同上。一般每日静滴6～12小时，24小时总量不超过25g。每日评估病情变化，决定是否继续用药。

3）注意事项：①定时检查膝腱反射是否减弱或消失；②呼吸每分钟不少于16次；③尿量不少于17ml/h或400ml/24h；④治疗时必须准备10%葡萄糖酸钙做为解毒剂；⑤有条件时监测血镁浓度：有效治疗浓度为1.8～

3.0mmol/L，超过 3.5mmol/L 即可出现中毒症状。

（5）镇静药物：地西泮、冬眠药物、苯巴比妥钠等。

（6）有指征利尿：一般不主张应用，仅用于全身性水肿、急性心衰、肺水肿、血容量过多且伴有潜在性肺水肿者。常用利尿剂有呋塞米、甘露醇。

（7）促胎肺成熟

（8）分娩时机和方式

1）终止妊娠的时机：

①妊娠期高血压、轻度子痫前期的孕妇可期待至足月。

②重度子痫前期患者：孕周小于 26 周病情不稳定应终止妊娠；孕周 26～28 周根据母胎情况决定是否期待治疗；孕周 28～34 周，如病情不稳定，积极治疗 24～48 小时病情仍加重，促胎肺成熟后终止妊娠；如病情稳定可考虑期待治疗；已超过 34 周，胎儿已成熟考虑终止妊娠；妊娠 37 周后的重度子痫前期应终止妊娠。

③子痫：控制 2 小时后终止妊娠。

2）终止妊娠的方式：妊娠期高血压疾病患者，如无产科剖宫产指征，原则上考虑阴道试产。但如不能短时间内分娩，可放宽剖宫产指征。如阴道试产，第一产程保持产妇安静和充分休息；第二产程侧切、胎头吸引、产钳助产缩短产程；第三产程应预防产后出血。产程中应加强监测，一旦病情加重，立即以剖宫产结束分娩。

（9）子痫处理：控制抽搐、纠正缺氧和酸中毒、控制血压、抽搐控制后终止妊娠。密切观察病情变化。

（10）产后处理：重度子痫前期患者产后应继续使用硫酸镁 24～48 小时。如血压≥160/110mmHg 应该继续降压治疗。

【复习思考题】

1. 妊娠期高血压疾病的基本病理生理变化是什么?

2. 妊娠期高血压疾病分类与临床表现是什么?

3. 妊娠期高血压疾病硫酸镁解痉治疗用药方案、有哪些注意事项?

4. 妊娠期高血压疾病的处理原则是什么?

笔记栏

(张群锋)

见习五(1) 妊娠期糖尿病

【见习要求】

1. 了解妊娠期糖代谢的特点。

2. 了解妊娠与糖尿病的相互影响。

3. 熟悉妊娠期糖尿病的诊断与处理原则。

【见习时数】 2学时。

【见习准备】

1. 典型患者1人/小组。

2. 典型糖耐量试验报告单、典型B型超声报告单及典型尿常规报告单各1份/小组。

【见习过程】

1. 教师讲授病史采集、体格检查要点,学生分组进病房采集病史，并做体格检查。

2. 学生回示教室汇报病历摘要、阳性体征，提出必要的辅助检查并说明其目的；教师展示典型糖耐量试验报告单、典型B型超声报告单。

3. 学生归纳总结病例特点，作出完整的诊断，并说明诊断依据。

4. 结合患者的具体实际，教师以提问的方式小结。

【病史采集要点】

1. 现病史

（1）既往月经是否规律，此次停经多久，停经后何时出现早孕反应及胎动感。

（2）停经后有无多饮多食多尿症状，体重增加是否过快。

（3）有无反复出现的外阴阴道假丝酵母菌病。

（4）诊疗情况：在何处就诊过，做过何种检查。

（5）一般情况：精神、体力、饮食、大小便如何。

2. 其他相关病史

（1）既往有无反复自然流产、死胎或分娩足月新生儿患呼吸窘迫综合征（RDS）、分娩巨大儿、畸形儿病史。

（2）既往有无糖尿病、心脏病、肝炎、肾炎等疾病史；有无药物过敏史。

（3）家族中有无糖尿病史。

【体查要点】

1. 体温、脉搏、呼吸、心率、血压、体重。

2. 腹部　腹膨隆，宫高及腹围是否大于同期孕妇，通过四步触诊法判断胎先露、胎方位，了解是否羊水偏多、胎儿偏大，胎心听诊。

3. 双下肢水肿情况。

【辅助检查报告单展示】

1. 空腹血糖测定 FPG≥5.1mmol/L，可以直接诊断为 GDM。

2. 葡萄糖耐量试验 空腹及服糖后 1～2 小时的血糖值分别是 5.1mmol/L、10.0mmol/L、8.5mmol/L。任意一点血糖值达到或超过上述标准即诊断为 GDM。

3. B 型超声报告单 常提示胎儿大于相应孕周，羊水过多。

4. 尿常规 尿糖阳性。

【知识精要】

1. 定义及分类 妊娠合并糖尿病包括妊娠前已有糖尿病和妊娠后才发生或首次发现的糖尿病。后者又称妊娠期糖尿病（GDM）。糖尿病孕妇中 90%以上为 GDM。

2. 妊娠期糖代谢特点及妊娠期糖尿病发病机制

（1）孕妇空腹血糖低于非孕妇，孕妇长时间空腹易发生低血糖及酮症酸中毒。

（2）胰岛素分泌相对不足：到妊娠中晚期，孕妇体内抗胰岛素样物质增加，如胎盘生乳素、雌激素、孕酮、皮质醇和胎盘胰岛素酶等，使孕妇对胰岛素的敏感性随孕周增加而降低。为了维持正常糖代谢水平，胰岛素需求量就必须相应增加，对于胰岛素分泌受限的孕妇，妊娠期不能维持这一生理代偿变化而导致血糖升高，使原有糖尿病加重或出现 GDM。

3. 妊娠对糖尿病的影响 妊娠可使既往无糖尿病的孕妇发生 GDM，使原有糖尿病患者的病情加重。由于妊娠期糖代谢的复杂变化，应用胰岛素治疗的孕妇，若未及时调整胰岛素用量，部分患者可能会出现血糖过低或过高。严重者甚至导致低血糖昏迷及酮症酸中毒。

4. 糖尿病对妊娠的影响

（1）对孕妇的影响

1）高血糖可使胚胎发育异常甚至死亡，流产率达15%～30%。

2)妊娠期高血压疾病发生率为正常妇女的2～4倍，尤其糖尿病并发肾脏病变时，妊娠期高血压疾病发生率高达50%以上。

3）糖尿病孕妇抵抗力下降，易合并感染，与糖尿病有关的妊娠期感染有：外阴阴道假丝酵母菌病、肾盂肾炎、无症状菌尿症、产褥感染及乳腺炎。

4）羊水过多的发生率较非糖尿病孕妇多10倍。

5）因巨大儿发生率明显增高，难产、产道损伤、手术产的概率增高。产程长易发生产后出血。

6）易发生糖尿病酮症酸中毒：糖尿病酮症酸中毒对母儿危害较大，不仅是孕妇死亡的主要原因，发生在孕早期还有致畸作用，发生在妊娠中晚期易导致胎儿窘迫及胎死宫内。

7）GDM孕妇再次妊娠时，复发率高达33%～69%。远期患糖尿病概率增加，17%～63%将发展为2型糖尿病。同时，远期心血管系统疾病的发生率也高。

（2）对胎儿的影响

1）巨大胎儿发生率高达25%～42%。

2）胎儿生长受限发生率为21%。

3）流产和早产：妊娠早期血糖高可使胚胎发育异常，最终导致胚胎死亡而流产。早产发生率为10%～25%。早产的原因有羊水过多、妊娠期高血压疾病、胎儿窘迫以及其他严重并发症的出现，常需提前终止妊娠。

4）胎儿畸形：发生率高于非糖尿病孕妇，严重畸形发生率为正常妊娠的7～10倍。以心血管畸形和神经系统畸形最常见。孕前患者糖尿病者应在妊娠期加强对胎儿畸形的筛查。

（3）对新生儿的影响

1）新生儿呼吸窘迫综合征发生率增高。

2）新生儿低血糖：新生儿脱离母体高血糖环境后，高胰岛素血症仍存在，若不及时补充糖，易发生低血糖，严重时危及新生儿生命。

5. 病史、临床表现 有糖尿病家族史、孕期有三多症状（多饮、多食、多尿），或外阴阴道假丝酵母菌反复发作，孕妇体重＞90kg、本次妊娠并发羊水过多或巨大儿胎儿者，应警惕合并糖尿病的可能。

6. 糖尿病合并妊娠的诊断

（1）妊娠前已确诊为糖尿病患者。

（2）妊娠前未进行过血糖检查但存在糖尿病高危因素者，如肥胖（尤其重度肥胖）、一级亲属患2型糖尿病、GDM史或大于胎龄儿分娩史、多囊卵巢综合征患者及妊娠早期空腹尿糖反复阳性，首次产前检查时应明确是否存在妊娠前糖尿病，达到以下一项标准应诊断为糖尿病合并妊娠。

1）空腹血糖（FPG）≥7.0mmol/L（126mg/dl）。

2）糖化血红蛋白（GHbAlc）≥6.5%（采用NGSP/DCCT标化的方法）

3）伴有典型的高血糖或高血糖危象症状，同时任意血糖≥11.1mmol/L（200 mg/dl）。

如果没有明确的高血糖症状，任意血糖血糖≥11.1mmol/L需要次日复测上述1）或者2）确诊。不建议孕早期常规葡萄糖耐量试验（OGTT）检查。

7. 妊娠糖尿病（GDM）的诊断 GDM诊断标准和方法如下：

（1）有条件的医疗机构，在妊娠24～28周及以后，应对所有尚未被诊断的糖尿病的孕妇，进行75g OGTT。

葡萄糖耐量试验（OGTT）的方法：OGTT前1日晚餐后禁食至少8小时至次日晨（最迟不超过上午9时），OGTT试验前连续3日正常体力活动，正常饮食，即每日进食碳水化合物不少于150g，检查期间静坐、禁烟。检查时，5分钟内口服含75g葡萄糖的液体300ml，分别抽取服糖前、服糖后1小时、2小时的静脉血（从开始饮用葡萄糖水计算时间），放入含有氟化钠的试管中采用葡萄糖氧化酶法测定血浆葡萄糖水平。

75g OGTT的诊断标准：空腹及服糖后1、2小时的血糖值分别是5.1mmol/L、10.0mmol/L、8.5mmol/L。任意一点血糖值达到或超过上述标准即诊断为GDM。

（2）医疗资源缺乏地区：建议妊娠24～28周首先检查FPG。FPG≥5.1mmol/L，可以直接诊断为GDM，不必再做75g OGTT；而4.4mmol≤FPG＜5.1mmol/L者，应尽早做75g OGTT；FPG＜4.4mmol/L，可暂不行75g OGTT。

（3）孕妇具有GDM高危因素，首次OGTT正常者，必要时在妊娠晚期重复OGTT。

未定期孕期检查者，如果首次就诊时间在妊娠28周以后，建议初次就诊时进行75g OGTT或FPG检查。

GDM的高危因素：①孕妇因素：年龄＞35岁、妊娠前超重或肥胖、糖耐量异常史、多囊卵巢综合征；②家族史：糖尿病家族史；③妊娠分娩史：不明原因的死胎、死产、流产史、巨大儿分娩史、胎儿畸形和羊水过多史、GDM史；④本次妊娠因素：妊娠期发现胎儿大于孕周、羊水过多；反复外阴阴道假丝酵母菌病者。

8. 妊娠合并糖尿病的分期 依据患者发生糖尿病

的年龄、病程以及是否存在血管并发症等进行分期（White 分类法），有助于判断病情的严重程度及预后：

A 级：妊娠期出现或发现的糖尿病。

A1 级：经控制饮食，空腹血糖<5.3mmol/L，餐后 2 小时血糖<6.7mmol/L。

A2 级：经控制饮食，空腹血糖≥5.3mmol/L，餐后 2 小时血糖≥6.7mmol/L。

B 级：显性糖尿病，20 岁以后发病，病程<10 年。

C 级：发病年龄在 10～19 岁，或病程达 10～19 年。

D 级：10 岁以前发病，或病程≥20 年，或合并单纯性视网膜病。

F 级：糖尿病性肾病。

H 级：冠状动脉粥样硬化性心脏病。

R 级：眼底有增生性视网膜病变或玻璃体出血。

T 级：有肾移植史。

9. 处理

（1）糖尿病患者可否妊娠的指标

1）糖尿病妇女于妊娠前即应确定糖尿病的严重程度。未经治疗的 D、F、R 级糖尿病一旦妊娠，对母儿危险均较大，应避孕，不宜妊娠。

2）器质性病变较轻、血糖控制良好者，可在积极治疗、密切监护下继续妊娠。

3）从孕前开始，在内科医师协助下严格控制血糖值。确保受孕前、妊娠期及分娩期血糖在正常范围。

（2）糖尿病孕妇的管理

1）妊娠期血糖控制满意标准：孕妇无明显饥饿感，空腹血糖控制在 3.3～5.3mmol/L；餐前 30 分钟：3.3～5.3mmol/L；餐后 2 小时：4.4～6.7mmol/L；夜间：4.4～6.7mmol/L。

2）医学营养治疗：饮食控制很重要。理想的饮食控制目标：既能保证和提供妊娠期间热量和营养需要，又能避免餐后高血糖或饥饿性酮症出现，保证胎儿正常生长发育。多数 GDM 患者经合理饮食控制和适当运动治疗，均能控制血糖在满意范围。部分妊娠期糖尿病孕妇仅需饮食控制即可维持血糖在正常范围。妊娠早期糖尿病孕妇需要热量与孕前相同。妊娠中期后，每日热量增加 200Kcal（1kcal=4.184kJ）。其中糖类占 50%～60%，蛋白质占 20%～25%，脂肪占 25%～30%。

3）药物治疗：大多数 GDM 孕妇通过生活方式的干预即可使血糖达标，不能达标者首先推荐胰岛素控制血糖。在我国，口服降糖药物格列苯脲类及二甲双胍在 GDM 患者中应用的安全性和有效性尚缺乏相关研究，且未获得治疗 GDM 的注册适应证。

胰岛素用量个体差异较大，尚无统一标准。一般从小剂量开始，并根据病情、孕期进展及血糖值加以调整，力求控制血糖在正常水平。孕早期胰岛素有时需减量。随孕周增加，胰岛素用量有不同程度增加。胰岛素用量高峰时期在孕 32～36 周，孕 36 周后胰岛素用量稍下降，特别在夜间。产褥期胰岛素用量应减少至分娩前的 1/3～1/2，并根据产后空腹血糖值调整用量。多在产后 1～2 周胰岛素用量逐渐恢复至孕前水平。

4）妊娠期糖尿病酮症酸中毒的处理：①在监测血气、血糖、电解质，并给予相应治疗的同时，主张应用小剂量胰岛素 0.1U/（kg · h）静滴；②每 1～2 小时监测血糖一次；③血糖＞13.9mmol/L 应将胰岛素加入 0.9%生理盐水静滴；④血糖≤13.9mmol/L 后，开始用 5%葡萄糖盐水加入胰岛素静滴；⑤酮体转阴后可改为胰岛素皮下注射。

（3）孕期母儿监护：应密切监测血糖变化，及时调整胰岛素用量以防发生低血糖。妊娠早期每周检查一次至妊娠第 10 周。妊娠中期应每 2 周检查一次，应用 B 型超声检查胎儿发育情况、是否有胎儿畸形；每 1～2 月测定肾功能及糖化血红蛋白含量，同时进行眼底检查。妊娠 32 周以后应每周检查一次：注意血压、水肿、尿蛋白情况，注意对胎儿发育、胎儿成熟度、胎儿–胎盘功能等监测，必要时及早住院，对有可能提前终止妊娠者应评价胎肺成熟度。

（4）分娩时机：原则应在加强母儿监护、控制血糖的同时，尽量推迟终止妊娠的时机。

1）不需要胰岛素治疗的 GDM 孕妇，无母儿并发症的情况下，严密监测到预产期，未自然临产者采取措施终止妊娠。

2）妊娠前糖尿病及需胰岛素治疗的 GDM 者，若血糖控制良好，严密监测下，妊娠 38～39 周终止妊娠；血糖控制不满意者及时收入院。

3）有母儿合并症者，血糖控制不满意，伴有血管病变、合并重度子痫前期、严重感染、胎儿生长受限、胎儿窘迫，严密监护下，适时终止妊娠。必要时抽取羊水，了解胎肺成熟情况，完成促胎肺成熟。

（5）分娩方式：糖尿病不是剖宫产指征，决定阴道分娩者应制订产程中分娩计划，产程中，密切监测血糖、宫缩、胎心变化，避免产程延长。

选择性剖宫产手术指征：糖尿病伴微血管病变及其他产科指征，如怀疑巨大胎儿、胎盘功能不良、胎位异常等产科指征者。妊娠期血糖控制不好，胎儿偏大或者既往有死胎、死产史者，应适当放宽剖宫产手术指征。

（6）分娩期处理

1）一般处理：注意休息、镇静，给予适当饮食，严密观察血糖、尿糖及酮变化，及时调整胰岛素用量，加强胎儿监护。

2）阴道分娩：临产时情绪紧张及疼痛可使血糖波动，胰岛素用量不易掌握。临产后仍采用糖尿病饮食，产程中一般应停用皮下注射胰岛素，孕前患糖尿病患者静脉输注 0.9%氯化钠注射液加胰岛素，根据产程中测得的血糖值调整静脉输液速度。血糖＞5.6mmol/L，静滴胰岛素 1.25U/h；血糖 7.8～10.0mmol/L，静滴胰岛素 1.5U/h；血糖＞10.0mmol/L，静滴胰岛素 2U/h。同时复查血糖，根据血糖异常继续调整。产程不宜过长，否则增加酮症酸中毒、胎儿缺氧和感染危险。

3）剖宫产：在手术前一日停止应用晚餐前精蛋白锌胰岛素，手术日停止皮下注射所有胰岛素，一般在早晨监测血糖及尿酮体。根据其空腹血糖水平及每日胰岛素用量，改为小剂量胰岛素持续静脉滴注。一般按 3～4g 葡萄糖加 1U 胰岛素比例配置葡萄糖注射液，并按每小时静脉输入 2～3U 胰岛素速度持续静脉滴注，每 1～2 小时测血糖一次，尽量使术中血糖控制在 6.67～10.0mmol/L。术后每 2～4 小时测 1 次血糖，直到饮食恢复。

4）产后处理：大部分 GDM 患者在分娩后即不再需要使用胰岛素，仅少数患者仍需胰岛素治疗。胰岛素用量应减至分娩前的 1/3～1/2，并根据产后空腹血糖值调整用量。多数在产后 1～2 周胰岛素用量逐渐恢复至孕前水平。并于产后 6～12 周行 OGGT 检查，若异常，则可能是产前漏诊的糖尿病患者。

5）新生儿处理：新生儿出生时应取脐血，进行血糖、胰岛素、血细胞比容、血红蛋白、钙、磷、镁的测定。无论出生时状况如何，均应视为高危儿，尤其是妊娠期血糖控制不满意者，需给予监护，注意保暖和吸氧，重点防止低血糖，应在开奶同时，定期滴服葡萄糖液。

【复习思考题】

1. 请说出妊娠合并糖尿病及妊娠期糖尿病的定义。

2. 妊娠期糖代谢的特点是什么？

3. 请说出糖尿病对孕妇、胎儿、新生儿各有什么影响？

4. 妊娠期糖尿病的高危因素有哪些？

5. 如何诊断妊娠期糖尿病？

6. 糖尿病患者能否妊娠的指标是什么？

7. 妊娠期糖尿病酮症酸中毒的处理是什么？

8. 妊娠期糖尿病终止妊娠的时机是什么？

笔记栏

（周建斌）

见习五（2） 妊娠合并心脏病

【见习要求】

1. 掌握妊娠、分娩对心脏病的影响。

2. 妊娠合并心脏病的种类及对胎儿的影响。

3. 妊娠合并心脏病的诊断及心功能分级、处理。

【见习时数】 2学时。

【见习准备】

1. 典型患者1人/小组。

2. 典型心电图报告单、超声心动图报告单、X线检查结果、B型超声报告单及胎儿监护图纸各1套/小组。

【见习过程】

1. 教师讲授病史采集、体格检查及产科检查要点，学生分组进病房采集病史，并做体格检查及产科检查。

2. 学生回示教室汇报病历摘要、阳性体征，提出必要的辅助检查并说明其目的；教师展示典型心电图报告单、超声心动图报告单、X线检查结果，B型超声报告单及胎儿监护图纸。

3. 学生归纳临床特点，作出完整的诊断，并说明诊断依据。

4. 结合患者的具体实际，教师以提问的方式小结。

【病史采集要点】

1. 现病史

（1）孕妇的既往月经情况，末次月经时间，早孕反应情况，胎动时间。

（2）发病前有无诱因。

（3）主要症状：妊娠前有无心悸、气短、心衰史、风湿热病史，体检、心电图、X线是否诊断器质性心脏病，妊娠期有无心功能异常症状：劳力性呼吸困难、夜间端坐呼吸、咯血、经常胸闷胸痛等，上述症状出现时间、持续时间，胎动情况。

（4）伴随症状：有无发热、水肿等。

（5）诊疗情况：在何处就诊过，做过何种检查，用何药物及疗效如何。

（6）一般情况：精神、体力、饮食、大小便如何。

2. 其他相关病史

（1）有无药物过敏史。

（2）既往有无慢性高血压、慢性肾炎、肝脏疾病、糖尿病、低蛋白血症等病史。

（3）个人史：年龄、职业、有无吸烟及吸毒史。

（4）月经史及孕产史。

【体查要点】

1. 体温、脉搏、心率、呼吸、血压、体位、神志。

2. 注意孕妇的发育、营养、精神状态及水肿情况。

3. 呼吸困难的特点 劳力性呼吸困难的程度。

4. 发绀程度 甲床、嘴唇的颜色。

5. 咳嗽、咯血 量、性质。

6. 颈部 有无持续性颈静脉怒张。

7. 肺部 有无湿啰音。

8. 心脏 心尖搏动的位置，心界大小，心率、节律、心音、杂音；特别注意有无 2 级以上舒张期或粗糙的 3 级以上全收缩期杂音；有无心包摩擦音、舒张期奔马律、交替脉等。

9. 肝脏 肝脏是否肿大，肝颈回流征是否阳性。

10. 腹部 注意腹形及大小、用软皮尺测量宫高和腹围、四步触诊法检查子宫大小、胎产式、胎先露、胎方位以及胎先露部是否衔接；听诊胎心音。

11. 骨盆测量 主要是骨盆外测量（髂棘间径、髂嵴间径、骶耻外径、坐骨结节间径等）。

12. 肛门指诊。

【辅助检查报告单展示】

1. 心电图有严重的心律失常 如心房颤动、心房扑动、Ⅲ度房室传导阻滞、ST 段及 T 波异常改变等。

2. 超声心动图 示心腔扩大、心肌肥厚、瓣膜活动异常、心脏结构畸形等。

3. B型超声报告单 描述胎儿发育情况、胎盘位置及功能、羊水分布情况。

4. 典型胎儿监护图纸 记录有胎心率的两种变化（胎心率基线及胎心率一过性变化）、胎心率与胎动及宫缩的关系。

5. X线检查 显示心脏明显扩大，尤其个别心腔扩大（妊娠期一般不做此检查）。

【知识精要】

1. 妊娠对心血管系统的影响

（1）妊娠期

1）孕妇总血容量增加：妊娠6周开始，32～34周达高峰，产后2～6周恢复正常。

2）心率加快：孕早期主要引起心排出量增加，孕4～6个月高峰。孕中晚期需增加心率适应血容量的增多，分娩前1～2个月心率增加10次/分。

3）心音改变：孕晚期心脏移位、心排除量增加、心率加快导致心尖部第一心音及肺动脉瓣第二心音增强，并可有轻度收缩期杂音。

（2）分娩期：是心脏负担最重的时期。

1）血容量：每次宫缩约有250～500ml血液入体循环、胎儿胎盘娩出后子宫缩小约500ml血液入体循环导致血容量增加。

2）心排血量：每次宫缩心排血量约增加24%，同时又血压升高、脉压增大以及中心静脉压升高。

3）肺循环压增加：第二产程孕妇屏气，先心病孕妇因肺循环压力增加，使原来左→右分流变成右→左分流而出现紫绀。

4）血流动力学剧变：胎儿胎盘娩出后子宫缩小约500ml 血液入体循环导致血容量增加。另外，产后腹腔内压骤减、大量血液向内脏灌注，造成血流动力学急剧变化，心脏病孕妇极易发生心衰。

（3）产褥期：产后 3 日内仍是心脏负担较重的时期。子宫收缩使部分血液入体循环；孕期组织间潴留液也开始回到体循环致血容量增加。故仍应警惕心衰的发生。

2. 妊娠合并先天性心脏病和对妊娠的影响

（1）左向右分流型先天性心脏病

1）房间隔缺损：最常见（20%）。缺损面积＜$1cm^2$多无症状；缺损面积较大，由于妊娠分娩肺循环阻力增加，体循环阻力下降，分娩失血等导致右→左分流。缺损面积＞$2cm^2$者应手术修补后方可妊娠。

2）室间隔缺损：缺损面积≤$1.25cm^2$，无其他并发症，既往无心衰病史者，一般可顺利妊娠分娩。若缺损面积较大，常合并肺高压，出现紫绀和心衰，宜早期人流。

3）动脉导管未闭：未闭动脉导管较小、肺动脉压正常，可继续妊娠。较大分流的动脉导管未闭，由于大量动脉血流向肺动脉，肺动脉高压使血流逆转而出现紫绀和心衰，宜早期人工流产。

（2）右向左分流型先天性心脏病：法洛四联症、艾森曼格综合征最常见。妊娠期母儿死亡率高达 30%～50%，这类妇女不宜妊娠。

（3）无分流型先天性心脏病

1）肺动脉口狭窄：轻度狭窄可妊娠分娩；重度狭窄（瓣口面积减少 60%以上）者可发生右心衰，宜手术后再妊娠。

2）主动脉狭窄：妊娠合并主动脉狭窄者较少见，预后较差。轻度者可严密观察下妊娠；中重度狭窄者即使手术矫正后，也不宜妊娠。

3）马方综合征：又称夹层动脉瘤，死亡原因多为动脉血管瘤破裂，不宜妊娠。

3. 妊娠合并风湿性心脏病和对妊娠的影响

（1）二尖瓣狭窄：占风湿性心脏病 2/3～3/4。妊娠期血容量增加、心率加快可发生肺淤血肺水肿。轻度者可耐受妊娠，重度未手术者不宜妊娠。

（2）二尖瓣关闭不全：一般可耐受妊娠。

（3）主动脉关闭不全及狭窄：一般可耐受妊娠。严重主动脉瓣狭窄者需手术矫治后再妊娠。

4. 妊娠合并妊娠期高血压疾病性心脏病和对妊娠的影响　妊娠期高血压疾病孕妇，既往无心脏病症状及体征，而突然发生以左心衰为主的全心衰者称为妊娠期高血压疾病性心脏病。这是由于妊娠期高血压疾病时冠状动脉痉挛、心肌缺血、周围小动脉阻力增加、水钠潴留、血黏度增加等因素所诱发的急性心功能衰竭。诊断及时，治疗得当，常能度过妊娠分娩，产后病因消除多不遗留器质性心脏病。

5. 妊娠合并围生期心肌病和对妊娠的影响

（1）指发生于妊娠晚期至产后 6 个月内的心肌疾病。

（2）特征为既往无心血管疾病史的孕妇出现心肌收缩功能障碍和充血性心力衰竭。

（3）病理改变与原发性扩张型心肌病相似，心内膜增厚，常有附壁血栓。

（4）确切病因尚不十分清楚。

（5）临床表现不尽相同：①主要表现为呼吸困难、心悸、咳嗽、咯血，端坐呼吸、胸痛、肝肿大、水肿等心力衰竭症状；②25%～40%患者出现相应器官栓塞症状，胸部X线摄片见心脏普遍增大，肺淤血；③心电图示左室肥大、ST段及T波异常，可伴有各种心律失常，轻者仅有心电图T波改变而无症状，超声心动图显示心腔扩大，以左室、左房扩大为主，室壁运动普遍减弱，左室射血分数减低；④本病患者一部分可因心力衰竭、肺梗死或心律失常而死亡，初次心力衰竭经早期治疗后，1/3～1/2 患者可以完全康复，再次妊娠可能复发；⑤本病缺乏特异性诊断手段；⑥治疗应在安静休息、增加营养和低盐饮食的基础上，针对心力衰竭给予强心利尿及扩张血管，有栓塞征象可以适当应用肝素；肾素-血管紧张素转换酶抑制剂及醛固酮拮抗剂对本病有效且应坚持长期治疗达两年之久；⑦曾患围生期心肌病、心力衰竭且遗留心脏扩大者，应避免再次妊娠。

6. 妊娠合并心肌炎和对妊娠的影响 可发生于妊娠任何阶段，是心肌本身局灶性或弥漫性炎性改变。临床表现缺乏特异性。心功能严重受累者妊娠期心衰的危险性很大。

7. 妊娠合并心脏病对胎儿的影响

（1）不宜妊娠的心脏病患者一旦妊娠，或妊娠后心功能恶化者，流产、早产、死胎、胎儿生长受限、胎儿窘迫及新生儿窒息的发生率均明显升高。

（2）患心脏病孕妇心功能良好者，以剖宫产终止妊娠者较多。

（3）某些治疗心脏病的药物对胎儿有潜在毒性反应。

（4）一部分先心病与遗传有关。

8. 妊娠合并心脏病的临床特点

（1）症状

1）心悸：妊娠前或妊娠期有心悸、气短症状，随妊娠月份增加，症状更严重；还与心功能级别有关。

2）呼吸困难：表现为劳力性呼吸困难，经常性夜间端坐呼吸；症状轻重与心功能级别有关。

3）咯血：咳嗽、咳粉红色泡沫痰。

4）胸闷、胸痛：经常性胸闷、胸痛。

（2）相关病史：孕妇既往有无风湿热、慢性高血压、慢性肾炎、肝脏疾病、糖尿病、低蛋白血症等病史。

（3）体征

1）发绀、杵状指、呼吸困难、持续性颈静脉怒张。

2）心脏：心界扩大，听诊心率增快，心律不齐，2级以上舒张期或3级以上粗糙的全收缩期杂音，心包摩擦音、舒张期奔马律、交替脉等。

3）肺部：肺底部出现少量持续性湿啰音，咳嗽后不消失。

4）水肿：以下肢水肿为主。

5）腹部检查

视诊：腹型及大小。判断子宫增大与停经月份是否相符。

触诊：用手测宫底高度，用软皮尺测子宫长度及腹围值。四步触诊法检查子宫大小、胎产式、胎先露、胎方位及胎先露部是否衔接。

听诊：注意胎心位置及速率，胎心在靠近胎背上方的孕妇腹壁上听得最清楚。帮助判断胎方位及有无胎儿宫内窘迫。

6）骨盆测量：骨盆内、外测量，了解骨盆大小。

7）肛门检查：可以了解胎先露部、宫颈情况、骶骨前面弯曲度、坐骨棘间径及坐骨切迹宽度以及骶尾关节活动度，必要时并测量出口后矢状径。

9. 辅助检查

（1）血液检查：妊娠合并心肌炎有白细胞增高、血沉加快等。

（2）心电图：有严重的心律失常：如心房颤动、心房扑动、Ⅲ度房室传导阻滞、ST 段及 T 波异常改变等。

（3）X 线：心脏明显扩大，妊娠期 X 线检查对胎儿有影响，一般不做此检查。

（4）超声心动图：示心腔扩大、心肌肥厚、瓣膜活动异常、心脏结构畸形等。

（5）B 型超声报告单：描述胎儿发育情况、胎盘位置及功能、羊水分布情况。

（6）典型胎儿监护图纸：记录有胎心率的两种变化（胎心率基线及胎心率一过性变化）、胎心率与胎动及宫缩的关系。

10. 妊娠合并心脏病的诊断

（1）诊断依据：病史、临床表现、体征及辅助检查。

（2）完整诊断：妊娠合并心脏病，种类，心功能级别，有无并发症（如心力衰竭、亚急性感染性心内膜炎、缺氧和发绀、静脉栓塞和肺栓塞）。

1）心脏病患者心功能分级：

第一种是纽约心脏病协会（NYHA）依据患者主观病情将心功能分为 4 级：①Ⅰ级：一般体力活动不受限；②Ⅱ级：一般体力活动稍受限，活动后心悸、轻度气短，休息时无症状；③Ⅲ级：一般体力活动显著受限，休息时无不适，轻微日常工作即感不适、心悸、呼吸困难，或既往有心衰史；④Ⅳ级：不能进行任何体力活动，休息时仍有心悸、呼吸困难等心衰表现。

第二种是根据客观检查手段（心电图、负荷试验、X 线、超声心动图等）来评估心脏病的严重程度，分级方法如下：①A 级：无心血管病的客观依据；②B 级：客观检查属于轻度心血管病；③C 级：客观检查属于中度心血管病患者；④D 级：客观检查属于重度心血管病患者。

其中轻、中、重没有明确的规定，可将患者的两种分级并列，如Ⅱ级 C 等。

2）对心脏病患者妊娠耐受能力的判断：①可以妊娠：心功能Ⅰ～Ⅱ级、无心衰史、无其他并发症；②不宜妊娠：心脏病变较重、心功能Ⅲ～Ⅳ级、有心衰史、有肺动脉高压、右向左分流、严重心律失常、风湿热活动期、心脏病并发细菌性心内膜炎、急性心肌炎等，上述患者孕期极易发生心衰。

3）早期心衰的诊断：①轻微活动后即出现胸闷、心悸、气短；②休息时心率每分钟超过 110 次，呼吸频率每分钟超过 20 次；③夜间常因胸闷而坐起呼吸，或到窗口呼吸新鲜空气；④肺底部出现少量持续性湿啰音，咳嗽后不消失。

4）心力衰竭：感胸闷、心慌、气急、紫绀、咳嗽或痰中带血，颈静脉充盈，肝肿大有压痛。

11. 鉴别诊断　妊娠期合并心脏病应与妊娠本身出现的一系列酷似心脏病的症状和体征如心悸、气短、踝部水肿、心动过速等鉴别。

12. 治疗原则　心脏病孕产妇的主要死亡原因是心力衰竭。对于有心脏病的育龄妇女，一定要做到孕前咨询，以明确心脏病类型、程度、心功能状态，并确定能否妊娠。允许妊娠者定期进行产前检查。

（1）妊娠期

1）终止妊娠：①凡不宜妊娠的心脏病孕妇，应在妊娠 12 周前行人工流产；②妊娠超过 12 周时，终止妊娠其危险性不亚于继续妊娠和分娩，因此应密切监护使之度过妊娠和分娩；③对顽固性心衰的病例，应在严密监护下行剖宫取胎术。

2）定期产前检查：能及早发现心力衰竭的早期征象。①妊娠＜20 周，1 次/2 周；妊娠 20～32 周，1 次/周；②有早期心衰征象应立即住院；③孕期顺利者，亦应在 36～38 周住院。

3）防治心衰：①避免过劳及情绪激动。每日至少 10h 睡眠；②高蛋白、高纤维素、低盐、低脂肪饮食；孕期体重增加＜12kg，适当限盐，盐入量＜4～5g/d；③防治各种心衰诱因：如上呼吸道感染、贫血、心律失常等；④动态观察心脏功能：如超声心动图、心脏射血分数、每分心排出量、心脏排血指数及室壁运动等。

4）心衰治疗：与未孕者基本相同，但孕妇血液稀释，肾小球滤过率增强，因此同量药物在孕妇血中浓度偏低。孕妇对洋地黄类药物耐受性较差，需注意毒性反应。心衰者原则上待心衰控制后再处理产科，但严重心衰内科无效，也可边控制心衰边紧急剖宫产。

（2）分娩期：妊娠晚期应选择适当的分娩方式。

1）阴道分娩：心功能Ⅰ～Ⅱ级，胎儿不大，胎位正常，宫颈条件良好者可考虑严密监护下阴道分娩。

第一产程：镇静剂消除紧张，有心衰征象则半卧位，高浓度吸氧，抗菌素预防感染。

第二产程：避免屏气，应行会阴侧切、胎头吸引产钳助产以缩短第二产程。

第三产程：产后腹部压沙袋，避免产后出血，使用缩宫素。

2）剖宫产：对胎儿偏大，产道条件不佳及心功能Ⅲ～Ⅳ级者均应选择剖宫产。术中、术后严格限制输液量。不宜妊娠者同时输卵管结扎。

（3）产褥期：产后 3 日内，尤其 24h 内仍是发生心衰的危险时期，产后卧床休息 24～72 小时，保证充分休息，抗感染。心功能＞Ⅲ级者不宜哺乳。

（4）心脏手术指征：一般不主张孕期手术，尽可能在幼年、孕前或分娩后再行心脏手术。

【复习思考题】

1. 妊娠合并心脏病孕妇心脏负担最重的是什么时期?

2. 妊娠合并心脏病的常见并发症有哪些?

3. 妊娠合并心脏病的防治原则有哪些?

笔记栏

（张群锋）

见习六（1） 妊娠合并病毒性肝炎

【见习要求】

1. 掌握妊娠合并急性病毒性肝炎的严重性和急性病毒性肝炎与妊娠两者间的相互影响。

2. 掌握妊娠期急性病毒性肝炎的诊断及鉴别诊断。

3. 掌握妊娠合并急性病毒性肝炎的防治原则和措施。

【见习时数】 1 学时。

【见习准备】

1. 典型患者 1 人/小组或既往典型病例 1 份/小组。

2. 典型肝功能检查、血清肝炎病原学检查、凝血功能检查、肾功能检查结果各 1 套/小组。

【见习过程】

1. 教师讲授病史采集、体格检查及产科检查要点，学生分组进病房采集病史，并做体格检查及产科检查。

2. 学生回示教室汇报病历摘要、阳性体征，提出必要的辅助检查并说明其目的；教师展示典型肝功能检查、血清肝炎病原学检查、凝血功能检查及肾功能检查结果。

3. 学生归纳临床特点，作出完整的诊断，并说明诊断依据。

4. 结合患者的具体实际，教师以提问的方式小结。

【病史采集要点】

1. 现病史

（1）孕妇的既往月经情况，末次月经时间，早孕反应情况，感胎动时间。

（2）发病前有无与病毒性肝炎患者密切接触史，半年内有无输血或注射血制品史。

（3）主要症状：妊娠期有无妊娠反应无法解释的消化道症状，有无畏寒、发热、乏力、肝区痛，有无皮肤、巩膜黄染，上述症状出现时间、持续时间，胎动情况。

（4）伴随症状：有无腹水、肝臭气味、全身出血倾向、烦躁不安、嗜睡、昏迷等。

（5）诊疗情况：在何处就诊过，做过何种检查，用何药物及疗效如何。

（6）一般情况：精神、大小便如何。

2. 其他相关病史

（1）有无药物过敏史。

（2）既往有无肝脏疾病、慢性肾炎、糖尿病等病史。

（3）个人史：年龄、职业、有无吸烟及吸毒史。

（4）月经史及孕产史。

【体查要点】

1. 体温、脉搏、呼吸、血压、体位、神志。

2. 注意孕妇的发育、营养、精神状态。

3. **黄染情况** 注意皮肤巩膜黄染的程度。

4. **肝脏** 注意肝脏大小、肝区有无压痛、叩击痛。

5. **腹部** 注意腹形及大小、有无移动性浊音、用软皮尺测量宫高和腹围、四步触诊法检查子宫大小、胎产式、胎先露、胎方位以及胎先露部是否衔接；听诊肠鸣音及胎心音。

6. **骨盆测量** 主要是骨盆外测量（髂棘间径、髂嵴间径、骶耻外径、坐骨结节间径等）。

7. 肛门指诊。

【辅助检查报告单展示】

1. **尿常规** 尿胆红素阳性。

2. **肝功能** 除外其他原因引起的血清丙氨酸转氨酶（ALT）增高，特别是增高 10 倍以上，持续时间较长。血清胆红素＞17μmol/L（1mg/dl）；如为重症肝炎，则血清胆红素＞171μmol/L（10mg/dl）；酶胆分离，白/球蛋白比倒置。

3. **血清病原学检查** 相应抗原、抗体检查示阳性。

4. **B型超声报告单** 描述胎儿发育情况、胎盘位置及功能、羊水分布情况。

5. **典型胎儿监护图纸** 记录有胎心率的两种变化（胎心率基线及胎心率一过性变化）、胎心率与胎动及宫缩的关系。

【知识精要】

1. 妊娠对病毒性肝炎的影响

（1）妊娠期代谢率高、营养物消耗增多，糖原储备降低。

（2）孕期早期食欲不振、营养物相对不足、蛋白质缺乏，使肝脏抗病能力降低。

（3）孕期肾上腺皮质、卵巢、胎盘等产生多量雌激素在肝内灭活，妨碍肝对脂肪的转运和胆汁的排泄。

（4）胎儿代谢产物需经母体肝内解毒。

（5）分娩体力消耗、缺氧、酸性代谢物产生增加，产后出血，加重肝脏负担，妊娠的某些生理变化可增加肝脏负担使原有肝损害加重。

（6）并发妊娠期高血压疾病性肝损害、妊娠期肝内胆汁淤积症及急性脂肪肝时，极易与急性病毒性肝炎混淆使诊断治疗难度增加。

2. 病毒性肝炎对孕妇、胎儿及新生儿的影响

（1）妊娠合并症发生率高

1）孕早期肝炎使早孕反应加重，孕晚期使妊娠期高血压疾病发生率增高。

2）因凝血因子合成功能减退，易发生产后出血。

3）若为重症肝炎常并发 DIC 而威胁母婴生命。

（2）重症肝炎发生率及孕产妇死亡率高：肝功能衰竭、凝血功能障碍所致产后大出血、消化道出血、感染为诱因导致肝性脑病、肝肾综合征，是孕产妇死亡的主要原因之一。

（3）围生儿患病率、死亡率高

1）流产、早产、死胎、死产、新生儿死亡率、畸形率均明显增加。

2）妊娠期患病毒性肝炎，胎儿可通过垂直传播而感染，尤以乙型肝炎母婴传播率较高。

3）围生期感染的婴儿一部分将转为慢性病毒携带者，以后易发生肝硬化或原发性肝癌。

（4）母婴传播

1）甲肝：HAV 经粪-口途径传播。不能通过胎盘传给胎，但分娩时接触母血或受粪便污染也可使新生儿感染。

2）戊肝：已有母婴间传播的报道，孕晚期急性感染母亲的死亡率可达 15%～25%。其抗原检测较困难，抗体出现晚。

3）丙肝：婴垂直传播率 4%～7%，仅当母血清中检测到较高滴度的 HCV RNA（超过 10^6 拷贝/ml）时，才发生母婴传播。

4）丁肝：HDV 是一种缺陷性 RNA 病毒，必需依赖 HBV 重叠感染引起肝炎。传播途径与 HBV 相同。

5）乙肝：母婴传播是 HBV 主要传播途径之一。母婴传播有 3 种途径：①宫内传播：机制不清，目前有胎盘渗漏学说、细胞源性胎盘感染学说、外周血单个核细胞感染学说、经受精卵传播学说、阴道上行感染等几种假说；②产时传播：是 HBV 母婴传播的主要途径，占 40%～60%，胎儿产时吞咽含 HBsAg 的母血、羊水、阴道分泌物；或在分娩过程中子宫收缩使胎盘绒毛破裂，母血漏入胎儿血循环；③产后传播：与接触母乳及母亲唾液有关。

3. 妊娠合并急性病毒性肝炎的临床特点

（1）症状：消化系统症状、黄染、肝性脑病症状、凝血功能障碍、肝肾综合征等。

1）消化道症状：妊娠期出现不能用妊娠反应解释的消化道症状，如食欲减退、恶心、呕吐、腹胀、畏寒、发热、乏力、肝区痛；重症肝炎有腹水、肝臭气味。

2）黄染：皮肤、巩膜黄染，尿色深黄。

3）肝性脑病症状：烦躁不安、嗜睡、昏迷。

4）凝血功能障碍：全身皮肤、黏膜有出血倾向。

5）肝肾综合征：重症肝炎有少尿、无尿等急性肾功能衰竭症状。

（2）相关病史：孕妇既往有无肝脏疾病、慢性肾炎、糖尿病等病史。

（3）体征

1）查体皮肤巩膜有黄染，重症者全身皮肤、黏膜有出血点。

2）肝脏：孕期可触及肝肿大、肝区有压痛、叩击痛；重症者肝脏进行性缩小。

3）腹部检查：①视诊：腹型及大小，判断子宫增大与停经月份是否相符；②触诊：用手测宫底高度，用软皮尺测子宫长度及腹围值；四步触诊法检查子宫大小、胎产式、胎先露、胎方位及胎先露部是否衔接；③听诊：注意胎心位置及速率，胎心在靠近胎背上方的孕妇腹壁上听得最清楚，帮助判断胎方位及有无胎儿宫内窘迫。

4）骨盆测量：骨盆内、外测量，了解骨盆大小。

5）肛门检查：可以了解胎先露部、宫颈情况、骶骨前面弯曲度、坐骨棘间径及坐骨切迹宽度以及骶尾关节活动度，必要时并测量出口后矢状径。

4. 辅助检查

（1）尿常规：尿胆红素阳性。

（2）肝功能：除外其他原因的血清丙氨酸转氨酶（ALT）增高，特别是增高 10 倍以上，持续时间较长。血清胆红素＞17μmol/L（1mg/dl）；如为重症肝炎，则血清胆红素＞171μmol/L（10mg/dl）；酶胆分离，白/球蛋白比倒置。

（3）凝血功能：凝血酶原时间延长。

（4）肾功能：尿素氮、肌酐值增高。

（5）血清病原学检查

1）抗 HAV-IgM 阳性，提示 HAV 急性感染。

2）抗 HAV-IgG 阳性，提示 HAV 感染后长期或终身存在。

3）HBs 阳性，表示目前感染有 HBV，常见于乙型肝炎患者或病毒携带者。

4）抗 HBs 阳性，提示过去曾经感染过 HBV。

5）抗 HBc-IgM 阳性，提示患者体内乙型肝炎病毒正在进行复制、增殖、处于 HBV 感染期。

6）HBeAg 阳性，提示大量乙型肝炎病毒存在于血液中，传染性较强，易转为慢性。

7）抗 HBe 阳性，提示 HBV 感染恢复期，传染性较低。

（6）B 型超声报告单：描述胎儿发育情况、胎盘位置及功能、羊水分布情况。

（7）典型胎儿监护图纸：记录有胎心率的两种变化（胎心率基线及胎心率一过性变化）、胎心率与胎动及宫缩的关系。

5. 诊断

（1）诊断依据：妊娠期不能仅凭转氨酶升高做出肝炎诊断，应根据流行病学详细询问病史、结合临床症状、体征及实验室检查进行综合判断。

（2）完整诊断：妊娠合并急性病毒性肝炎种类，有无肝性脑病、肝肾综合征及凝血功能障碍。

6. 鉴别诊断 妊娠合并急性病毒性肝炎应与妊娠剧吐引起的肝损害、妊娠期高血压疾病引起的肝损害、妊娠期急性脂肪肝、妊娠期肝内胆汁淤积症、药物性肝损害等鉴别。

7. 乙型肝炎母婴传播阻断

（1）受孕时机的选择：感染 HBV 的育龄女性，最佳的受孕时机应该是肝功能正常、HBV DNA 低水平、肝脏 B 型超声无特殊改变。如孕前行干扰素抗病毒治疗，疗程完成后半年可以考虑妊娠。

（2）为阻断乙型肝炎的母婴传播，可采取以下措施：

1）孕妇：HBV DNA 超过 10^6 拷贝/ml 时容易出现宫内感染，可于妊娠晚期行抗病毒治疗，多选用核苷类药物如拉米夫定、替比夫定等。孕期注射乙型肝炎免疫球蛋白（HBIG）行宫内阻断是否有效尚存在争议，目前主流观点认为孕晚期应用乙型肝炎免疫球蛋白无预防乙型肝炎病毒母婴传播作用。

2）新生儿：联合免疫可以有效阻断 HBV 母婴传播。出生后 24 小时内尽早立即注射 HBIG100～200IU，同时在不同部位接种 10μg 重组酵母或 20μg 中国仓鼠卵母细胞乙肝疫苗，1 个月、6 个月各再注射 1 针乙肝疫苗。

3）哺乳：一般认为，新生儿经过联合免疫后，母乳喂养是安全的。但 HBsAg、HBeAg 同时阳性的母亲进行母乳喂养是否安全，目前尚无确切证据。

8. 治疗原则

（1）妊娠期轻症肝炎：处理原则与非孕期相同。注意休息，加强营养，高维生素、高蛋白、足量碳水化合物、低脂肪饮食。主要采用护肝、对症及支持治疗。

（2）妊娠期重症肝炎

1）护肝治疗：人血白蛋白、肝细胞生长因子、胰高血糖素+胰岛素能促进肝细胞再生。

2）对症及支持治疗：新鲜血浆与冷沉淀补充凝血因子；维持水电解质平衡；酸化肠道减速氨的吸收。必要时考虑血液透析。

3）防治并发症：并发症主要有凝血功能障碍、肝性脑病、肝肾综合征、感染等。临床救治需多学科协作，必要时考虑人工肝支持或肝移植手术。

4）防治感染：注意无菌操作及口腔护理，预防感染。有机会逐步升级使用强有力的广谱抗生素。

5）严密监测病情变化。

（3）妊娠合并重症肝炎的产科处理

1）早期识别，及时转送。

2）适时终止妊娠：临床积极治疗，待病情稳定后选择有利时机终止妊娠，即在凝血功能、白蛋白、胆红素、转氨酶等重要指标改善并稳定 24 小时左右；或在治疗过程中出现胎儿窘迫、胎盘早剥、临产等产科情况。

3）分娩方式选择及子宫切除问题：妊娠合并重症肝炎应主动选择剖宫产方式终止妊娠。因常发生产后出血，必要时剖宫产同时行子宫次全切术。

【复习思考题】

1. 急性病毒性肝炎的母婴传播途径有哪些？

2. 怎样阻断乙肝的母婴垂直传播？

3. 妊娠合并重症病毒性肝炎的治疗原则是什么？

笔记栏

（张群锋）

见习六（2） 妊娠合并感染性疾病

【见习要求】

1. 掌握妊娠合并淋病、梅毒、尖锐湿疣的传播途径，对妊娠、分娩、胎儿及新生儿的影响，临床表现、诊断要点、治疗原则。

2. 了解妊娠合并巨细胞病毒感染、生殖器疱疹、沙眼衣原体感染、支原体感染、艾滋病对胎儿及婴幼儿的影响、诊断及治疗原则。

【见习时数】 1 学时。

【见习准备】

1. 典型妊娠合并淋病、梅毒、尖锐湿疣患者各 1 人。

2. 典型疾病的图片多张。

【见习过程】

1. 教师讲授病史采集、体格检查要点，学生分组进病房采集病史，并做体格检查。

2. 学生回示教室汇报病历摘要、阳性体征，提出必要的辅助检查并说明其目的；教师展示典型图片。

3. 学生归纳临床特点，作出完整的诊断，并说明诊断依据及治疗原则。

4. 结合患者的具体实际，教师以提问的方式小结。

【病史采集要点】

1. 现病史

（1）发病情况：缓慢或急骤起病。

（2）发病的原因或诱因：起病的原因或诱因是什么。

（3）主要症状。

（4）伴随症状。

（5）病情演变。

（6）诊疗情况：在何处就诊过，做过何种检查，用何药物及疗效如何。

（7）一般情况：精神、体力、饮食、大小便如何，体重有何变化。

2. 其他相关病史

（1）有无药物过敏史。

（2）有无性乱史。

（3）性伴侣有无相关病史。

【体查要点】

1. 生殖器官检查

（1）外阴：有无皮疹、溃疡、赘生物及其性质。

（2）阴道：分泌物量、质、色、气味，阴道壁有无赘生物及其性质。

（3）宫颈：是否光滑、颜色、赘生物情况。

2. 疑梅毒者　还应着重注意有无神经系统及心血管系统的异常体征。

3. 腹部检查　宫高腹围，胎方位、胎先露，胎心。

【辅助检查报告单展示】

1. 淋病　分泌物涂片检查，找革兰阴性双球菌。

2. 梅毒　①非梅毒螺旋体试验：性病研究实验室试验（VDRL）和快速血浆反应素试验（RPR）；②梅毒螺旋体试验。

3. 尖锐湿疣　①病理组织学检查见挖空细胞；②HPV DNA 检测。

4. 生殖器疱疹　①HSV 病毒培养；②HSV 抗原检测；③核酸扩增试验；④血清学检测，酶免法检测孕妇血清中特异 IgG、IgM 阳性，若新生儿脐血中特异 IgM 阳性，提示宫内感染。

5. 生殖道沙眼衣原体感染　①CT 培养，是诊断的金标准；②CT 抗原检测；③核酸扩增试验；④血清学检测。

6. 支原体感染 阴道和尿道分泌物联合培养或PCR检测示阳性。

7. 获得性免疫缺陷综合征（AIDS） 抽血检查HIV抗体阳性。

【知识精要】

1. 妊娠合并淋病

（1）概述：淋病是由淋病奈瑟菌（简称淋病）引起的以泌尿生殖系统化脓性感染为主要表现的性传播疾病。近年其发病率居我国性传播性疾病首位。

（2）病原体：为革兰染色阴性双球菌，肾形成双排列，对柱状上皮及移行上皮有亲和力，常隐匿于女性泌尿生殖道引起感染。

（3）传播途径

1）直接传播：绝大多数感染是通过性接触传播。

2）间接传播：主要通过接触染菌衣物、毛巾、床单、浴盆等物品及消毒不彻底的检查器械等，少见。

（4）淋病对妊娠、分娩及胎儿的影响：孕妇感染淋菌占1%～8%。

1）妊娠早期：可致感染性流产与人工流产后感染。

2）妊娠晚期：易发生胎膜早破。胎膜早破可使孕妇发生羊膜腔感染综合征。

3）分娩时：可出现产程延长。

4）分娩后：若有损伤易发生淋病播散，引起子宫内膜炎、输卵管炎，严重者可致播散性淋病。

5）对胎儿的威胁：早产和胎儿宫内感染。胎儿感染易引起胎儿宫内生长受限、胎儿窘迫，甚至导致死胎、死产。

（5）淋病对新生儿的影响：可发生新生儿淋菌眼结

膜炎，肺炎甚至出现淋菌败血症，若未能及时治疗，结膜炎继续发展，引起淋菌眼眶蜂窝织炎，若累及角膜可形成角膜溃疡、云翳，甚至发生角膜穿孔或发展成虹膜睫状体炎、全眼球炎，导致失明。

（6）临床表现：主要有阴道脓性分泌物增多，外阴瘙痒或灼热，偶有下腹痛，妇科检查可见宫颈充血、水肿，上行感染可引起输卵管炎症、子宫内膜炎、宫外孕和不孕症等。

（7）辅助检查

1）分泌物涂片检查：取宫颈或尿道口脓性分泌物涂片，革兰氏染色，急性期可见中性粒细胞内有革兰阴性双球菌。

2）分泌物淋菌培养为诊断淋病的金标准方法。

3）核酸检测：PCR 技术检测淋菌 DNA 片段，具有高的敏感性及特异性。但有假阳性。

（8）诊断依据

1）有不洁的性交史或近期接触过染菌衣物、毛巾、床单、浴盆等物品及消毒不彻底的检查器械等。

2）泌尿生殖系统化脓性感染症状体征。

3）分泌物涂片检查可见革兰阴性双球菌或分泌物淋菌培养有淋菌或 PCR 淋菌 DNA 阳性。

（9）治疗

1）治疗原则：尽早彻底，遵循及时、足量、规范用药原则。

2）首选药物：①头孢曲松钠：125mg，单次肌注；②或头孢克肟：400mg 单次口服；③对不能耐受头孢菌素类药物者，可选用阿奇霉素 2g 单次肌注。④合并衣原体感染的孕妇应同时使用阿奇霉素 1g 顿服或阿莫西林进行治疗。⑤播散性淋病，头孢曲松钠：1g 肌内注射或静脉注射，24 小时 1 次，症状改善 24～48 小时后改为头孢克肟：400mg 口服 b.i.d.×7d。

3）淋病孕妇娩出的新生儿：均应尽快使用 0.5%红霉素眼膏预防淋菌性眼炎，并预防用头孢曲松钠 25～50mg/kg（最大剂量不超过 125mg）单次肌注或静脉注射。应注意新生儿播散性淋病的发生，治疗不及时可致新生儿死亡。

2. 妊娠合并梅毒

（1）概述：梅毒由苍白密螺旋体引起的慢性全身性传播性疾病。根据其病程分为早期梅毒与晚期梅毒。早期梅毒指病程在两年以内，包括：①一期梅毒（硬下疳）；②二期梅毒（全身皮疹）；③早期潜伏梅毒（感染 1 年内）。晚期梅毒指病程两年以上，包括：①皮肤、黏膜、骨、眼等梅毒；②心血管梅毒；③神经梅毒；④内脏梅毒；⑤晚期潜伏梅毒。据传播途径不同分为后天梅毒与先天梅毒。

（2）传播途径

1）直接传播：性接触传播为最主要的传播途径，占 95%，病期超过 4 年基本无传染性。

2）间接传播：偶有可能经接触污染的衣物等间接感染。少数患者可通过输入有传染性梅毒患者的血液感染。

3）垂直传播：①患梅毒的孕妇，即使病期超过 4 年，其病原体仍可通过妊娠期的胎盘感染胎儿，引起先天梅毒；②新生儿也可在分娩通过软产道时受传染。

（3）对胎儿及新生儿影响

1）梅毒螺旋体经胎盘传给胎儿可引起流产、死胎、早产或先天梅毒。

2）一般先天梅毒儿占死胎的 30%左右。若胎儿幸存，娩出先天梅毒儿（也称胎传梅毒儿），病情较重。

早期表现有皮肤大疱、皮疹、鼻炎及鼻塞、肝脾肿大、淋巴结肿大等，晚期先天梅毒多出现在 2 岁以后，表现为楔状齿、鞍鼻，间质性角膜炎、骨膜炎、神经性耳聋等。其病死率及致残率均明显增高。

（4）临床表现与诊断

1）临床表现：早期主要表现为硬下疳、硬化性淋巴结炎、全身皮肤黏膜损害（如梅毒疹、扁平湿疣、脱发及口、舌、咽喉或生殖器黏膜红斑、水肿和糜烂等），晚期表现为永久性皮肤黏膜损害，并可侵犯心血管、神经系统等多种组织器官而危及生命。

2）诊断：除病史和临床表现外，主要根据以下实验室检查方法：①病原体检查：取早期病损处分泌物涂片，用暗视野显微镜检查或直接荧光抗体检查梅毒螺旋体确诊。②梅毒血清学检查：非梅毒螺旋体试验，梅毒螺旋体试验。③脑脊液检查：主要用于诊断神经梅毒。④先天梅毒：产前诊断梅毒很困难。B 型超声检查可以提示甚至确诊。PCR 检测羊水中梅毒螺旋体 DNA 可诊断。

（5）治疗

1）对所有孕妇均应在首次产前检查时进行梅毒血清学筛查。在梅毒高发区或对高危孕妇，妊娠晚期和分娩时均应再次筛查。妊娠 2 周后出现死胎者均需作梅毒血清学筛查。

2）原则是首选青霉素治疗。早期明确诊断，及时治疗，用药足量，疗程规范。治疗期间应避免性生活，同时性伴侣也应接受检查及治疗。

3）早期梅毒（包括一、二期及一年内的潜伏梅毒）：苄星青霉素 240 万 U，单次肌内注射，亦建议一周后重复 1 次。

4）晚期梅毒（包括三期及晚期潜伏梅毒）：苄星青

霉素 240 万 U，肌内注射，每周 1 次，连用 3 次。

5）神经梅毒：青霉素 G300 万～400 万 U，静脉注射，每 4 小时 1 次，连用 10～14 日；或普鲁卡因青霉素 240 万 U，肌内注射，每日 1 次，加用丙磺舒 500mg，口服，每日 4 次，连用 10～14 日。

6）若青霉素过敏，首选脱敏和脱敏后青霉素治疗。

7）先天梅毒：均应治疗。普鲁卡因青霉素 5 万 U/（kg · d），肌内注射，连用 10 日。脑脊液正常者，苄星青霉素 5 万 U/（kg · d），肌内注射，共 1 次。

（6）随访：梅毒经充分治疗后，应随访 2～3 年。

1）随访时间：第 1 年每 3 个月随访 1 次，以后每半年随访 1 次。

2）随访内容：包括临床及血清非密螺旋体抗原试验。

3）结果判断：若在治疗后 6 个月内血清滴度未下降 4 倍，应视为治疗失败或再感染，除需重新加倍治疗外，还应考虑作脑脊液检查，观察有无神经梅毒。

多数一期梅毒在 1 年内，二期梅毒在 2 年内血清学试验转阴。少数晚期梅毒血清非密螺旋体抗体滴度低水平持续 3 年以上，则判为血清固定。

3. 妊娠合并尖锐湿疣

（1）概述：尖锐湿疣是由人乳头瘤病毒（HPV）感染引起鳞状上皮疣状增生病变的性传播性疾病。近年常见，仅次于淋病居第二位，常与多种性传播性疾病同时存在。

（2）病原体 HPV 病毒。生殖道尖锐湿疣主要与低危型 HPV 6、11 感染相关，早年性交，多个性伴侣，免疫力低下，吸烟及高性激素水平等，亦为发病高危因素。孕妇机体免疫功能受抑制，性激素水平高，阴道分泌物增多，外阴湿热，故易患尖锐湿疣。

（3）传播途径

1）直接传播：主要经性交传播。

2）间接传播：偶有通过污染衣物、器械传播。

3）产时传播：HPV 感染的妇女所生新生儿在通过母亲产道时可受 HPV 感染。

（4）对孕妇、胎儿和新生儿的影响

1）妊娠期由于细胞免疫功能下降，类固醇激素水平增加，局部血循环丰富，尖锐湿疣生长迅速，数目多，体积大，多区域，多形态，巨大尖锐湿疣可阻塞产道。

2）妊娠期尖锐湿疣组织脆弱，阴道分娩时容易导致大出血。

3）产后尖锐湿疣迅速缩小，甚至自然消退。

4）孕妇患尖锐湿疣，有垂直传播的危险。胎儿宫内感染极罕见，有报道个别胎儿出现畸胎或死胎。少数情况下可引起婴幼儿期呼吸道乳头瘤。

（5）临床表现

1）外阴瘙痒，灼痛或性交后疼痛不适。

2）病灶特征：多发性鳞状上皮增生，初为散在或呈簇状增生粉色或白色小乳头状疣，柔软有细的指样突起。病灶增大后互相融合呈鸡冠状或菜花状或桑椹状。病变多发生在外阴性交时易受损之部位如阴唇后联合、小阴唇内侧、阴道前庭尿道口等部位。

（6）诊断：根据临床表现和实验室检查，如病理组织学检查见空泡细胞、HPV DNA 检测并进行分型可诊断。

（7）处理

1）妊娠 36 周前孕妇患者尖锐湿疣：①病灶小，位于外阴者可选用局部药物治疗：80%～90%三氯醋酸涂擦，每周一次。②病灶大，有蒂者可行物理及手术治疗：如激光、微波、冷冻、电灼等。巨大尖锐湿疣可直接行手术切除湿疣主体，待愈合后再采用药物局部治疗。③应同时治疗患病之配偶或性伴侣。

2）妊娠近足月或足月孕妇患尖锐湿疣：①病灶局限于外阴者，仍可行冷冻或手术切除病灶，届时可经阴道分娩；②若病灶广泛，存在于外阴、阴道、宫颈时，经阴道分娩极易发生软产道裂伤引起大出血；或巨大病灶堵塞软产道，均应行剖宫产术结束分娩；③产后部分尖锐湿疣可能自然消退。

4. 生殖器疱疹

（1）病原体：为单纯疱疹病毒（HSV）。原发性生殖器疱疹主要由 HSV-2 引起，占 70%～90%。近年来，口-生殖器性行为方式导致 HSV-1 引起的生殖道疱疹比例逐渐增加 10%～30%。复发性生殖器疱疹主要由由 HSV-2 引起。

（2）传播途径

1）HSV-2 存在于皮损渗液、宫颈和阴道分泌物、精液和前列腺液中，主要为性生活接触传播。

2）妊娠期生殖器疱疹致新生儿受累者，85%通过感染的产道引起胎儿感染，10%为产后感染，5%为宫内感染。孕妇近分娩时患有生殖器疱疹，母儿传播率为 30%～50%。

（3）对胎儿及新生儿的影响

1）多数原发性生殖器疱疹在妊娠早期不会引起自然流产或死胎发生率升高，但妊娠晚期可引起早产。

2）新生儿感染者，35%感染局限在眼部或口腔，30%发生脑炎等中枢神经系统疾病，25%出现伴有多个重要脏器损害的播散性疾病，幸存者中 20%～50%出现严重发育障碍和中枢神经系统后遗症。

3）严重宫内感染病例罕见。

（4）临床表现与诊断

1）临床表现：主要为生殖器及肛门皮肤散在或簇集小水疱，破溃后形成糜烂或溃疡，有疼痛，常伴腹股沟淋巴结肿痛、发热、头疼、乏力等。

2）诊断：①病毒培养；②抗原检测；③核酸扩增试验；④血清学检测。

（5）处理：无彻底治愈方法。治疗原则：减轻症状，缩短病程，减少 HSV 排放，控制其传染性。

1）局部治疗。

2）全身用药抑制单纯疱疹病毒增殖和控制感染：①原发性生殖器疱疹：阿昔洛韦 400mg/次，口服，3 次/日×7～10 日或 200mg/次，口服，5 次/日×7～10 日。②复发性生殖器疱疹：阿昔洛韦 400mg/次，3 次/日×5 日，或 800mg/次，口服，2 次/日×5 日。

3）产科处理：分娩时，原则上应对软产道有活动性疱疹病变的产妇排除胎儿畸形后应在未破膜或破膜 4 小时内行剖宫产；病变已治愈，但初次感染发病不足 1 个月者，仍应以剖宫产为宜。复发型疱疹是否需行剖宫产尚有争议，但发病一周以上复发型可经阴道分娩。

5. 生殖道沙眼衣原体感染

（1）病原体：沙眼衣原体。

（2）传播途径

1）直接传播：主要经性生活传播。

2）间接传播：很少数为接触患者分泌物、污染衣物后受染。

3）垂直传播：孕妇有沙眼衣原体感染时，可通过宫内、产道及产后感染胎儿或新生儿，以经产道感染途径最为多见。

（3）对胎儿及新生儿的影响

新生儿通过有衣原体感染的软产道而受染，主要引起新生儿肺炎和眼炎。新生儿血清 CT-IgM 阳性，表明有宫内感染。

（4）临床表现与诊断

1）临床表现：孕妇感染 CT 后多无症状或症状轻微，以宫颈管炎、尿路炎和巴氏腺感染多见。新生儿衣原体感染为全身感染性疾病。

2）诊断方法：①CT 培养；②抗原检测；③核酸扩增试验；④血清学检测。

（5）处理

1）妊娠期 CT 感染首选阿奇霉素 1.0g 顿服或阿莫西林 500mg 口服 t.i.d.×7d；禁用多西环素、喹诺酮类和四环素，不推荐使用红霉素。应同时治疗性伴侣。治疗 3～4 周后复查 CT。

2）可能感染的新生儿及时治疗：红霉素 50mg/（kg·d），分 4 次口服，连用 10～14 日，可预防衣原体肺炎的发生；0.5%红霉素眼膏或 1%四环素眼膏出生后立即滴眼对 CT 有一定预防作用。若有衣原体结膜炎可用 1%硝酸银液滴眼。

6. 支原体感染

（1）病原体：支原体。最常见为人型支原体（MH）及解脲支原体（UU），其次有肺炎支原体（MP）、生殖支原体（MG）等亦可引起母儿感染。

（2）传播途径

1）直接感染：主要通过性接触传播。

2）垂直传播：支原体可存在于女性阴道、尿道口周围、宫颈外口及尿液中。可经胎盘引起母儿垂直传播或经生殖道上行扩散引起宫内感染。在分娩中，也可经污染的产道感染。

（3）对胎儿及新生儿的影响

1）孕妇受感染后可在妊娠16～20周侵袭羊膜损伤胎盘造成绒毛膜炎，导致晚期流产，早产或死胎，存活儿可致低体重儿和先天畸形等。

2）新生儿特别是早产儿受UU感染后可发生支原体肺炎。

3）MH可导致产妇产后盆腔炎及产后支原体血症及新生儿支原体血症。

4）产后哺乳等接触或空气感染MP引起新生儿肺炎。

（4）临床表现与诊断

1）临床表现：MH感染多引起阴道炎、宫颈炎和输卵管炎，UU感染多引起非淋菌性尿道炎（NGU）。支原体多与宿主共存，仅在某些条件下引起机会性感染，常合并其他致病菌共同感染。

2）诊断方法：①支原体培养；②血清学检测；③PCR技术。

（5）治疗

1）MH或UU对多种抗生素敏感：孕妇首选阿奇霉素1g顿服，替代疗法为红霉素0.5g，口服，b.i.d.×14d。

2）新生儿支原体感染：红霉素25～40mg/（kg·d），分4次静；或口服红霉素；用药7～14日。

7. 获得性免疫缺陷综合症（AIDS） 又称艾滋病

（1）病原体：人免疫缺陷病毒（HIV）。

（2）发病机制 HIV感染引起T淋巴细胞损害，导致持续性免疫缺陷，多器官机会性感染及罕见恶性肿瘤，最终导致死亡，是主要致死性传染病之一。

（3）传播途径

1）直接传播：经性接触，主要途径。HIV存在于感染者血液、精液、阴道分泌物、泪液、尿液、乳汁、脑脊液中，包括同性接触及异性接触。艾滋病患者及 HIV 携带者均具有传染性。

2）间接传播：为血液传播，多见于吸毒者共用注射器；接受 HIV 感染的血液、血制品；接触 HIV 感染者的血液、黏液等。

3）垂直传播：HIV 感染的孕妇在妊娠期 HIV 能通过胎盘传染给胎儿，或分娩时经软产道及出生后经母乳喂养感染新生儿。

（4）对母儿的影响

1）82% HIV 感染孕妇无临床感染症状，12%有 HIV 相关症状，6%为艾滋病。HIV 感染本身对妊娠无直接影响（在胎儿出生体重、分娩孕龄及流产率等方面）。

2）反之妊娠本身会影响母体免疫系统功能，并可能影响 HIV 感染病程。

3）HIV 病毒可经胎盘在宫内传播感染胎儿。宫内感染为 HIV 垂直传播的主要方式。

4）无论分娩方式为剖宫产或经阴道分娩的新生儿，25%～33%受 HIV 感染，

5）HIV 感染的儿童中有 85%为受 HIV 感染母亲传播。为降低受累风险，产后不应哺乳。鉴于 HIV 感染对胎儿、新生儿高度的危害性，对 HIV 感染合并妊娠者可建议终止妊娠。

（5）临床表现与诊断

1）针对高危人群应进行 HIV 抗体检测：高危人群包括：①静脉毒瘾者；②性伴侣已证实感染 HIV；③有多个性伴侣；④来自 HIV 高发区；⑤患有多种 STD，尤其有溃疡型病灶；⑥使用过不规范血制品；⑦HIV 抗体阳性者所生小孩。

2）无症状 HIV 感染：无临床表现，HIV 抗体阳性，CD4 淋巴细胞总数正常，CD4/CD8 比值>1，血清 p24 抗原阴性。

3）诊断：①临床表现：发热、体重下降，全身浅表淋巴结肿大，常合并各种条件性的感染。

②实验室检查：抗 HIV 抗体阳性，CD4 淋巴细胞总数<200/mm^3，或 200～500/mm^3；CD4/CD8 比值<1；血清 p24 抗原阳性；外周血白细胞计数及红细胞含量下降；β_2-微球蛋白水平增高，合并机会性感染病原学或肿瘤病理依据均可协助诊断。

（6）处理：目前尚无治愈方法。

1）主要采用抗病毒药物：多联合用药（鸡尾酒疗法）。核苷类反转录酶抑制剂（NRTI）奇多夫定（ZDV）可降低母婴传播率。用法：500mg/d 口服，自妊娠 14～34 周直至分娩。临产后：首次 2mg/kg 静脉注射后 1mg/（kg · h）持续静脉滴注直至分娩。产后 8～12 小时开始，奇多夫定（ZDV）2mg/kg，每 6 小时 1 次，至产后 6 周。

2）其他：免疫调节药物 α 干扰素、IL-2 等亦可应用。

3）一般支持对症治疗：加强全身支持，注意营养，治疗存在的机会感染及肿瘤。

4）产科处理：尽可能缩短破膜距分娩的时间；尽量避免使胎儿暴露于血液和体液危险增加的操作；建议在妊娠 38 周时选择性剖宫产以降低 HIV 母婴传播。不推荐 HIV 感染者母乳喂养。对于产后出血建议用缩宫素和前列腺素类药物，不主张用麦角生物碱类药物。

（7）预防：目前尚无治愈方法，重在预防。

【复习思考题】

1. 妊娠合并淋病的诊断方法及治疗原则是什么？

2. 生殖道尖锐湿疣的发生与哪种病毒有关？

笔记栏

（毛淑萍）

见习六（3） 前置胎盘

【见习要求】

1. 了解前置胎盘的定义、病因、分类及其对母儿的影响。

2. 掌握前置胎盘的临床表现、诊断、鉴别诊断和治疗。

【见习时数】 1学时。

【见习准备】

1. 典型患者1人/小组。

2. 典型患者1例或病历1份/小组。

3. 典型B型超声检查报告单各1份/小组。

4. 典型胎儿监护图纸1份/小组。

【见习过程】

1. 学生分组进病房，由1个学生为主采集病史，并做体格检查，其他学生协助；教师引导病史采集，并及时纠正体查中的错误。

2. 学生回示教室汇报病历摘要、阳性体征，提出必要的辅助检查并说明其目的；教师提供相应检查项目的结果（血常规、心电图、B型超声检查等）。

3. 学生归纳临床特点，做出完整的诊断及并发症诊断，并说明诊断依据。

4. 结合患者的具体实际，教师以提问的方式小结。

【病史采集要点】

1. 现病史

（1）孕妇的既往月经情况，末次月经时间，早孕反应情况，感胎动时间。

（2）主要症状：阴道流血出现于妊娠的什么时期，流血是否突然出现，量多少，可能的原因或诱因，有无外伤史等。

（3）伴随症状：有无头昏、乏力，有无晕倒，胎动情况如何，是否伴有阵发性腹痛。

（4）病情演变：阴道流血，其发展演变过程如何。

（5）诊疗经过：在何处就诊过，做过何种检查，用何药物及疗效如何。

（6）一般情况：精神、体力、饮食、大小便如何。

2. 其他相关病史

（1）有无药物过敏史及输血史。

（2）既往有无特殊病史。

（3）个人史：年龄、职业、有无吸烟及吸毒史。

（4）月经史及孕产史：既往月经情况、妊娠分娩史、有无多次流产史、剖宫产史，是否为双胎妊娠。

【体查要点】

1. 体温、脉搏、呼吸、血压。

2. 注意孕妇的发育、营养、精神状态及水肿情况。

3. 心肺 心尖搏动的位置，心界大小，心率、节律、心音、杂音；肺部有无啰音。

4. 腹部 注意腹形及大小、用软皮尺测量宫高和腹围、四步触诊法检查子宫大小、胎产式、胎先露、胎方位以及胎先露部是否衔接；触摸宫缩情况。听诊胎心音。注意耻骨联合上方是否听到胎盘杂音。

5. 骨盆测量 主要是骨盆外测量（髂棘间径、髂嵴间径、骶耻外径、坐骨结节间径等）。

6. 阴道检查 一般不作阴道检查。必要时在输液、备血的情况下进行。了解宫颈质地、宫颈管消退情况，先露高低，宫口位置、开大情况，胎盘与宫口的关系。

【辅助检查报告单展示】

1. B 型超声检查 可清楚显示子宫壁、胎盘、胎先露部及宫颈的位置，并根据胎盘下缘与宫颈内口的关系确定前置胎盘的类型。阴道 B 型超声检查准确性更高。但 B 型超声诊断前置胎盘时必须注意妊娠周数（>28 周后）。

2. 血常规 阴道流血多时，血红蛋白（Hb）、红细胞（RBC）、红细胞压积（HCT）下降。

3. 典型胎儿监护图纸 记录有胎心率的两种变化（胎心率基线及胎心率一过性变化）、胎心率与胎动及宫缩的关系。完全性前置胎盘患者阴道大量流血时胎心率有加速或减慢，甚至胎心音消失。

【知识精要】

1. 定义 妊娠 28 周以后，胎盘附着于子宫下段，甚至胎盘下缘达到或覆盖宫颈内口，其位置低于胎先露部，称前置胎盘。前置胎盘是妊娠晚期出血的最常见的原因，是妊娠晚期的严重并发症。

2. 病因

（1）子宫内膜病变与损伤：分娩、多次刮宫、子宫手术史等是前置胎盘的高危因素。

（2）胎盘异常：如副胎盘，膜状胎盘，胎盘面积过大。

（3）受精卵滋养层发育迟缓：受精卵到达宫腔后滋养层尚未发育到能着床的阶段，继续移至子宫下段，并在该处生长发育形成前置胎盘。

3. 分类 以胎盘下缘与宫颈内口的关系，将前置胎盘分为3种类型。

（1）完全性前置胎盘：或称中央性前置胎盘，宫颈内口全部被胎盘组织所覆盖。

（2）部分性前置胎盘：宫颈内口的一部分被胎盘组织所覆盖。

（3）边缘性前置胎盘：胎盘边缘附着于子宫下段甚至达宫颈内口但不超越宫颈内口。

胎盘下缘与宫颈内口的关系，可因宫颈管的消失宫口扩张而改变。类型可因诊断时期不同而有改变。临产前的完全性前置胎盘，临产后因宫口扩张可变为部分性前置胎盘。目前均以处理前的最后一次检查来决定其分类。

4. 临床表现

（1）症状

1）前置胎盘的主要症状是妊娠晚期或临产时，发生无诱因无痛性反复阴道流血。阴道流血发生时间早晚、反复发生次数、出血量多少与前置胎盘类型关系密切。①完全性前置胎盘往往初次出血时间早，在妊娠28周左右，反复出血次数频繁，量较多，有时一次大量出血使患者陷入休克状态；②边缘性前置胎盘初次出血发生晚，多在妊娠37～40周或临产后，出血量也较少；③部分性前置胎盘初次出血时间和出血量介于上述两者之间。

2）由于反复多次或大量阴道流血，患者出现贫血，贫血程度与出血量成正比，出血严重者可发生休克，还能导致胎儿缺氧、窘迫，甚至死亡。

（2）体征

1）患者一般状况随出血量而定，大量出血呈现面色苍白、脉搏微弱、血压下降等休克征象。

2）腹部检查见子宫软，无压痛，大小与停经周数相符。先露部高浮，胎位异常，有时耻骨联合上方可听到胎盘杂音。临产时检查宫缩为阵发性，间歇期子宫完全放松。

5. 辅助检查

（1）B 型超声检查：可清楚显示子宫壁、胎盘、胎先露部及宫颈的位置，并根据胎盘下缘与宫颈内口的关系确定前置胎盘的类型。阴道 B 型超声检查准确性更高。但 B 型超声诊断前置胎盘时必须注意妊娠周数（>28 周后）。若妊娠中期 B 型超声检查发现胎盘前置者，不宜诊断为前置胎盘，而应称胎盘前置状态。

（2）血常规：阴道流血多时，血红蛋白（Hb）、红细胞（RBC）、红细胞压积（HCT）下降。

（3）典型胎儿监护图纸：记录有胎心率的两种变化（胎心率基线及胎心率一过性变化）、胎心率与胎动及宫缩的关系。完全性前置胎盘患者阴道大量流血时胎心率有加速或减慢，甚至胎心音消失。

6. 诊断

（1）诊断依据

1）孕妇既往有多次分娩史、刮宫史、子宫手术史等。

2）妊娠晚期或临产时，发生无诱因无痛性反复阴道流血。

3）阴道大量出血时有面色苍白、脉搏微弱、血压下降等休克征象。腹部检查见子宫软，无压痛，大小与停经周数相符。先露部高浮，胎位异常，有时耻骨联合上方可听到胎盘杂音。临产时检查宫缩为阵发性，间歇期子宫完全放松。

4）B 型超声检查：可清楚显示子宫壁、胎盘、胎先露部及宫颈的位置，并根据胎盘下缘与宫颈内口的关系确定前置胎盘的类型。

5）血常规、典型胎儿监护图纸提示。

6）产后检查胎盘及胎膜，若胎盘母体面有黑紫色陈旧血块附着或胎膜破口距胎盘边缘距离＜7cm 则为前置胎盘。

（2）完整诊断：除诊断前置胎盘外，应注意前置胎盘的类型、胎儿情况。

7. 鉴别诊断 前置胎盘主要应与胎盘早剥，脐带帆状附着，前置血管破裂、胎盘边缘血窦破裂、宫颈病变等产前出血相鉴别。结合病史，通过 B 型超声检查及分娩后胎盘检查，一般不难鉴别。

8. 对母儿的影响

（1）产时、产后出血。

（2）植入性胎盘。

（3）产褥感染。

（4）围产儿预后不良。

9. 治疗 处理原则是抑制宫缩，止血，纠正贫血和预防感染。根据阴道流血量、有无休克、妊娠周数、产次、胎位、胎儿是否存活，是否临产等做出决定。

（1）期待疗法：应在保证孕妇安全的前提下尽可能延长孕周，以提高围生儿存活率。适用于妊娠＜34 周，胎儿体重＜2000g，胎儿存活，阴道流血量不多，一般情况良好的孕妇。

（2）一般处理

1）绝对卧床休息（左侧卧位），禁止阴道检查和肛查，阴道B型超声检查检查时操作应轻柔。

2）间断吸氧。

3）备血。

4）纠正贫血，必要时输血。

5）监测胎儿宫内情况

（3）药物治疗

1）镇静剂及宫缩抑制剂如地西泮、硫酸镁、沙丁胺醇等。

2）流血时间长可使用抗生素。

（4）紧急转运：患者出血多怀疑凶险性前置胎盘应在输液止血抑制宫缩的情况下由有经验的医生转运至上级医疗机构。

（5）终止妊娠

1）终止妊娠指征：①孕妇反复多量出血致贫血甚至休克者，无论胎儿成熟与否，为了母亲安全而终止妊娠；②胎龄达36周以后；③胎儿成熟度检查提示胎儿肺成熟者；④胎龄未达36周，出现胎儿窘迫或胎儿电子监护提示胎心异常者。

2）剖宫产术：剖宫产能迅速结束分娩，达到止血目的，使母儿相对安全，是目前处理前置胎盘的主要手段。

剖宫产的指征包括：①完全性前置胎盘，持续大量阴道流血；②部分性和边缘性前置胎盘出血多，短时间内无法结束分娩；③胎心异常。

剖宫产术注意事项：①积极纠正贫血，预防感染等，做好处理产后出血和抢救新生儿的准备；②切口选择应避开胎盘；③胎儿娩出后立即子宫肌壁内注射宫缩剂，预防产后出血；④出血量多时，用可吸收线局部“8”字缝扎，或宫腔及下段填纱条24小时后阴道抽出；⑤以上方法无效可行子宫动脉、髂内动脉结扎术，当出血多，患者处于休克状态或系完全性前置胎盘，应立即行子宫全切除术或低位子宫次全切除术（将胎盘附着的出血处切除）。

3）阴道分娩：仅适用于边缘性前置胎盘、枕先露、流血不多、估计在短时间内能结束分娩者。

【复习思考题】

1. 前置胎盘的定义、病因及分类是什么？

2. 前置胎盘的临床表现是什么？

3. 前置胎盘终止妊娠的指征是什么？

笔记栏

（刘　珏）

见习六（4）　胎盘早剥

【见习要求】

1. 了解胎盘早剥的定义、病因、发病机制。

2. 掌握胎盘早剥的临床表现、诊断要点和治疗。

【见习时数】　1 学时。

【见习准备】

1. 典型患者 1 例/小组。

2. 典型病历各 1 份/小组。

3. 典型 B 型超声检查报告单、胎儿监护图纸各 1 份/小组。

【见习过程】

1. 学生分组进病房，由 1 个学生为主采集病史，并做体格检查，其他学生协助；教师引导病史采集，并及时纠正体查中的错误。

2. 学生回示教室汇报病历摘要、阳性体征，提出必要的辅助检查并说明其目的；教师提供相应检查项目的结果（血常规、典型 B 型超声检查报告单、胎儿监护图纸等）。

3. 学生归纳临床特点，做出完整的诊断及并发症诊断，并说明诊断依据。

4. 结合患者的具体实际，教师以提问的方式小结。

【病史采集要点】

1. 现病史

（1）孕妇的既往月经情况，末次月经时间，早孕反应情况，感胎动时间，孕期血压情况。

（2）发病前有无外伤、长时间仰卧位等诱因，是否为多胎妊娠。

（3）主要症状：发病缓急，腹痛的性质及程度，阴道流血量的多少，上述症状出现时间、持续时间，胎动情况。

（4）伴随症状：有无头晕、乏力等。

（5）诊疗情况：在何处就诊过，做过何种检查，用何药物及疗效如何。

（6）一般情况：精神、体力、饮食、大小便如何。

2. 其他相关病史

（1）有无药物过敏史及输血史。

（2）既往有无慢性高血压、慢性肾炎、糖尿病、低蛋白血症等病史。

（3）个人史：年龄、职业、有无吸烟及吸毒史。

（4）月经史及孕产史。

【体查要点】

1. 体温、脉搏、心率、呼吸、血压、体位、神志。

2. 注意孕妇的发育、营养、精神状态及水肿情况。

3. 心肺情况。

4. 腹部 注意腹形及大小、用软皮尺测量宫高和腹围；有无腹肌紧张，有无压痛；有无宫缩；四步触诊法检查子宫大小、胎产式、胎先露、胎方位以及胎先露部是否清楚；听诊胎心音是否正常。

5. 骨盆测量 主要是骨盆外测量（髂棘间径、髂嵴间径、骶耻外径、坐骨结节间径等）。

6. 肛门指诊 了解宫颈质地、宫颈管消退情况，先露高低，宫口位置、开大情况，骨盆大小。

【辅助检查报告单展示】

1. B型超声检查 典型声像图显示胎盘与子宫壁之间出现边缘不清楚的液性低回声区，胎盘异常增厚。同时可见胎儿宫内情况。并可排除前置胎盘。

2. 血常规 Ⅰ度胎盘早剥出血量少，全血细胞计数无明显改变。Ⅱ度和Ⅲ度患者，血红蛋白（Hb）降低、红细胞（RBC）、红细胞压积（HCT）下降。

3. 凝血功能检查 Ⅱ度和Ⅲ度患者若并发 DIC 时进行筛选试验（血小板计数、凝血酶原时间、纤维蛋白原测定）与纤溶确诊试验（凝血酶时间、优球蛋白溶解时间、血浆鱼精蛋白副凝试验）。血纤维蛋白原（FIb）＜250mg/L 为异常，如果＜150mg/L 对凝血功能障碍有诊断意义。

4. 肾功能与二氧化碳结合力 Ⅱ度和Ⅲ度胎盘早剥患者应检查，尿素氮、肌酐升高；二氧化碳结合力下降。

5. 典型胎儿监护图纸 记录有胎心率的两种变化（胎心率基线及胎心率一过性变化）、胎心率与胎动及宫缩的关系。Ⅱ度和Ⅲ度患者的胎心率有加速或减慢，甚至胎心音消失。

【知识精要】

1. 定义 妊娠 20 周后或分娩期，正常位置的胎盘在胎儿娩出前，部分或全部从子宫壁剥离，称胎盘早剥。

2. 病因 胎盘早剥可能与以下因素有关。

（1）孕妇血管病变：孕妇患重度子痫前期、慢性高血压、慢性肾脏疾病、全身血管病变者居多。

（2）宫腔内压力骤减：双胎妊娠第一胎儿娩出后，羊水过多破膜时羊水流出过快，使子宫内压骤然降低，子宫突然收缩，胎盘与子宫错位而剥离。

（3）机械性因素：外伤（特别是腹部直接受撞击）、外转胎位术矫正胎位、脐带＜30cm 或脐带绕颈，均可引起胎盘早剥。

（4）其他高危因素：高龄孕妇、经产妇、孕妇有血栓形成倾向、子宫肌瘤等。

3. 病理

（1）胎盘早剥的主要病理变化是形成血肿，使胎盘自附着处剥离。按病理分成三种类型。

（2）胎盘早剥发生内出血时，由于胎盘后血肿的压力加大，使血液浸入子宫肌层，引起肌纤维分离，甚至断裂、变性，当血液浸及子宫肌层至浆膜层时，子宫表面呈现紫色瘀斑，尤以胎盘附着处为著，称子宫胎盘卒中。此时肌纤维受血液浸渍，收缩力减弱，造成产后出血。有时血液还可渗入阔韧带及输卵管系膜。

（3）严重的胎盘早剥可以发生凝血功能障碍。从剥离处的胎盘绒毛和蜕膜中释放大量组织凝血活酶，进入母体血循环，激活凝血系统导致弥散性血管内凝血（DIC），肺、肾等脏器的毛细血管内有微血栓形成，造成脏器损害。DIC 继续发展，引起继发性纤溶亢进。发生胎盘早剥后，大量消耗凝血因子，最终导致凝血功能障碍。

4. 临床表现及分类 根据病情严重程度，Sher 将胎盘早剥分成 3 度。

（1）Ⅰ度：多见于分娩期，伴轻度腹痛或无腹痛，贫血体征不显著。腹部检查：子宫软，宫缩有间歇，子宫大小与妊娠周数相符，胎位清楚，胎心率多正常。产后检查胎盘母体面有凝血块及压迹即可诊断。

（2）Ⅱ度：胎盘剥离面 1/3 左右，主要症状是突然发生的持续性腹痛、腰酸、腰背痛，疼痛程度与胎盘后积血多少呈正比，无阴道流血或流血量不多，贫血程度与外出血量不相符。但子宫比妊娠周数大，宫底随胎盘后血肿增大而增高。胎盘附着处压痛明显，宫缩有间歇，胎位可扪及，胎儿存活。

（3）Ⅲ度：剥离面超过胎盘面积的 1/2，临床表现加重。患者可出现恶心、呕吐、面色苍白、出汗、脉弱、血压下降等休克征象。腹部检查：子宫硬如板状，子宫收缩间歇期不能放松，因此胎位扪不清，胎心已消失。若患者无凝血功能障碍属Ⅲa，有凝血功能障碍属Ⅲb。

5. 辅助检查

（1）B 型超声检查：典型声像图显示胎盘与子宫壁之间出现边缘不清楚的液性低回声区，胎盘异常增厚。同时可见胎儿宫内情况。并可排除前置胎盘。值得注意的是，后壁胎盘发生胎盘早剥 B 型超声检查可能为阴性结果。

（2）实验室检查

1）血常规：Ⅰ度胎盘早剥出血量少，全血细胞计数无明显改变。Ⅱ度和Ⅲ度患者，血红蛋白（Hb）降低、红细胞（RBC）、红细胞压积（HCT）下降。

2）凝血功能检查：Ⅱ度和Ⅲ度患者若并发 DIC 时进行筛选试验（血小板计数、凝血酶原时间、纤维蛋白原测定）与纤溶确诊试验（凝血酶时间、优球蛋白溶解时间、血浆鱼精蛋白副凝试验）。血纤维蛋白原（FIb）＜250mg/L 为异常，如果＜150mg/L 对凝血功能障碍有诊断意义。

3）肾功能与二氧化碳结合力：Ⅱ度和Ⅲ度胎盘早剥患者应检查，尿素氮、肌酐升高；二氧化碳结合力下降。

6. 诊断

（1）诊断依据：①孕妇有血管病变、腹部外伤、长时间取仰卧位等病史；②妊娠 20 周后或分娩期，孕妇出现下腹疼痛伴或不伴阴道流血；病情重时有头晕、乏力、面色苍白、胎动消失等；③腹部检查根据病情轻重有所不同，典型体征为子宫硬如板状，子宫收缩间歇期不能放松，压痛明显，胎位扪不清，胎心已消失；④辅助检查（B 型超声检查、血常规、凝血功能检查等提示）。

（2）完整诊断：除诊断胎盘早剥外，应注意分度、胎儿情况。

7. 鉴别诊断

（1）Ⅰ度胎盘早剥的症状主要与前置胎盘相鉴别，借助 B 型超声确定诊断。

（2）Ⅱ度和Ⅲ度胎盘早剥的症状、体征典型，诊断多无困难，主要与先兆子宫破裂相鉴别。

8. 并发症

（1）胎儿宫内死亡：胎盘剥离面积大，出血多，胎儿可因缺血缺氧而死亡。

（2）弥散性血管内凝血（DIC）：胎盘早剥是妊娠期发生凝血功能障碍最常见的原因，伴有死胎时约有1/3 患者可发生。临床表现为皮肤、黏膜、注射部位出血，子宫出血不凝或较软凝血块，另有血尿、咯血及呕血现象。

（3）产后出血：胎盘早剥可致子宫肌层发生病理改变影响收缩而易出血，一旦发生 DIC，产后出血不可避免，必须提高警惕。

（4）急性肾衰竭：伴妊娠期高血压疾病的胎盘早剥，或失血过多及休克以及发生 DIC，均严重影响肾血流量，造成双侧肾小管或肾皮质缺血坏死，出现急性肾功能衰竭。

（5）羊水栓塞：胎盘早剥是羊水可经剥离面开放的子宫血管进入母血循环，导致羊水栓塞。

9. 对母儿的影响

（1）剖宫产率，贫血，产后出血率，DIC 发生率均升高。

（2）新生儿窒息率，早产率明显增加。

10. 治疗

（1）纠正休克：对处于休克状态的危重患者，积极开放静脉通路，补充血容量，输新鲜血，若发生 DIC，应测中心静脉压以指导补液量。

（2）及时终止妊娠：胎盘早剥危及母儿生命，其预后与处理的及时密切相关。胎儿娩出前胎盘剥离可能继续加重，难以控制出血，时间越长，病情越重，因此一旦确诊重型胎盘早剥，必须及时终止妊娠。

1）阴道分娩：①以显性出血为主，I 度患者一般情况好，宫口已开大，估计短时间内能结束分娩者可经阴道分娩；②分娩过程中，密切观察血压、脉搏、宫底高度、宫缩与出血情况，仔细听取胎心，用胎儿电子监测仪监护；③早期发现异常情况及时处理，必要时改行剖宫产。

2）剖宫产：适用于①Ⅱ度胎盘早剥，特别是初产妇，不能在短时间内结束分娩者；②Ⅰ度胎盘早剥，出现胎儿窘迫征象，需抢救胎儿者；③Ⅲ度胎盘早剥，产妇病情恶化，胎儿已死，不能立即分娩者；④破膜后产程无进展者。

剖宫产取出胎儿与胎盘后，应及时给予宫缩剂并按摩子宫，宫缩良好可控制出血，若发现为子宫胎盘卒中，配以按摩子宫和热盐水纱垫湿热敷子宫。若属不能控制的出血或发生 DIC，应行子宫切除。

（3）并发症处理

1）产后出血：分娩后及时应用子宫收缩药，如缩宫素、米索前列醇、卡前列素氨丁三醇（欣母沛）等，持续按摩子宫；若仍有不能控制的出血，且无凝血块，应快速输入新鲜血同时考虑行子宫切除。

2）凝血功能障碍：在迅速终止妊娠、阻断促凝物质继续入母血循环的基础上纠正凝血机制障碍。①补充凝血因子：输新鲜血与冰冻血浆和血小板；②肝素的应用：DIC 高凝阶段多主张早期应用，有显著出血倾向及纤溶亢进阶段禁用；③抗纤溶药物的应用：应在肝素化和补充凝血因子的情况下应用抗纤溶药物。

3）肾衰竭：若每小时尿量少于 30ml 应及时补充血容量；若血容量已补足而尿量少于 17ml 或无尿应静注呋塞米 20～40mg，必要时重复，通常 1～2 日可以恢复。若短期内尿量不增而且血中尿素氮、肌酐、血钾明显增高，CO_2 结合力下降，提示肾功能衰竭，出现尿毒症应行血液透析抢救孕妇生命。

【复习思考题】

1. 胎盘早剥的定义是什么？

2. 胎盘早剥的分类及临床表现是什么？

3. 胎盘早剥的常见并发症是什么？

4. 胎盘早剥的处理原则是什么？

5. 胎盘早剥剖宫产的指征是什么？

笔记栏

（刘　珏）

见习七（1）　异常分娩——产力异常

【见习要求】　掌握产力异常的类型、临床表现和诊断，对母儿的影响及处理原则。

【见习时数】　2 学时。

【见习准备】

1. 典型患者 1 人/小组或典型病例 1 份/小组。

2. 典型产程图、胎儿监护图纸及 B 型超声报告单各 1 套/小组。

【见习过程】

1. 教师讲授病史采集、体格检查及产科检查要点，学生分组进病房采集病史，并做体格检查及产科检查。

2. 学生回示教室汇报病历摘要、阳性体征，提出必要的辅助检查并说明其目的；教师展示典型产程图、胎儿监护图纸及B型超声报告单。

3. 学生归纳临床特点，作出完整的诊断，并说明诊断依据。

4. 结合患者的具体实际，教师以提问的方式小结。

【病史采集要点】

1. 现病史

（1）孕妇的既往月经情况，末次月经时间，早孕反应情况，感胎动时间。

（2）主要症状：出现阵发性腹痛时间，腹痛发作的频率、持续时间、强度如何。

（3）伴随症状：有无阴道流液、流血等。

（4）诊疗情况：孕期在何处就诊过，做过何种检查，孕期是否用药。

（5）一般情况：精神、体力、饮食、大小便如何。

2. 其他相关病史

（1）有无药物过敏史。

（2）既往有无子宫肌瘤、子宫手术、难产及产后出血等病史。

（3）个人史：年龄、职业、有无吸烟及吸毒史。

（4）月经史及孕产史。

【体查要点】

1. 体温、脉搏、呼吸、血压、体位、神志。

2. 注意孕妇的发育、营养、精神状态及水肿情况。

3. 心肺 心尖搏动的位置，心界大小，心率、节律、心音、杂音；肺部有无啰音。

4. 腹部 注意腹形及大小、用软皮尺测量宫高和腹围、四步触诊法检查子宫大小、胎产式、胎先露、胎方位以及胎先露部是否衔接；触摸宫缩情况。听诊胎心音。

5. 骨盆测量 主要是骨盆外测量（髂棘间径、髂嵴间径、骶耻外径、坐骨结节间径等）。

6. 肛门指诊 了解宫颈质地、宫颈管消退情况，先露高低，宫口位置、开大情况，骨盆大小。

【辅助检查报告单展示】

1. 典型产程图 有产程延长、停滞、急产，胎先露下降延缓、停滞，胎心加快或减慢等。

2. 胎儿监护图纸 宫缩稀弱（宫缩<2 次/10min，宫腔内压力<15mmHg）；或宫缩过强、过频（宫缩>5 次/10min，宫腔内压力≥60mmHg）；胎心基线升高或降低；胎心率与胎动及宫缩的关系。

3. B 型超声报告单 描述胎儿发育情况、胎盘位置及功能、羊水分布情况。

【知识精要】

1. 概述 产力中以子宫收缩力为主，贯穿于分娩全过程。在分娩过程中，子宫收缩的节律性、对称性及极性不正常或强度、频率有改变，称子宫收缩力异常。

2. 分类（图 3-1）

- 子宫收缩力异常
  - 乏力
    - 协调性(低张性)
      - 原发性
      - 继发性
    - 不协调性(高张性)
  - 过强
    - 协调性
      - 急产(无阻力时)
      - 病理缩复环(有阻力)
    - 不协调性
      - 强直性子宫收缩
      - 子宫痉挛性狭窄环

图 3-1 产力异常分类

（1）子宫收缩乏力

1）原因：包括：①头盆不称或胎位异常；②子宫局

部因素；③精神因素；④内分泌失调；⑤药物影响；⑥其他。

2）临床表现及诊断：

A. 协调性宫缩乏力（低张性宫缩乏力）：①特点：子宫收缩有正常的节律性、对称性和极性，但收缩力弱，低于 180Montevideo 单位（MU，即 10 分钟内每次宫缩产生的压力相加），持续短、间歇长且不规律，宫缩＜2 次/10min；多属于继发性宫缩乏力。②检查：宫缩高峰时，手指压宫底部出现凹陷，宫口扩张缓慢，胎先露下降缓慢，产程延长，引起疲劳、食欲减退、肠胀气、尿潴留等现象。

B. 不协调性宫缩乏力（高张性宫缩乏力）：①特点：子宫收缩极性倒置，底部弱、下段强；宫缩间歇期子宫肌不能完全放松，不能使子宫颈口扩张和胎先露下降，故属无效宫缩，产程延长或停滞。多属于原发性宫缩乏力。②检查：产妇持续腹痛，极性倒置，底部弱下段强，子宫壁即使在间歇期触之硬并有压痛。

C. 产程曲线异常：①潜伏期延长：＞16 小时；②活跃期延长：＞8 小时；③活跃期停滞：进入活跃期后，宫口不再扩张达 4 小时以上，称为活跃期停滞；④第二产程延长：初产妇超过 2 小时（硬膜外麻醉无痛分娩以超过 3 小时为标准）、经产妇超过 1 小时尚未分娩；⑤胎头下降延缓：宫颈扩张减速期及第二产程，胎头下降速度初产妇＜1.0cm/h，经产妇＜2.0cm/h；⑥胎头下降停滞：减速期胎头停留在原处不下降 1 小时以上；⑦滞产：总产程超过 24 小时。

3）对母儿影响：①产妇：疲劳乏力、脱水、酸中毒、低钾血症、膀胱阴道瘘、尿道阴道瘘、生殖道感染、产后出血；②胎儿：增加手术产机会、胎儿窘迫、胎死宫内。

4）处理：

A. 协调性宫缩乏力：依产程按下述方法处理：

第一产程：①一般处理：消除精神紧张；补充营养和水分，不能进食者，静脉补液，纠正酸中毒及低钾血症；排空膀胱及直肠；②加强宫缩：人工破膜（宫口扩张≥3cm、无头盆不称、胎头已衔接而产程进展不佳者）；缩宫素静脉滴注（必须专人调节滴速和监护宫缩、胎心情况）；地西泮静推；③经上述处理，试产 2～4 小时产程仍无进展或出现胎儿窘迫征象时，应及时行剖宫产术。

第二产程：若无头盆不称，给予缩宫素静脉滴注促进产程进展。①若胎头双顶径已通过坐骨棘平面，加强宫缩后自然分娩，或行会阴后侧切开以胎头吸引术或产钳术助产；②若胎头仍未衔接或伴有胎儿窘迫征象，应行剖宫产术。

第三产程：为预防产后出血，当胎儿前肩娩出时，可肌内注射缩宫素 10U，同时缩宫素 10～20U 静脉滴注，加强子宫收缩，促使胎盘剥离娩出及子宫血窦关闭。产程时间长或破膜时间长的患者应予以抗生素预防感染。

B.不协调性宫缩乏力：处理原则是调节子宫收缩，恢复正常节律性及其极性。①给予强镇静剂哌替啶 100mg、吗啡 10mg 肌注或地西泮 10mg 静脉推注，使产妇充分休息，醒后不协调性宫缩多能恢复为协调性宫缩；②若经上述处理，不协调性宫缩未能得到纠正，或伴有胎儿窘迫征象，或伴有头盆不称，均应行剖宫产术；③若不协调性宫缩已被控制，但宫缩仍弱时，可用协调性宫缩乏力时加强宫缩的各种方法（在宫缩恢复为协调性之前，严禁应用缩宫素）。

（2）协调性子宫收缩过强：子宫收缩的节律性、对称性和极性均正常，仅子宫收缩力过强、过频，宫腔压力≥60mmHg。

1）临床表现：若产道无阻力，宫口迅速开全，分娩在短时间内结束，宫口扩张速度＞5cm/h（初产妇）或10cm/h（经产妇），总产程＜3h称为急产。经产妇多见。

2）对产妇的影响：宫缩过强、过频，产程过快，可致初产妇宫颈、阴道以及会阴撕裂伤、子宫破裂、产褥感染、胎儿娩出后子宫肌纤维缩复不良，易发生胎盘滞留或产后出血。

3）对胎儿及新生儿的影响：宫缩过强、过频可致胎儿在宫内缺氧，易发生胎儿窘迫、新生儿窒息甚至死亡。胎儿娩出过快，胎头在产道内受到的压力突然解除，可致新生儿颅内出血。无准备的分娩，来不及接产，新生儿易发生感染。若坠地可致骨折、外伤。

4）处理：有急产史的孕妇，应提前住院待产。临产后不应灌肠。提前做好接产及抢救新生儿窒息的准备。若急产来不及消毒及新生儿坠地者，新生儿应肌注维生素 K_1 10mg 预防颅内出血、肌注精制破伤风抗毒素1500U 及抗生素预防感染。产后仔细检查软产道若有撕裂应及时缝合，予抗生素预防感染。

（3）强直性子宫收缩：特点是子宫强烈收缩，失去正常节律性，宫缩无间隙。通常见于缩宫药物使用不当时。

1）临床表现：产妇烦躁不安，持续性腹痛，拒按。胎位触不清，胎心听不清。有时可出现病理缩复环、血尿等先兆子宫破裂征象。

2）处理：①一旦确诊，应及时给予宫缩抑制剂，如25%硫酸镁 20ml 加于 25%葡萄糖液 20ml 内缓慢静脉推注（不少于 5 分钟），或肾上腺素 1mg 加于 5%葡萄糖液

250ml 内静脉滴注；②若属梗阻性原因，应立即行剖宫产术；③若胎死宫内可用乙醚吸入麻醉，若仍不能缓解强直性宫缩，应行剖宫产术。

（4）子宫痉挛性狭窄环：子宫壁局部肌肉呈痉挛性不协调性收缩形成的环状狭窄，持续不放松，称为子宫痉挛性狭窄环。狭窄环可发生在宫颈，宫体的任何部分，多在子宫上下段交界处，也可在胎体某一狭窄部，以胎颈、胎腰处常见。

1）原因：多因精神紧张、过度疲劳以及不适当地应用宫缩剂或进行阴道内操作所致。

2）临床表现：产妇出现持续性腹痛，烦躁不安，宫颈扩张缓慢，胎先露部下降停滞，胎心时快时慢。阴道检查时在宫腔内触及较硬而无弹性的狭窄环，此环与病理缩复环不同，特点是不随宫缩上升。

3）处理：寻找原因，及时纠正。①停止阴道内操作及停用缩宫素等；②若无胎儿窘迫征象，给予镇静剂如哌替啶 100mg 或吗啡 10mg 肌注，25%硫酸镁 20ml 加于 25%葡萄糖液 20ml 内缓慢静注，等待异常宫缩自然消失；③当宫缩恢复正常时，可行阴道助产或等待自然分娩；④若经上述处理，子宫痉挛性狭窄环不能缓解，宫口未开全，胎先露部高，或伴有胎儿窘迫征象，均应立即行剖宫产术；⑤若胎死宫内，宫口已开全，可行乙醚麻醉，经阴道分娩。

3. 体征

（1）产妇精神紧张，疲劳或烦躁不安、极度痛苦表情。

（2）心肺：心率增快等。

（3）腹部检查

1）视诊：腹型及大小。宫缩过强时可见病理缩复环及子宫痉挛性狭窄环。

2）触诊：用手测宫底高度，用软皮尺测子宫长度及腹围值。宫缩高峰时，手指压宫底部出现凹陷或子宫收缩极性倒置，底部弱、下段强或宫缩无间歇期。四步触诊法检查子宫大小、胎产式、胎先露、胎方位及胎先露部是否衔接，强直性子宫收缩时胎位不清。

3）听诊：胎心可能增快或减慢或时快时慢，甚至胎心听不清。

（4）骨盆测量：骨盆内、外测量可能有骨盆狭窄的表现。

（5）肛门或阴道检查：宫缩乏力时宫口扩张缓慢，胎先露下降缓慢。协调性子宫收缩过强时，若产道无阻力，宫口扩张速度＞5cm/h（初产妇）或 10cm/h（经产妇），不协调性子宫收缩过强时在宫腔内触及较硬而无弹性的狭窄环，此环与病理缩复环不同，特点是不随宫缩上升。

4. 辅助检查

（1）典型产程图：有产程延长、停滞、急产，胎先露下降延缓、停滞，胎心加快或减慢等。

（2）胎儿监护图纸：宫缩稀弱，宫缩＜2 次/10min，宫腔内压力＜15mmHg；或宫缩过强、过频，宫缩＞5 次/10min，宫腔内压力≥60mmHg，胎心基线升高或降低，胎心率与胎动及宫缩的关系。

（3）B 型超声报告单：描述胎儿发育情况、胎盘位置及功能、羊水分布情况。

5. 诊断

（1）诊断依据：病史、临床表现、体征及辅助检查。

（2）完整诊断：产力异常、分类、并发症（如产妇酸中毒、先兆子宫破裂、胎儿窘迫等）。

6. 鉴别诊断　注意协调性宫缩乏力与不协调性宫缩乏力的鉴别；协调性宫缩过强与不协调性宫缩过强的鉴别。

【复习思考题】

1. 协调性宫缩乏力（低张性宫缩乏力）有何特点?

2. 不协调性宫缩乏力的处理原则是什么?

3. 什么叫第二产程延长?

4. 什么叫滞产、急产?

5. 强直性子宫收缩的处理原则是什么?

笔记栏

（张群锋）

见习七（2）　异常分娩——产道异常

【见习要求】　掌握产道异常的临床分类、临床表现和诊断，对母儿的影响及处理原则。

【见习时数】　1学时。

【见习准备】

1. 典型患者1人/小组或典型病例1份/小组。

2. 骨盆模型1个/小组。

3. 典型产程图、胎儿监护图纸及B型超声报告单各1套/小组。

【见习过程】

1. 教师讲授病史采集、体格检查及产科检查要点，学生分组进病房采集病史，并做体格检查及产科检查。

2. 学生回示教室汇报病历摘要、阳性体征，提出必要的辅助检查并说明其目的；教师展示骨盆模型、典型产程图、胎儿监护图纸及B型超声报告单。

3. 学生归纳临床特点，作出完整的诊断，并说明诊断依据。

4. 结合患者的具体实际，教师以提问的方式小结。

【病史采集要点】

1. 现病史

（1）孕妇的既往月经情况，末次月经时间，早孕反应情况，感胎动时间。

（2）主要症状：出现阵发性腹痛时间，腹痛发作的频率、持续时间、强度如何？

（3）伴随症状：有无阴道流液、流血等。

（4）诊疗情况：孕期在何处就诊过，做过何种检查，孕期是否用药。

（5）一般情况：精神、体力、饮食、大小便如何。

2. 其他相关病史

（1）有无药物过敏史。

（2）既往有无佝偻病、脊髓灰质炎、脊柱和髋关节结核以及外伤史；有无难产史及新生儿有无产伤等。

（3）个人史：年龄、职业、有无吸烟及吸毒史。

（4）月经史及孕产史。

【体查要点】

1. 体温、脉搏、呼吸、血压、体位、神志。

2. 注意孕妇的身高、步态、发育、营养、精神状态。

3. 心肺 心尖搏动的位置，心界大小，心率、节律、心音、杂音；肺部有无啰音。

4. 腹部 注意腹形及大小、用软皮尺测量宫高和腹围、四步触诊法检查子宫大小、胎产式、胎先露、胎方位以及胎先露部是否衔接；触摸宫缩情况。听诊胎心音。

5. 骨盆测量 骨盆外测量（髂棘间径、髂嵴间径、骶耻外径、坐骨结节间径等）及骨盆内测量（坐骨棘间径、坐骨切迹出口后矢状径等）。

6. 肛门或阴道指诊 了解宫颈质地、宫颈管消退情况，先露高低，宫口位置、开大情况，骨盆大小。

【辅助检查报告单展示】

1. 典型产程图 有产程延长、停滞，胎先露下降延缓，胎心加快或减慢等。

2. 胎儿监护图纸 胎心基线升高或降低，胎心率与胎动及宫缩的关系。

3. B 型超声报告单 描述胎儿发育情况、胎盘位置及功能、羊水分布情况。

【知识精要】 产道是胎儿经阴道娩出的通道，包括骨产道（骨盆腔）及软产道（子宫下段、宫颈、阴道、外阴）。产道异常可使胎儿娩出受阻。临床上以软产道异常所致的难产少见，应于妊娠早期常规行双合诊检查，了解软产道有无异常；骨产道异常多见。

1. 骨产道异常——狭窄骨盆概念 骨盆径线过短或形态异常，致使骨盆腔小于胎先露部可通过的限度，阻碍胎先露部下降，影响产程顺利进展，称为狭窄骨盆。

2. 狭窄骨盆分类

（1）骨盆入口平面狭窄

1）分级：分 3 级：①Ⅰ级为临界性狭窄：对角径 11.5cm，入口前后径 10cm，绝大多数可以经阴道自然分娩；②Ⅱ级为相对性狭窄：对角径 10.0～11.0cm，入口前后径 8.5～9.5cm，阴道分娩难度明显增加；③Ⅲ级为绝对性狭窄：较少见；对角径≤9.5cm，入口前后径≤8.0cm，必须以剖宫产结束分娩。

2）分型：我国妇女常见以下两种类型：①单纯扁平骨盆；②佝偻病性扁平骨盆。

（2）中骨盆平面狭窄分 3 级：①临界性狭窄：坐骨棘间径 10cm，坐骨棘间径+中骨盆后矢状径 13.5cm；②相对性狭窄：坐骨棘间径 8.5～9.5cm，坐骨棘间径+中骨盆后矢状径 12.0～13.0cm；③绝对性狭窄：坐骨棘间径≤8.0cm，坐骨棘间径+中骨盆后矢状径≤11.5cm。

（3）骨盆出口平面狭窄

1）分级：分 3 级：①临界性狭窄：坐骨结节间径 7.5cm，坐骨结节间径+出口后矢状径 15.0cm；②相对性狭窄：坐骨结节间径 6.0～7.0cm；坐骨结节间径+出口后矢状径 12.0～14.0cm；③绝对性狭窄：坐骨结节间径≤5.5cm，坐骨结节间径+出口后矢状径≤11.0cm。

2）分型：中骨盆及出口平面狭窄常见以下两种类型：①漏斗骨盆：骨盆入口各径线值正常，两侧骨盆壁向内倾斜，状似漏斗；其特点是中骨盆及骨盆出口平面均明显狭窄，使坐骨棘间径、坐骨结节间径缩短，耻骨弓角度＜90°，坐骨结节间径与出口后矢状径之和＜15cm，常见于男型骨盆；②横径狭窄骨盆。

（4）骨盆三个平面狭窄：骨盆外形属女型骨盆，但骨盆入口、中骨盆及骨盆出口平面均狭窄，每个平面径线均小于正常值 2cm 或更多，称为均小骨盆。多见于身材矮小、体形匀称的妇女。

（5）畸形骨盆：骨盆失去正常形态称畸形骨盆。如：骨软化症骨盆、偏斜骨盆。

3. 临床表现

（1）骨盆入口平面狭窄的临床表现

1）胎头衔接受阻：①胎头跨耻征阳性：即使已经临产胎头仍未入盆；②胎位异常：如臀先露、面先露或肩先露的发生率增加3倍。

2）骨盆临界性狭窄：①若胎位、胎儿大小及产力正常，临床表现为潜伏期及活跃期早期延长，活跃期后期产程进展顺利；②若胎头迟迟不入盆，此时常出现胎膜早破（其发生率为正常骨盆的4～6倍）、母儿感染、继发性宫缩乏力（因胎头不能紧贴宫颈内口诱发反射性宫缩导致）、潜伏期延长、宫颈扩张缓慢。

3）骨盆绝对性狭窄：胎头不能入盆，常发生梗阻性难产。可出现病理缩复环，甚至子宫破裂。如胎先露部嵌入骨盆入口时间较长，可形成泌尿生殖道瘘。在强大的宫缩压力下，胎头颅骨重叠，严重时可出现颅骨骨折及颅内出血。

（2）中骨盆平面狭窄的临床表现

1）胎头能正常衔接：①潜伏期及活跃期早期进展顺利；②当胎头下降达中骨盆时，常出现持续性枕横位或枕后位，同时出现继发性宫缩乏力，活跃期后期及第二产程延长甚至第二产程停滞。

2）胎头受阻于中骨盆：①胎头开始变形，颅骨重叠，胎头受压，使软组织水肿，产瘤较大，严重时可发生脑组织损伤、颅内出血及胎儿宫内窘迫；②若中骨盆狭窄程度严重，宫缩又较强，可发生先兆子宫破裂及子宫破裂；③强行阴道助产，可导致严重软产道裂伤及新生儿产伤。

（3）骨盆出口平面狭窄的临床表现：骨盆出口平面狭窄与中骨盆平面狭窄常同时存在。若单纯骨盆出口平面狭窄者，第一产程进展顺利，胎头达盆底受阻，第二产程停滞，继发性宫缩乏力，胎头双顶径不能通过出口横径，强行阴道助产，可导致严重软产道损伤及胎儿产伤，对母儿危害极大。

4. 相关病史 孕妇既往有无佝偻病、脊髓灰质炎、脊柱和髋关节结核以及外伤史；有无难产史及新生儿有无产伤等。

5. 辅助检查

（1）典型产程图：有产程延长、停滞，胎先露下降延缓、停滞，胎心加快或减慢等。

（2）胎儿监护图纸：胎心基线升高或降低，胎心率与胎动及宫缩的关系。

（3）B 型超声报告单：描述胎儿发育情况、胎盘位置及功能、羊水分布情况。

6. 诊断 在妊娠期间应查清骨盆有无异常，有无头盆不称，及早做出诊断，以决定适当的分娩方式。

（1）诊断依据：病史、全身检查、腹部检查、骨盆测量等。

（2）完整诊断：骨盆狭窄、类型、有无合并胎方位的异常、宫缩的异常。

7. 对母儿影响

（1）对产妇的影响

1）若为骨盆入口平面狭窄，容易发生胎位异常、继发性宫缩乏力，导致产程延长或停滞。

2）若为中骨盆平面狭窄，容易发生持续性枕横位或枕后位、产后形成生殖道瘘。胎膜早破及手术助产增加感染机会。严重梗阻性难产若不及时处理，可导致先兆子宫破裂，甚至子宫破裂，危及产妇生命。

（2）对胎儿及新生儿的影响

1）易发生胎膜早破、脐带脱垂，导致胎儿窘迫，甚至胎儿死亡。

2）产程延长，胎头受压，缺血缺氧容易发生颅内出血；产道狭窄，手术助产机会增多，易发生新生儿产伤及感染。

8. 狭窄骨盆分娩时处理

首先应明确狭窄骨盆类别和程度，了解胎位、胎儿大小、胎心率、宫缩强弱、宫口扩张程度、胎先露下降程度、破膜与否，结合年龄、产次、既往分娩史进行综合判断，决定分娩方式。

（1）一般处理：应予精神安慰，增强信心，保证营养及水分的摄入，必要时补液。还需注意产妇休息，要监测宫缩强弱，勤听胎心，检查胎先露下降及宫口扩张程度。

（2）骨盆入口平面狭窄的处理

1）绝对性骨盆狭窄：胎头跨耻征阳性者，足月活胎不能入盆，不能经阴道分娩。应剖宫产术结束分娩。

2）相对性骨盆狭窄：胎头跨耻征可疑阳性，足月活胎体重＜3000g，胎心率及产力均正常，应在严密监护下试产。胎膜未破者可在宫口扩张 3cm 时行人工破膜。若破膜后宫缩较强，产程进展顺利，多数能经阴道分娩。试产过程中若出现宫缩乏力，可用缩宫素静脉滴注加强宫缩。试产 2～4 小时，胎头仍迟迟不能入盆，宫口扩张缓慢，或伴有胎儿窘迫征象，应及时行剖宫产术结束分娩。若胎膜已破，为了减少感染，应适当缩短试产时间。

（3）中骨盆平面狭窄的处理

1）若宫口开全，胎头双顶径达坐骨棘水平或更低，可经阴道徒手施转胎头为枕前位，待其自然分娩，或行产钳或胎头吸引术助产。

2）若胎头双顶径未达坐骨棘水平，或出现胎儿窘迫征象，应行剖宫产术结束分娩。

（4）骨盆出口平面狭窄的处理

1）骨盆出口平面是产道的最低部位，应于临产前对胎儿大小、头盆关系做出充分估计，决定能否经阴道分娩，诊断为骨盆出口狭窄，不应进行试产。

2）若发现出口横径狭窄，耻骨弓角度变锐，耻骨弓下三角空隙不能利用，胎先露部向后移，利用出口后三角空隙娩出。

3）临床上常用出口横径与出口后矢状径之和估计出口大小。若两者之和＞15cm 时，多数可经阴道分娩，有时需用胎头吸引术或产钳术助产，应做较大的会阴后一侧切开，以免会阴严重撕裂。若两者之和≤15cm，足月胎儿不易经阴道分娩，应行剖宫产术结束分娩。

（5）骨盆三个平面狭窄的处理

1）若估计胎儿不大，胎位正常，头盆相称，宫缩好，可以试产，通常可通过胎头变形和极度俯屈，以胎头最小径线通过骨盆腔，可能经阴道分娩。

2）若胎儿较大，有明显头盆不称，胎儿不能通过产道，应尽早行剖宫产术。

（6）畸形骨盆的处理：根据畸形骨盆种类、狭窄程度、胎儿大小、产力等情况具体分析。若畸形严重，明显头盆不称者，应及早行剖宫产术。

【复习思考题】

1. 什么是狭窄骨盆？

2. 什么是均小骨盆？

3. 什么是漏斗骨盆？

4. 狭窄骨盆对母儿的影响有哪些？

5. 狭窄骨盆分娩时处理原则有哪些？

笔记栏

（张群锋）

见习七（3） 异常分娩——胎位异常

【见习要求】 掌握胎位异常的原因、临床表现和诊断，对母儿的影响及处理。

【见习时数】 1 学时。

【见习准备】

1. 典型患者 1 人/小组或典型病例 1 份/小组。

2. 胎儿模型、分娩机转模型 1 个/小组。

3. 典型产程图、胎儿监护图纸及 B 型超声报告单各 1 套/小组。

【见习过程】

1. 教师讲授病史采集、体格检查及产科检查要点，学生分组进病房采集病史，并做体格检查及产科检查。

2. 学生回示教室汇报病历摘要、阳性体征，提出必要的辅助检查并说明其目的；教师展示典型产程图、胎儿监护图纸及 B 型超声报告单，用胎儿模型演示分娩机转过程。

3. 学生归纳临床特点，作出完整的诊断，并说明诊断依据。

4. 结合患者的具体实际，教师以提问的方式小结。

【病史采集要点】

1. 现病史

（1）孕妇的既往月经情况，末次月经时间，早孕反应情况，感胎动时间。

（2）主要症状：出现阵发性腹痛时间，腹痛发作的频率、持续时间、强度如何。

（3）伴随症状：有无呕吐、阴道流液、流血等。

（4）诊疗情况：孕期在何处就诊过，做过何种检查，孕期是否用药。

（5）一般情况：精神、体力、饮食、大小便如何。

2. 其他相关病史

（1）有无药物过敏史。

（2）既往有无子宫肌瘤、子宫手术、难产及产后出血等病史。有无佝偻病、脊髓灰质炎、脊柱和髋关节结核以及外伤史；有无难产史及新生儿有无产伤等。

（3）个人史：年龄、职业、有无吸烟及吸毒史。

（4）月经史及孕产史。

【体查要点】

1. 体温、脉搏、呼吸、血压、体位、神志。

2. 注意孕妇的发育、营养、精神状态。

3. 心肺 心尖搏动的位置，心界大小，心率、节律、心音、杂音；肺部有无啰音。

4. 腹部 注意腹形及大小、用软皮尺测量宫高和腹围、四步触诊法检查子宫大小、胎产式、胎先露、胎方位以及胎先露部是否衔接；触摸宫缩情况。听诊胎心音。

5. 肛门或阴道指诊 了解宫颈质地、宫颈管消退情况，先露高低，宫口位置、开大情况，胎方位、骨盆大小。

6. 骨盆测量 骨盆外测量（髂棘间径、髂嵴间径、骶耻外径、坐骨结节间径等）及骨盆内测量（坐骨棘间径、坐骨切迹出口后矢状径等）。

【辅助检查报告单展示】

1. 典型产程图 有产程延长、停滞，胎先露下降延缓、停滞，胎心加快或减慢等。

2. 胎儿监护图纸 胎心基线升高或降低，胎心率与胎动及宫缩的关系。

3. B型超声报告单 描述胎儿发育情况、胎方位、胎盘位置及功能、羊水分布情况。

【知识精要】

1. 概述 胎位异常是造成难产的常见因素之一。分娩时枕前位（正常胎位）约占90%，而胎位异常约占10%，其中胎头位置异常居多，有持续性枕横（后）位，有高直位、前不均倾位等。胎产式异常的臀先露占3%～4%，肩先露已极少见。此外还有复合先露。

2. 持续性枕后位、枕横位

（1）概念：在分娩过程中，胎头以枕后位或枕横位衔接。枕部在下降过程中，向前旋转成枕前位以最小径线通过产道自然分娩。如胎头枕骨持续不能转向前方，直至分娩后期仍位于母体骨盆后方或侧方，致使分娩发生困难者，称持续性枕后位或持续性枕横位。发病率5%左右。

（2）原因

1）骨盆异常：骨盆形态及大小异常是发生持续性枕后位、枕横位的重要原因。常发生于男型骨盆或类人猿型骨盆。

2）胎头俯屈不良：以枕后位入盆时，胎背与母体的脊柱接近，不利于胎头俯屈，俯屈不良的胎头，以较大的枕额径通过骨盆各平面，故内旋转和下降均困难。

3）子宫收缩乏力：影响胎头下降、俯屈及内旋转，容易造成持续性枕后位或枕横位。反过来，持续性枕后位或枕横位使胎头下降受阻，也容易导致宫缩乏力，两者互为因果关系。

4）其他：前壁胎盘、膀胱充盈、子宫下段宫颈肌瘤均可影响胎头内旋转，形成持续性枕横位或枕后位。

（3）诊断

1）临床表现：①临产后胎头衔接较晚及俯屈不良，常导致协调性宫缩乏力及宫口扩张缓慢；②若枕后位，产妇自觉肛门坠胀及排便感，致使宫口尚未开全时过早使用腹压，容易导致宫颈前唇水肿和产妇疲劳，影响产程进展；③持续性枕后位，枕横位常致活跃期晚期及第二产程延长；④若在阴道口虽已见到胎发，历经多次宫缩时屏气却不见胎头继续顺利下降时，应想到可能是持续性枕后位。

2）腹部检查：胎背偏向母体后方或侧方，前腹壁容易触及胎儿肢体。在胎儿肢体侧容易听及胎心。

3）肛门检查或阴道检查：枕后位时盆腔后部空虚。胎头矢状缝位于骨盆左斜径上，前囟在骨盆右前方，后囟（枕部）在骨盆左后方则为枕左后位，反之为枕右后位。胎头矢状缝位于骨盆横径上，后囟在骨盆左侧方，则为枕左横位，反之为枕右横位。当出现胎头水肿、颅骨重叠囟门触不清时，需行阴道检查借助胎儿耳廓及耳屏位置及方向判定胎位，若耳廓朝向骨盆后方，诊断为枕后位；若耳廓朝向骨盆侧方，诊断为枕横位。

4）相关病史：既往有无子宫肌瘤、子宫手术、难产及产后出血等病史。有无佝偻病、脊髓灰质炎、脊柱和髋关节结核以及外伤史；有无难产史及新生儿有无产伤等。

5）辅助检查：①B型超声检查：根据胎头颜面及枕部位置，能准确探清胎头位置；②典型产程图：有产程延长、停滞，胎先露下降延缓、停滞，胎心加快或减慢等表现；③胎儿监护图纸：胎心基线升高或降低，胎心率与胎动及宫缩的关系。

（4）分娩机制：胎头多以枕横位或枕后位衔接，在分娩过程中，若不能转成枕前位时，其分娩机制如下。

1）枕后位：胎头枕部到达中骨盆向后行45°内旋转，使矢状缝与骨盆前后径一致。胎儿枕部朝向骶骨呈正枕后位。其分娩方式有：①经阴道助娩：胎头俯屈较好者；②手术助产：胎头俯屈不良多需手术助产。

2）枕横位：部分枕横位于下降过程中无内旋转动作，或枕后位的胎头枕部仅向前旋转45°成为持续性枕横位。持续性枕横位虽能经阴道分娩，但多数需用手或行胎头吸引术将胎头转成枕前位娩出。

（5）对母儿影响

1）产妇：导致继发性宫缩乏力，使产程延长甚至滞产，常需手术助产，易发生软产道损伤，增加产后出血及感染机会。易形成生殖道瘘。

2）胎儿：第二产程延长和手术助产机会增多，常出现胎儿窘迫和新生儿窒息，使围生儿死亡率增高。

（6）处理：持续性枕后位、枕横位在骨盆无异常、胎儿不大时，可以试产。试产时应严密观察产程，注意胎头下降、宫口扩张程度、宫缩强弱及胎心有无改变。

1）第一产程：

潜伏期：保证产妇营养与休息。可给予哌替啶或地西泮。让产妇向胎肢体方向侧卧，以利胎头枕部转向前方。若宫缩欠佳，应尽早静脉滴注缩宫素。

活跃期：宫口开大 3～4cm 产程停滞，除外头盆不称可行人工破膜，增强宫缩，推动胎头内旋转。若产力欠佳，静脉滴注缩宫素；若宫口开大＞1cm/h，伴胎先露部下降，多能经阴道分娩。在试产过程中，出现胎儿窘迫征象，应行剖宫产术结束分娩。若经过上述处理效果不佳，每小时宫口开大＜1cm 或无进展时，则应剖宫产结束分娩。宫口开全之前，嘱产妇不要过早屏气用力，以免引起宫颈前唇水肿，影响产程进展。

2）第二产程：若第二产程进展缓慢，初产妇已近 2 小时，经产妇已近 1 小时，应行阴道检查。当胎头双顶径已达坐骨棘平面或更低时，可先行徒手将胎头枕部转向前方，使矢状缝与骨盆出口前后径一致，或自然分娩，或阴道助产（低位产钳术或胎头吸引术）。若转成枕前位有困难时，也可向后转成正枕后位，再以产钳助产。若以枕后位娩出时，需作较大的会阴后-侧切开，以免造成会阴裂伤。若胎头位置较高，疑有头盆不称，需行剖宫产术。中位产钳禁止使用。

3）第三产程：胎盘娩出后应立即静注或肌注子宫收缩剂，以防发生产后出血。有软产道裂伤者，应及时修补。新生儿应重点监护。凡行手术助产及有软产道裂伤者，产后应给予抗生素预防感染。

3. 臀先露

（1）概念：臀先露是最常见的异常胎位，多见于经产妇。因胎头比胎臀大，分娩时胎头往往娩出困难，加之脐带脱垂较多，使围生儿死亡率增高。臀先露以骶骨为指示点，有骶左（右）前、骶左（右）横、骶左（右）后 6 种胎位。

（2）原因

1）胎儿在宫腔内活动范围过大：羊水过多、经产妇腹壁松弛以及早产儿羊水相对偏多，易形成臀先露。

2）胎儿在宫腔内活动范围受限：子宫畸形（如单角子宫、双角子宫等）、胎儿畸形（如无脑儿、脑积水等）、双胎妊娠及羊水过少等，容易发生臀先露。胎盘附着在宫底及宫角，臀先露的发生率增高。

3）胎头衔接受阻：狭窄骨盆、前置胎盘、肿瘤阻塞骨盆腔及巨大胎儿等，也易发生臀先露。

（3）临床分类：根据胎儿两下肢所取的姿势分类。

1）单臀先露或腿直臀先露：最多见。

2）完全臀先露或混合臀先露：较多见。

3）不完全臀先露：以一足或双足、一膝或双膝或一足一膝为先露。膝先露是暂时的，产程开始后转为足先露。较少见。

（4）诊断

1）临床表现：孕晚期胎动时孕妇常感季肋部胀痛感。常导致宫缩乏力，宫口扩张缓慢，致使产程延长。

2）腹部检查：在宫底部触到圆而硬、按压时有浮球感的胎头；若未衔接，在耻骨联合上方触到不规则、软而宽的胎臀，胎心在脐左（或右）上方听得最清楚。衔接后，胎臀位于耻骨联合之下，胎心听诊以脐下最明显。

3）阴道检查：若宫口扩张 2cm 以上且胎膜已破时，能直接触到胎臀、外生殖器及肛门，此时应注意与颜面相鉴别。若为胎臀，可触及肛门与两坐骨结节连在一条直线上，手指放入肛门内有环状括约肌收缩感，取出手指可见有胎粪。若为颜面，口与两颧骨突出点呈三角形，手指放入口内可触及齿龈和弓状的下颌骨。若触及胎足时，应与胎手相鉴别。

4）相关病史：既往有无子宫肌瘤、子宫手术、难产及产后出血等病史。有无佝偻病、脊髓灰质炎、脊柱和髋关节结核以及外伤史；有无难产史及新生儿有无产伤等。

5）辅助检查：①B 型超声检查：能准确探清臀先露类型以及胎儿大小、胎头姿势、胎儿畸形等；②胎儿监护图纸：胎心基线升高或降低，胎心率与胎动及宫缩的关系。

（5）分娩机制：臀先露时，较小且软的臀部先娩出，最大的胎头却最后娩出，为适应产道条件，胎臀、胎肩、胎头需按一定机制适应产道条件方能娩出，故需要掌握胎臀、胎肩及胎头 3 部分的分娩机制。以骶右前位为例加以阐述。

1）胎臀娩出：临产后，胎臀以粗隆间径衔接于骨盆入口右斜径，骶骨位于右前方。胎臀逐渐下降，前髋下降稍快故位置较低，抵达骨盆底遇到阻力后，前髋向母体右前方行 45°内旋转，使前髋位于耻骨联合后方，此时粗隆间径与母体骨盆出口前后径一致。胎臀继续下降，胎体稍侧屈以适应产道弯曲度，后髋先从会阴前缘娩出，随即胎体稍伸直，使前髋从耻骨弓下娩出。继之双腿双足娩出。当胎臀及两下肢娩出后，胎体行外旋转，使胎背转向前方或右前方。

2）胎肩娩出：当胎体行外旋转的同时，胎儿双肩径衔接于骨盆入口右斜径或横径，并沿此径线逐渐下降，当双肩达骨盆底时，前肩向右旋转 45°转至耻骨弓下，使双肩径与骨盆出口前后径一致，同时胎体侧屈使后肩及后上肢从会阴前缘娩出，继之前肩及前上肢从耻骨弓下娩出。

3）胎头娩出：当胎肩通过会阴时，胎头矢状缝衔接于骨盆入口左斜径或横径，并沿此径线逐渐下降，同时胎头俯屈。当枕骨达骨盆底时，胎头向母体左前方旋转 45°，使枕骨朝向耻骨联合。胎头继续下降，当枕骨下凹到达耻骨弓下时，以此处为支点，胎头继续俯屈，使颏、面及额部相继自会阴前缘娩出，随后枕部自耻骨弓下娩出。

（6）对母儿影响

1）产妇：易发生胎膜早破、继发性宫缩乏力及产程延长，产后出血与产褥感染的机会增多，产伤和手术产率升高，若宫口未开全强行牵拉，容易造成宫颈撕裂甚至延及子宫下段。

2）胎儿及新生儿：胎膜早破，发生脐带脱垂，可致胎儿窘迫甚至死亡；早产儿及低体重儿增多。后出胎头牵出困难，常发生脊柱损伤、脑幕撕裂、新生儿窒息、臂丛神经损伤、胸锁乳突肌损伤导致的斜颈及颅内出血，导致围产儿的发病率与死亡率均增高。

（7）妊娠期处理：若妊娠 30 周后仍为臀先露应予矫正。常用的矫正方法有：①胸膝卧位：最常用的方法；②激光照射或艾灸至阴穴；③外转胎位术：妊娠 32～34 周进行。应用时要慎重。

（8）分娩期处理：应根据产妇年龄、胎产次、骨盆类型、胎儿大小、胎儿是否存活、臀先露类型以及有无合并症，于临产初期作出正确判断，决定分娩方式。

1）剖宫产的指征：狭窄骨盆、软产道异常、胎儿体重大于 3500g、胎儿窘迫、妊娠合并症、高龄初产、B 型超声见胎头过度仰伸、脐带先露或膝先露、有难产史、不完全臀先露、瘢痕子宫等，均应行剖宫产术结束分娩。

2）阴道分娩：阴道分娩的条件：孕龄≥36 周；单

臀先露；胎儿体重为 2500～3500g；无胎头仰伸；骨盆大小正常；无其他剖宫产指征。

决定经阴道分娩的处理

第一产程：应侧卧，不宜站立走动。少做肛查及阴道检查，不灌肠。勤听胎心。若胎心变慢或变快，应行阴道检查，了解有无脐带脱垂。若有脐带脱垂，胎心尚好，宫口未开全，为抢救胎儿，需立即行剖宫产术。若无脐带脱垂，可严密观察胎心及产程进展。若出现协调性宫缩乏力，应设法加强宫缩。当宫口开大 4～5cm 时，胎足即可经宫口脱出至阴道。应“堵”外阴。宫口近开全时，要做好接产和抢救新生儿窒息的准备。

第二产程：接产前，应导尿排空膀胱。初产妇应作会阴侧切术。有 3 种分娩方式：①自然分娩：胎儿自然娩出，不作任何牵拉。极少见，仅见于经产妇、胎儿小、宫缩强、骨盆宽大者；②臀位助产：当胎臀自然娩出至脐部后，胎肩及后出胎头由接产者协助娩出，脐部娩出后，一般应在 2～3 分钟娩出胎头，最长不能超过 8 分钟；③臀牵引术：胎儿全部由接产者牵拉娩出，此种手术对胎儿损伤大，一般情况下应禁止使用。

第三产程：胎盘娩出后，应肌注缩宫素，防止产后出血。行手术操作及有软产道损伤者，应及时检查并缝合，给予抗生素预防感染。新生儿应详细检查，可肌注维生素 K_1 预防颅内出血。

【复习思考题】

1. 什么是持续性枕后位或持续性枕横位？
2. 持续性枕后位或持续性枕横位的处理原则是什么？
3. 臀先露的临床分类有哪些？
4. 简述臀先露对母儿的影响。
5. 臀先露剖宫产指征及阴道分娩的条件分别有哪些？

笔记栏

（张群锋）

见习八（1） 产后出血

【见习要求】

1. 掌握产后出血的定义。

2. 熟悉产后出血的原因、临床表现、诊断。

3. 掌握产后出血的处理方法。

4. 了解产后出血的各种预防措施。

【见习时数】 2学时。

【见习准备】

1. 典型患者1人或典型病例1份/小组。

2. 产前产后血压记录表及血常规各1份/小组。

【病史采集要点】

1. 现病史

（1）主要症状：阴道流血量、颜色、出现流血的时间、流血的特点。产时有无宫缩乏力、胎盘残留、产道裂伤、剖宫产术中有无切口撕裂等。

（2）伴随症状：是否有头昏、乏力、胸闷、气促、出冷汗等其他表现等。

（3）病情演变：何时出现多量阴道流血，其发展演变过程如何。

（4）诊疗情况：做过何种检查，用何药物及疗效如何。

（5）一般情况：精神、体力、饮食、大小便如何。

2. 其他相关病史

（1）有无药物过敏史及输血史。

（2）既往有无特殊病史（血液系统疾病、妊娠期高血压疾病等、肝脏疾病、子宫手术史）。

（3）个人史：年龄、职业、有无吸烟及吸毒史。

（4）月经史及孕产史：既往月经情况、妊娠分娩史、有无多次流产及剖宫产史、有无产后出血、产褥感染等。

【见习过程】

1. 学生分组进病房，由1个学生为主采集病史，并做体格检查，其他学生协助；教师引导病史采集，并及时纠正体查中的错。

2. 学生回示教室汇报病历摘要、阳性体征，提出必要的辅助检查并说明其目的；教师提供相应检查项目的结果。

3. 学生归纳临床特点，做出完整的诊断及并发症诊断，并说明诊断依据。

4. 结合患者的具体实际，教师以提问的方式小结。

【体查要点】

1. 体温、脉搏、呼吸、血压、面容、体位、神志。

2. 皮肤　颜色、出血点。

3. 检查宫底位置　子宫软硬程度，子宫轮廓是否清楚，按摩挤压宫底有无积血压出。

4. 妇科检查　观察阴道流血量、颜色、流血特点，有无凝血块；仔细检查软产道可明确裂伤及出血部位；

检查宫口有无组织物堵塞；子宫大小、轮廓、质地。

【辅助检查报告单展示】

1. 血常规 血红蛋白（Hb）、红细胞（RBC）、红细胞压积（HCT）下降，白细胞（WBC）升高。

2. 凝血因子缺乏检查（血小板计数、血浆纤维蛋白原测定减少，凝血酶原时间测定，出血时间测定延长）及凝血功能检查。

3. B 型超声检查检查 子宫大、宫腔有积血或宫腔内有杂乱回声。

【知识精要】

1. 概述 胎儿娩出后 24 小时内出血量超过 500ml，剖宫产时超过 1000ml 者称产后出血。产后出血是分娩期严重并发症，居我国目前孕产妇死亡原因的首位。

2. 病因

（1）子宫收缩乏力

1）全身性因素：①产妇精神过度紧张；②临产后过多使用镇静剂、麻醉剂；③产程过长或难产，产妇体力衰竭；④合并急慢性全身性疾病等。

2）产科因素：①产程过长，体力消耗过大；②产科并发症引起子宫肌水肿或渗血。

3）子宫因素：①子宫肌纤维过度伸展；②子宫肌纤维发育不良，如子宫畸形或合并子宫肌瘤等，可影响子宫肌正常收缩；③子宫肌壁损伤。

4）药物因素：临产后使用镇静剂，麻醉剂或子宫收缩抑制剂。

（2）胎盘因素

1）胎盘滞留：产后 30 分钟胎盘仍不排出，胎盘剥离面血窦不能关闭而导致产后出血。原因有：①膀胱膨胀等因素影响，胎盘从宫壁全部剥离后未能排出而潴留在宫腔；②胎盘嵌顿：由于使用宫缩剂不当或粗暴按摩子宫等，引起宫颈内口附近子宫肌呈痉挛性收缩形成狭窄环，使已全部剥离的胎盘嵌顿于宫腔内；③胎盘剥离不全：胎盘未剥离而过早牵拉脐带或刺激子宫，影响胎盘正常剥离，剥离面血窦开放引起出血不止。

2）胎盘植入：指胎盘绒毛在其附着部位与子宫肌层紧密连接。根据浸润肌层的深度，分为胎盘粘连，胎盘植入和穿透性胎盘植入。胎盘植入的常见原因：子宫内膜炎症或多次人工流产导致子宫内膜损伤；胎盘附着部位异常；子宫手术如剖宫产或子宫肌瘤剔除术；经产妇子宫内膜损伤及发生炎症的机会多。

3）胎盘部分残留：部分胎盘小叶、副胎盘或部分胎膜残留于宫腔内，影响子宫收缩而出血。

（3）软产道裂伤：产程进展过快，胎儿过大，阴道手术助产操作不当等，均可引起会阴、阴道、宫颈裂伤。宫颈裂伤多发生在两侧，也可呈花瓣状，严重者延及子宫下段。阴道裂伤多发生在侧壁、后壁和会阴部，多呈不规则裂伤。

（4）凝血功能障碍：原发和继发凝血功能异常均可导致产后出血。如血小板减少症、白血病、再生障碍性贫血、重症肝炎等在孕前已存在，可引起产后切口及血窦出血。产后并发症如重型胎盘早剥、羊水栓塞、死胎滞留过久等影响凝血功能引起出血。

3. 临床表现 产后出血的主要临床表现为阴道流血过多及因失血引起休克等相应症状和体征。

（1）胎儿娩出后立刻发生阴道流血，应考虑软产道裂伤。

（2）胎儿娩出数分钟后出现阴道流血常与胎盘因素相关。

（3）胎盘娩出后出血多为子宫收缩乏力或胎盘胎膜残留。

（4）持续阴道流血无血凝块多为凝血功能障碍。

4. 失血量的测定及估计

（1）称重法：失血量（ml）=[胎儿娩出后接血敷料湿重（g）–接血前敷料干重（g）]/1.05（血液比重 g/ml）。

（2）容积法：用专用容积收集血液用量杯测定失血量。

（3）面积法：根据接血纱布血湿面积粗略估计失血量。

（4）休克指数法（SI）：休克指数＝脉率/收缩压（mmHg）

1）SI＝0.5，血容量正常；

2）SI＝1，轻度休克，失血量 500～1000ml；

3）SI＝1.5，失血量 1500～2500ml；

4）SI＝2.0，重度休克，失血量 2500～3500ml。

5. 产后出血原因的诊断

（1）子宫收缩乏力：子宫收缩乏力时宫底较高，子宫松软如袋状，阴道流血多。按摩子宫及用缩宫素后子宫变硬，阴道流血停止或减少，可确定为子宫收缩乏力。

（2）胎盘因素：胎儿娩出 10 分钟后胎盘未娩出，阴道多量流血时首先考虑为胎盘因素所致。如胎盘粘连，部分剥离或嵌顿。应仔细检查娩出的胎盘胎膜是否完整。

（3）软产道裂伤：应仔细检查软产道。宫颈裂伤常发生在宫颈 3 点及 9 点处，严重者延及子宫下段；阴道裂伤甚至阴道壁血肿；会阴撕裂伤分 4 度：①Ⅰ度系指会阴皮肤及阴道入口黏膜撕裂。②Ⅱ度系指裂伤已达会阴体筋膜及肌层，累及阴道后壁黏膜，可致后壁两侧沟向上撕裂，裂伤多不规则，解剖结构不易辨认，出血较多。③Ⅲ度肛门外括约肌已断裂。直肠黏膜完整。④Ⅳ度累及阴道直肠隔，直肠壁及黏膜，直肠肠腔暴露，但出血量不一定多。

（4）凝血功能障碍：根据病史、出血特点及血小板计数、凝血酶原时间、纤维蛋白原等有关凝血功能的实验室检查可作出诊断。

6. 诊断

（1）诊断依据：根据病史、临床表现、失血量的测定及估计、产后出血原因的诊断及辅助检查。

（2）完整诊断：产后出血，原因诊断，并发症（休克、贫血、凝血功能情况）。

7. 处理 治疗原则为针对原因迅速止血、补充血容量、纠正休克及防治感染。

（1）子宫收缩乏力性出血的处理 加强宫缩是最迅速有效的止血方法。具体方法有：

1）按摩子宫：均匀有节律地按摩宫底，按压时间以子宫恢复正常收缩，并能保持收缩状态为止。可采用腹壁按摩宫底或腹部–阴道双手压迫子宫法。

2）子宫收缩药物应用：常用药物有①缩宫素；②麦角新碱 0.2mg（心脏病、高血压患者慎用）；③前列腺素类药物。

3）宫腔纱条填塞法：有明显局部止血作用。方法为术者一手在腹部固定宫底，另一手持卵圆钳将无菌不脱脂棉纱布条送入宫腔内，自宫底由内向外填紧。24 小时取出纱布条。警惕因填塞不紧，宫腔内继续出血而阴道不流血的止血假象。

4）子宫压迫缝合法：常见 B-Lynch 缝合法。

5）结扎盆腔血管：结扎子宫动脉或髂内动脉。

6）髂内动脉或子宫动脉栓塞术：经股动脉穿刺，将介入导管直接导入髂内动脉或子宫动脉，注入明胶海绵颗粒，在栓塞后2～3周可被吸收，血管复通；若患者处于休克状态应先积极抗休克，待一般情况改善后才行栓塞术。

7）切除子宫：应用于难以控制并危及产妇生命的产后出血。

（2）胎盘因素

1）胎盘已剥离应立即取出胎盘。

2）胎盘粘连伴阴道流血，应人工徒手剥离胎盘后取出。

3）有胎盘植入可能的，根据患者出血情况及胎盘剥离面积行保守治疗或子宫切除术。

（3）软产道损伤：及时准确地修补、按解剖层次缝合裂伤可有效地止血。

1）宫颈裂伤：①若裂伤浅且无明显出血，可不予缝合并不作宫颈裂伤诊断；②若裂伤深且出血多需用肠线或化学合成可吸收缝线缝合；③若裂伤累及子宫下段经阴道难以修补时，可开腹行裂伤修补术。

2）阴道裂伤：缝合时应注意缝至裂伤底部，避免遗留死腔，更要避免缝线穿过直肠，缝合要达到组织对合好及止血的效果。

3）外阴阴道裂伤：按解剖部位缝合肌层及黏膜下层，最后缝合阴道黏膜及会阴皮肤。

（4）凝血功能障碍：首先排除子宫收缩乏力性出血，胎盘滞留和软产道裂伤所致出血。尽快输入新鲜全血，补充血小板、凝血因子等。

（5）出血性休克的处理

1）密切观察生命体征，发现早期休克，注意正确估计出血量。

2）建立有效静脉通道，必要时作中心静脉压指导输液。

3）必要时应用升压药物及肾上腺皮质激素。

4）纠正酸中毒。

5）防治肾衰。

6）保护心脏。

7）给予大剂量广谱抗生素预防感染。

8. 预防 预防工作能明显降低产后出血发病率，应贯穿下列环节。

（1）重视产前保健：加强孕前及孕期保健工作，对于合并凝血功能障碍和相关疾病者，应积极治疗后再怀孕。必要时在早孕时终止妊娠。重视对高危孕妇的产前检查，防止产后出血的发生。

（2）正确处理产程：第一产程密切观察产妇情况，消除其紧张情绪，保证充分休息，注意饮食，密切观察产程进展，防止产程延长。重视第二产程处理，认真保护会阴，掌握会阴后−斜切开术或正中切开术的适应证及手术时机，接产操作要规范，防止软产道损伤。正确处理第三产程：①不过早牵拉脐带，胎儿娩出后可等待 15 分钟；②胎盘娩出后应仔细检查胎盘、胎膜是否完整；③检查软产道有无撕裂或血肿；④检查子宫收缩情况并按摩子宫以促进子宫收缩。

（3）加强产后观察：因产后出血约 80%发生在产后 2 小时内。胎盘娩出后，产妇应继续留在产房观察 2 小时。产后鼓励产妇及时排空膀胱，不能排空者应予导尿。早期哺乳可刺激子宫收缩，减少阴道流血量。

【复习思考题】

1. 什么是产后出血？

2. 产后出血的诊断和处理原则是什么？

笔记栏

（刘 珏）

见习八（2） 羊水栓塞

【见习要求】

1. 掌握羊水栓塞的病因、病理生理及临床表现和诊断。

2. 掌握羊水栓塞的预防措施和处理原则。

【见习时数】 1学时。

【见习准备】

1. 典型患者1人/小组或既往患者病例1份/小组或相关影像方面资料//小组。

2. 患者X线摄片、心电图、动脉血和羊水中胎儿脱落细胞的检查1份/组。

【见习过程】

1. 讲授病史采集、体格检查要点，学生分组进病房采集病史，并做体格检查或温习病例。

2. 学生回示教室汇报病历摘要、阳性体征，提出必要的辅助检查并说明其目的。

3. 学生归纳总结病例特点，作出完整的诊断（包括疾病诊断及并发症诊断），并说明诊断依据。

4. 结合患者的具体实际，教师以提问的方式小结。

【病史采集要点】

1. 现病史

（1）主要症状：产程中或胎儿娩出后短时间内是否有烦躁不安、寒战、恶心、呕吐等症及呛咳、呼吸困难、心率加快、血压下降等休克、DIC、肾功能衰竭的表现。

（2）伴随症状：是否有其他表现等。

（3）病情演变：何时出现以上症状，其发展演变过程如何。

（4）诊疗情况：做过何种检查，用何药物及疗效如何。

（5）一般情况：精神、体力、饮食、大小便如何。

2. 其他相关病史

（1）有无药物过敏史及输血史。

（2）既往有无特殊病史。

（3）个人史：年龄、职业、有无吸烟及吸毒史。

（4）月经史及孕产史：既往月经情况、妊娠分娩史、有无多次流产史，此次妊娠是否为前置胎盘、胎膜早破、产程中有无使用缩宫素、急产等。

【体查要点】

1. 体温、脉搏、呼吸、血压。

2. 注意孕妇的精神状态、有无烦躁及呼吸困难、发绀等。

3. 全身皮肤黏膜有无出血、切口有无渗血。

4. 心肺　心尖搏动的位置，心界大小，心率、节律、心音、杂音；肺部有无啰音。

5. 腹部　注意腹部有无压痛，子宫轮廓是否清楚、子宫质地如何。

6. 有无血尿、阴道流血量。

【辅助检查报告单展示】

1. 下腔静脉 查见羊水有形物质。

2. 床旁胸部X线 双肺弥漫性点片状影，沿肺门分布、轻度肺不张、右心扩大。

3. 床旁心电图 提示右心房、右心室扩大，ST段下降。

4. DIC检查 凝血因子缺乏检查（血小板计数、血浆纤维蛋白原测定减少，凝血酶原时间测定，出血时间测定延长）及凝血功能检查。

【知识精要】

1. 病因

（1）子宫收缩过强，羊膜腔内压力过高。

（2）有开放的静脉或血窦的存在。

（3）羊水进入母体血循环。

高龄产妇、多产妇、过强宫缩、急产是羊水栓塞的好发因素。胎膜早破、前置胎盘、胎盘早剥、子宫破裂、剖宫产术中是发生羊水栓塞的诱因。

2. 病理生理 羊水进入母体血液循环，可通过阻塞肺小血管，引起机体变态反应、肺动脉高压和凝血机制异常，进而引起机体一系列病理生理变化。

（1）肺动脉高压

1）羊水内有形成分如胎脂、胎粪、角化上皮细胞等，经肺动脉进入肺循环阻塞小血管引起肺动脉高压。

2）羊水内含有大量激活凝血系统的物质，启动凝血过程，使小血管内形成广泛的血栓阻塞肺小血管，反射性引起迷走神经兴奋，使肺小血管痉挛加重。

3）羊水内抗原成分引起Ⅰ型变态反应，很快地使小支气管痉挛，支气管内分泌物增多，使肺通气、肺换气减少，反射性地引起肺内小血管痉挛。这种变态反应引起的肺动脉压升高有时起主要作用。

肺动脉高压可引起急性右心衰竭，继而呼吸循环功能衰竭。

（2）过敏性休克：羊水中有形成分为致敏原，引起Ⅰ型变态反应，导致过敏性休克。

（3）弥散性血管内凝血（DIC）

1）妊娠时母体是高凝状态，羊水中某些成分可激发外源性凝血系统，使血管内产生广泛微血栓，消耗大量凝血因子。

2）羊水也存在激活纤溶系统的物质，并且血液凝固产生的纤维蛋白代谢产物也可激活纤溶系统，因而使纤溶活动增强以至于发生纤溶亢进。此时因大量凝血物质消耗，最终导致全身性出血。

（4）急性肾衰竭：由于休克和DIC，肾急性缺血所致。

3. 临床症状 羊水栓塞的典型临床经过可分三个阶段。

（1）心肺功能衰竭和休克：由肺动脉高压引起的心力衰竭、急性循环呼吸衰竭及变态反应引起的休克，分娩过程中一般发生在第一产程末、第二产程宫缩较强时，有时也发生在胎儿娩出后短时间内。开始出现烦躁不安、寒战、恶心、呕吐、气急等先兆症状，继而出现呛咳、呼吸困难、紫绀，肺底部出现湿啰音，心率加快，面色苍白、四肢厥冷，血压下降等。严重者发病急骤，甚至没有先兆症状，仅惊叫一声或打一哈欠，血压迅速下降或消失，产妇多于数分钟内迅速死亡。

（2）出血：患者渡过第一阶段，继之发生难以控制的全身广泛性出血，大量阴道流血、切口渗血、全身皮肤黏膜出血、甚至出现消化道大出血。

（3）急性肾衰竭：羊水栓塞后期患者出现少尿或无

尿和尿毒症的表现。这主要由于循环功能衰竭引起的肾缺血及DIC前期形成的血栓堵塞肾内小血管，引起肾脏缺血、缺氧，导致肾脏器质性损害。

典型病例按顺序出现，但有时并不全出现；不典型者仅有阴道流血和休克，也有休克和出血的同时合并少尿、无尿者。钳刮术中出现羊水栓塞也可仅表现为一过性呼吸急促、胸闷。

4. 辅助检查

（1）抽取下腔静脉：镜检有无羊水成分作为羊水栓塞确诊的依据。

（2）床旁胸部X线：双肺弥漫性点片状影，沿肺门分布、轻度肺不张、右心扩大。

（3）床旁心电图：提示右心房、右心室扩大，ST段下降。

（4）DIC检查：凝血因子缺乏检查（血小板计数、血浆纤维蛋白原测定减少、凝血酶原时间测定、出血时间测定延长）及凝血功能检查。

（5）若尸检，可见肺水肿、肺泡出血。

5. 诊断

（1）诊断依据

1）产妇在分娩过程的第一产程末、第二产程宫缩较强时在胎儿娩出后短时间内突然出现烦躁不安、寒战、恶心、呕吐、气急等先兆症状，继而出现呛咳、呼吸困难、紫绀，肺底部出现湿啰音，心率加快，面色苍白、四肢厥冷，血压下降等休克表现，严重者发病急骤，甚至没有先兆症状，仅惊叫一声或打一哈欠，血压迅速下降或消失，产妇多于数分钟内迅速死亡。

2）患者度过第一阶段，继之发生难以控制的全身广泛性出血，大量阴道流血、切口渗血、全身皮肤黏膜出血、甚至出现消化道大出血。

3）后期患者出现少尿或无尿和尿毒症的表现。

4）根据分娩及钳刮时出现的上述临床表现，可初步诊断，并立即进行抢救。

5）在抢救同时应抽取下腔静脉血，镜检有无羊水成分作为羊水栓塞确诊的依据。床旁胸部X线、床旁心电图及DIC检查以帮助诊断及观察病情的进展情况。

（2）完整诊断：羊水栓塞及并发症的诊断。

6. 处理 一旦出现羊水栓塞的临床表现，应立即给予紧急处理。最初阶段主要是抗过敏，纠正呼吸循环功能衰竭和改善低氧血症，抗休克，防止DIC和肾衰竭发生。

（1）抗过敏，解除肺动脉高压，改善低氧血症

1）供氧：行气管插管，正压供氧必要时行气管切开，保证供氧，减轻肺水肿，改善脑缺氧。

2）抗过敏：早期使用大剂量糖皮质激素。立即静脉推注地塞米松20mg，以后依病情再加20mg继续静脉滴注维持；也可用氢化可的松100～200mg静脉推注，以后静脉滴注300mg～800mg维持。

3）解除肺动脉高压：解除肺动脉高压，改善肺血流灌注，预防呼吸循环衰竭。常用药物有：①盐酸罂粟碱：30～90mg加于25%葡萄糖液20ml中静脉推注，能解除平滑肌张力，扩张肺、脑血管及冠状动脉（与阿托品合用扩张肺小动脉效果更佳）；②阿托品：心率慢时应用，1mg每10～20分钟静注一次，直至患者面色潮红，微循环改善；③氨茶碱：松弛支气管平滑肌及冠状动脉血管，250mg加于25%葡萄糖液10ml缓慢静注；④酚妥拉明5～10mg，可解除肺血管痉挛，消除肺动脉高压。

（2）抗休克

1）补充血容量：用低分子右旋糖酐，新鲜血液和血浆等补足血容量；

2）适当的升压药物：用多巴胺 20mg 加于 5%葡萄糖液 250ml 中静脉滴注，以 20 滴/分开始，根据病情调节滴速；

3）纠正酸中毒：早期及时应用能较快纠正休克和代谢失调。常用 5%碳酸氢钠 250ml 静脉滴注；

4）预防纠正心衰：用毛花苷丙 0.4mg 加入 50%葡萄糖液 20ml 中静脉推注，必要时 4～6 小时后可重复应用。

5）升压药物：休克症状严重，或血容量已补足而血压仍不稳定者。

6）纠正酸中毒：使用 5%碳酸氢钠液静脉滴注。

7）纠正心衰：最常用的是毛花苷丙。

（3）防治 DIC：尽早使用抗凝剂是控制 DIC 发展的关键，出现继发性纤溶亢进时，则应补充凝血因子及抗纤溶药物。

1）肝素钠：多在发病内短期使用，或病因未消除用。

2）补充凝血因子：输新鲜血，血浆和纤维蛋白原等。

3）抗纤溶药物：处于纤溶亢进时用氨基己酸等。

（4）预防肾衰竭：注意尿量，当血容量补足后如仍少尿，可用呋塞米或甘露醇注射预防肾功能衰；必要时透析。

（5）预防感染：选用肾毒性小的广谱抗生素。

（6）产科处理

1）在第一产程发病应立即考虑剖宫产以去除病因。

2）在第二产程发病应在抢救产妇的同时，可及时阴道助产结束分娩。

3）对一些无法控制的产后出血，即使在休克状态下亦应在抢救休克的同时行子宫全切术。

【复习思考题】

1. 羊水栓塞的病理生理变化是什么?

2. 羊水栓塞的临床表现和诊断是什么?

3. 羊水栓塞的处理原则是什么?

笔记栏

（刘　珏）

见习八（3）　子宫破裂

【见习要求】

1. 了解子宫破裂的原因。

2. 掌握先兆子宫破裂及子宫破裂的临床表现和诊断。

3. 熟悉了解子宫破裂的预防措施和处理原则。

【见习时数】　1 学时。

【见习准备】

1. 典型患者 1 人或既往患者病例 1 份或相关影像方面资料 1 份/小组。

2. 患者产程中血压监测表、血常规 1 份/组。

【见习过程】

1. 讲授病史采集、体格检查要点，学生分组进病房采集病史，并做体格检查或温习病例。

2. 学生回示教室汇报病历摘要、阳性体征，提出必要的辅助检查并说明其目的。

3. 学生归纳总结病例特点，作出完整的诊断（包括类型诊断及并发症诊断），并说明诊断依据。

4. 结合患者的具体实际，教师以提问的方式小结。

【病史采集要点】

1. 现病史

（1）主要症状：产程中出现不同于宫缩的剧烈腹痛、血尿、阴道流血。

（2）伴随症状：是否有烦躁、心率呼吸加快、休克及胎动异常等。

（3）病情演变：何时出现以上症状，其发展演变过程如何。

（4）诊疗情况：做过何种检查，用何药物及疗效如何。

（5）一般情况：精神、体力、饮食、大小便如何。

2. 其他相关病史

（1）有无药物过敏史及输血史。

（2）既往有无特殊病史（有无子宫手术史）。

（3）个人史：年龄、职业、有无吸烟及吸毒史。

（4）月经史及孕产史：既往月经情况、妊娠分娩史、有无多次流产及剖宫产史，既往有无难产、产后出血、产褥感染史；此次妊娠是否为多胎、巨大儿；产程中有无使用缩宫素、急产等。

【体查要点】

1. 体温、脉搏、呼吸、血压、神志。

2. 精神情况，有无烦躁、休克表现等。

3. 腹部检查 注意增大的子宫的形态，有无压痛；宫缩情况如何；有无出现病理缩复环；胎位、胎心情况如何。

4. 阴道检查 阴道流血量、形状；宫口开大情况；胎先露高低；宫颈及子宫下段有无裂口。

【辅助检查报告单展示】

1. 典型胎儿监护图纸 记录有胎心率的两种变化（胎心率基线及胎心率一过性变化）、胎心率与胎动及宫缩的关系；宫缩过频、过强后出现宫缩消失；胎心加快或减慢；重度变异减速或晚期减速。

2. B型超声检查报告单 可协助确定破口部位及胎儿与子宫关系。提示子宫一侧阔韧带内有血肿；甚至胎儿位于子宫腔外。

3. 血常规 血红蛋白（Hb）降低、红细胞（RBC）、红细胞压积（HCT）下降。

【知识精要】

1. 病因

（1）瘢痕子宫：临产后子宫壁原有瘢痕（如剖宫产、子宫肌瘤剔除术、宫角切除术等）因子宫收缩牵拉及宫腔内压力升高而发生断裂。

（2）梗阻性难产：多见于高龄孕妇、骨盆狭窄、头盆不称、胎位异常（如忽略性肩先露）、胎儿异常（如脑积水）、软产道阻塞（如卵巢瘤嵌入盆腔）时，均可使胎先露部下降受阻，为克服阻力引起强烈宫缩导致子宫破裂。

（3）子宫收缩剂使用不当

1）未正确掌握缩宫素引产的适应证，或缩宫素剂量过大。

2）前列腺素栓剂及其他子宫收缩药物使用不当。

3）子宫对缩宫素过于敏感，均可引起子宫收缩过强。

（4）产科手术损伤

1）不适当或粗暴的阴道助产手术（如宫口未开全行产钳或臀牵引术），常可发生宫颈撕裂，严重时可波及子宫下段，发生子宫下段破裂。

2）忽略性肩先露强行内转胎位术操作不慎，或植入胎盘强行剥离，也可造成子宫破裂。

3）毁胎术或穿颅术可因器械或胎儿骨片损伤子宫导致破裂。

（5）其他：子宫发育异常或多次宫腔操作，局部肌层菲薄也可致子宫破裂。

2. 临床表现 子宫破裂多数发生于分娩期，为逐渐发展的过程，多数分为先兆子宫破裂和子宫破裂两个阶段。按子宫破裂分为子宫体部破裂和子宫下段破裂。

（1）先兆子宫破裂的表现

1）子宫呈强直性或痉挛性过强收缩，产妇烦躁不安，呼吸、心率加快，下腹剧痛难忍，出现少量阴道流血。

2）子宫体部及下段间出现病理缩复环。

3）胎动频繁，胎心率改变或听不清。

4）膀胱受压充血，出现排尿困难及血尿。

（2）子宫破裂的表现：根据破裂程度，可分为不完全性与完全性子宫破裂两种。

1）不完全性子宫破裂：①指子宫肌层全部或部分破裂，浆膜层尚未穿破，宫腔与腹腔未相通，胎儿及其附属物仍在宫腔内；②腹部检查在子宫不全破裂处有明显压痛；③若破裂发生在子宫侧壁阔韧带两叶间，可形成阔韧带内血肿，此时在宫体一侧可扪及逐渐增大且有压痛的包块；④胎心多不规则。

2）完全性子宫破裂：①指宫壁全层破裂，使宫腔与腹腔相通；②子宫破裂时，产妇突感腹部如撕裂样剧痛，破裂后产妇感觉腹痛骤减，宫缩停止，但不久腹痛又呈持续性，很快进入休克状态，面色苍白，出冷汗，呼吸表浅，脉搏细数，血压下降；③检查时有全腹压痛及反跳痛，在腹壁下清楚地扪及胎体，缩小宫体位于胎儿侧方，胎心消失；④阴道检查：可能有鲜血流出，量可多可少，拨露或下降中的胎先露部消失（胎儿进入腹腔内），曾扩张的宫口可回缩。

3. 辅助检查

（1）典型胎儿监护图纸：记录有胎心率的两种变化（胎心率基线及胎心率一过性变化）、胎心率与胎动及宫缩的关系；宫缩过频、过强后出现宫缩消失；胎心加快或减慢；重度变异或晚期减速。

（2）B 型超声检查报告单：可协助确定破口部位及胎儿与子宫关系。提示子宫一侧阔韧带内有血肿；甚至胎儿位于子宫腔外。

（3）血常规：血红蛋白（Hb）降低、红细胞（RBC）、红细胞压积（HCT）下降。

4. 诊断

（1）根据病史、分娩经过、临床表现，典型的子宫破裂诊断并不困难。

（2）子宫切口瘢痕破裂，疼痛不明显，无先兆破裂症状和体征，诊断有一定困难。根据前次剖宫产手术史，子宫下段压痛，胎心改变，阴道流血等可诊断。

（3）B 型超声检查：可协助确定破口部位及胎儿与子宫的关系。

（4）诊断子宫破裂：类型、部位、并发症（胎儿窘迫、死胎、失血性贫血、失血性休克等）。

5. 鉴别诊断

（1）胎盘早剥。

（2）难产并发腹腔感染。

6. 预防

（1）加强计划生育宣传及实施。

（2）提高产科诊治质量。

1）正确处理产程。

2）严格掌握缩宫素引产指征。

3）正确掌握产科手术助产的指征和技术。

4）正确掌握剖宫产指征。

7. 治疗原则

（1）先兆子宫破裂：立即采取措施抑制宫缩。同时应尽快行剖宫产术，防止子宫破裂。

（2）子宫破裂

1）输血，输液，吸氧，抢救休克同时及时手术治疗。

2）根据产妇状态、子宫破裂程度、感染程度及产妇有无子女决定是否保留子宫。①破口小且整齐，感染轻微，可行裂口修补术；②对破口大且不整齐或感染明显者，多行子宫次全切除术；③若破口延长至宫颈，应行子宫全切术；④手术前术后均应给予大量广谱抗生素控制感染。

【复习思考题】

1. 子宫破裂的分类、临床表现是什么？

2. 子宫破裂的预防措施是什么？

3. 子宫破裂应如何处理。

笔记栏

（刘　珏）

见习八（4） 晚期产后出血

【见习要求】

1. 掌握晚期产后出血的病因、临床表现和诊断。

2. 掌握晚期产后出血的诊断与防治。

【见习时数】 0.5 学时。

【见习准备】

1. 典型患者 1 人/小组或既往患者病例 1 份/小组。

2. 患者 B 型超声检查检查结果 1 份/组。

【见习过程】

1. 讲授病史采集、体格检查要点，学生分组进病房采集病史，并做体格检查或温习病例。

2. 学生回示教室汇报病历摘要、阳性体征，提出必要的辅助检查并说明其目的。

3. 学生归纳总结病例特点，作出完整的诊断，并说明诊断依据。

4. 结合患者的具体实际，教师以提问的方式小结。

【病史采集要点】

1. 现病史

（1）主要症状：产时有无胎盘残留、多次宫腔操作史、剖宫产术中有无切口撕裂等，产后阴道恶露排出的情况。

（2）伴随症状：是否有寒战、低热、贫血等其他表现等。

（3）病情演变：何时出现多量阴道流血，其发展演变过程如何。

（4）诊疗情况：做过何种检查，用何药物及疗效如何。

（5）一般情况：精神、体力、饮食、大小便如何。

2. 其他相关病史

（1）有无药物过敏史及输血史。

（2）既往有无特殊病史（宫腔感染、子宫手术史）。

（3）个人史：年龄、职业、有无吸烟及吸毒史。

（4）月经史及孕产史：既往月经情况、妊娠分娩史、有无多次流产及剖宫产史、有无产后出血、产褥感染等。

【体查要点】

1. 体温、脉搏、呼吸、血压。

2. 注意产妇的面色、精神状态及水肿情况。

3. 心肺 心尖搏动的位置，心界大小，心率、节律、心音、杂音；肺部有无啰音。

4. 腹部 注意腹部有无压痛及反跳痛；宫底高度、子宫轮廓、质地。

5. 妇科检查 阴道流血量、颜色、气味；宫口有无组织物堵塞；子宫缩复情况、有无压痛；盆腔内有无包块及压痛。

【辅助检查报告单展示】

1. 血常规 血红蛋白（Hb）、红细胞（RBC）、红细胞压积（HCT）下降，白细胞（WBC）升高。

2. 宫颈管分泌物培养 有细菌生长。

3. B型超声检查 子宫复旧不良，宫腔黏膜线不清、宫腔内有杂乱回声或子宫切口处有杂乱回声。

4. 宫腔诊刮病理检查 提示有变性绒毛、蜕膜组织及炎性细胞等。

【知识精要】

1. 概述 分娩24小时后，在产褥期内发生的子宫大量出血，称晚期产后出血。以产后1～2周发病最常见，也有迟至产后6周发病者。

2. 病因与临床表现

（1）胎盘胎膜残留：多发生在产后 10 天左右，残留胎盘胎膜变性坏死机化形成胎盘息肉，当坏死组织脱落时，暴露基底部血管，引起大出血。临床表现血性恶露持续时间延长，以后反复出血或大量流血。检查子宫复旧不良，宫口松弛，有时可见残留组织。

（2）蜕膜残留：蜕膜剥离不全，长时间残留可影响子宫复旧，继发子宫内膜炎症，引起晚期产后出血。临床表现与胎盘胎膜残留不易鉴别。宫腔刮出物可见蜕膜而无绒毛。

（3）子宫胎盘附着面复旧不全：多发生在产后 2 周，表现突然大量的流血，检查发现子宫大而软，宫口松弛，阴道及宫口有血块。

（4）感染：子宫内膜炎多见。

（5）剖宫产术后子宫伤口裂开：多见于子宫下段剖宫产横切口两侧端。原因有：①切口两端切断子宫动脉分支，造成局部供血不足。②横切口选择过低或过高，造成组织愈合不良。③缝合技术不当，缝扎过松或缝扎组织过多过密等致切口愈合不良。④切口感染，多见于胎膜早破，产程延长，多次阴道检查，前置胎盘等情况。

（6）其他：产后滋养细胞疾病等也可引起晚期产后出血。

3. 辅助检查

（1）血常规：血红蛋白（Hb）、红细胞（RBC）、红细胞压积（HCT）下降，白细胞（WBC）升高。

（2）宫颈管分泌物培养：有细菌生长。

（3）B 型超声检查检查：子宫复旧不良，宫腔黏膜线不清、宫腔内有杂乱回声或子宫切口处有杂乱回声。

（4）宫腔诊刮病理检查：提示有变性绒毛、蜕膜组织及炎性细胞等。

（5）凝血功能检查：阴道大量出血且血液不凝时应做凝血功能检查，了解有无凝血功能障碍及 DIC。

4. 诊断依据

（1）产时有胎盘残留、多次宫腔操作史、剖宫产术中有切口撕裂等；出血的情况：产后恶露不净，反复或突然阴道大量流血；腹痛和发热。

（2）双合诊（在消毒、输液、备血、纠正休克情况下）：一般发现子宫增大、质地软，宫口有组织或血块等堵塞或子宫有压痛。

（3）全身检查排除血液系统疾病。

（4）辅助检查：血常规、宫腔分泌物培养、B 型超声检查检查、宫腔刮出物病检等提示有感染与贫血情况、子宫切口愈合不良及组织物残留等。

5. 治疗

（1）少量或中等出血可给予抗生素、子宫收缩剂等药物保守治疗。

（2）疑有组织物残留的应做好输液，备血准备后刮宫，并做好开腹准备。术后继续给予抗生素及宫缩剂。

（3）疑有剖宫产切口裂开者，少量流血药物治疗。多量流血可行剖腹探查，坏死组织少范围小可做清创缝合或动脉栓塞术。坏死组织范围大酌情切除子宫。

（4）若为滋养细胞肿瘤，应做相应处理。

6. 预防

（1）剖宫产时做到合理选择切口，合理缝合。

（2）产后及时检查胎盘胎膜，如有残留及时取出。

（3）不能排除胎盘残留时，应探查宫腔。

（4）术后应用抗生素预防感染。

【复习思考题】

1. 什么是晚期产后出血?

2. 晚期产后出血的临床表现和诊断是什么?

3. 晚期产后出血的治疗是什么?

笔记栏

（刘　珏）

见习八（5）　产褥感染

【见习要求】

1. 熟悉产褥感染的常见病因、病理变化。

2. 掌握产褥感染的临床表现、诊断及防治措施。

【见习时数】　0.5 学时。

【见习准备】

1. 典型患者 1 人或既往典型病例 1 份/小组。

2. 典型血常规、细菌培养及药敏报告单、典型 B 型超声报告单各 1 份/小组。

【见习过程】

1. 讲授病史采集、体格检查要点，学生分组进病房采集病史，并做体格检查；或复习病例。

2. 学生回示教室汇报病历摘要、阳性体征，提出必要的辅助检查并说明其目的；教师展示典型报告单。

3. 学生归纳总结病例特点，做出完整的诊断，并说明诊断依据。

4. 结合患者的具体实际，教师以提问的方式小结。

【病史采集要点】

1. 现病史

（1）发病情况：产时或手术时是否顺利，产后多久起病。

（2）主要症状：有无寒战高热，发热情况及持续时间，恶露是否呈脓性且带臭味，会阴及腹部伤口有无红肿、疼痛、分泌物流出及脓肿形成，有无腹痛、腹胀、腹泻及里急后重等，下肢有无持续性疼痛。

（3）诊疗情况：在何处就诊过，做过何种检查，用何药物及疗效如何。

（4）一般情况：精神、饮食、大小便如何，体重有何变化。

2. 其他相关病史

（1）有无孕期贫血、营养不良、胎膜早破、产程延长、产时产后出血过多、孕晚期性生活、外阴阴道炎等病史。

（2）有无药物过敏史。

（3）既往有无心、肺、肝、肾疾病史。

【体查要点】

1. 体温、脉搏、呼吸、血压、体位、神志。

2. 胸部 视、触、叩、听。

3. 心脏 心尖搏动的位置，心界大小，心率、节律、心音、杂音。

4. 腹部 腹部伤口情况，有无红肿、疼痛、分泌物流出及脓肿形成，腹肌是否紧张、有无压痛、反跳痛。

5. 双下肢是否水肿变白，有无局部静脉压痛或硬索状感。

6. 外阴阴道是否充血，伤口有无红肿、疼痛、分泌物流出及脓肿形成；宫颈是否充血、有举痛或摇摆痛，是否有脓性分泌物流出；宫体压痛，双附件增厚、压痛，有无包块形成。

【辅助检查报告单展示】

1. 分泌物常规检查及培养 常规检查镜下可见大量白细胞及脓细胞，分泌物培养可发现致病菌，并可根据药敏试验选用相应抗生素治疗。

2. B型超声 宫壁回声增粗，宫腔内有不规则液性暗区，盆腔有游离液暗区或不规则暗区，一侧或双侧附件区有形状不规则低回声包块或液性暗区。

【知识精要】

1. 概述

（1）产褥感染：系指分娩及产褥期生殖道受病原体感染，引起局部或全身的炎症变化，其发病率6%，是产妇死亡的四大原因之一。

（2）产褥病率：与产褥感染的含义不同，它是指分娩24小时以后的10日内，用口表每日测量体温4次，有2次≥38℃。虽然造成产褥病率的原因以产褥感染为主，但也包括生殖道以外的感染如急性乳腺炎、上呼吸道感染、泌尿系统感染、血栓静脉炎等原因所致。

2. 诱因

（1）分娩降低或破坏了女性生殖道的防御功能和自净作用，增加病原体侵入生殖道的机会。

（2）产妇体质虚弱、营养不良、孕期贫血、妊娠晚期性生活、胎膜早破、羊膜腔感染、慢性疾病、产科手术操作、产程延长、产前产后出血过多等，机体抵抗力下降，均可成为产褥感染的诱因。

3. 病原体种类

（1）有需氧性链球菌、厌氧性球菌、大肠杆菌属、葡萄球菌、厌氧类杆菌、淋病奈瑟菌、支原体和衣原体等。

（2）感染来源：内源性或外源性感染。

4. 病理及临床表现 发热、疼痛、异常恶露，为产褥感染的三大主要症状。

（1）急性外阴、阴道、宫颈炎：表现为局部灼热、疼痛、下坠。局部伤口红肿、发硬、伤口裂开，压痛明显、脓液流出。阴道黏膜充血、溃疡、脓性分泌物增多，宫颈充血。

（2）子宫感染：包括急性子宫内膜炎、子宫肌炎。病原体经胎盘剥离面侵入，扩散到子宫蜕膜层称子宫内膜炎，侵及子宫肌层称子宫肌炎。两者常伴发。可表现为发热、寒战、头痛，恶露增多有臭味、下腹疼痛及压痛、白细胞增高等全身感染症状。

（3）急性盆腔结缔组织炎、急性输卵管炎：病原体沿宫旁淋巴和血行达宫旁组织，出现急性炎性反应而形成炎性包块，同时波及输卵管系膜、管壁。产妇表现为下腹痛伴肛门坠胀，可伴寒战、高热、脉速、头痛等全身症状。体征为下腹明显压痛、反跳痛、肌紧张；宫旁一侧或两侧结缔组织增厚、压痛和（或）触及炎性包块，严重者侵及整个盆腔形成“冰冻骨盆”。淋病奈瑟菌沿生殖道黏膜上行感染，达输卵管与盆腹腔，形成脓肿后，高热不退。患者白细胞持续增高，中性粒细胞明显增多，核左移。

（4）急性盆腔腹膜炎及弥漫性腹膜炎

1）炎症继续发展所致，扩展至子宫浆膜，形成盆腔腹膜炎。

2）出现全身中毒症状，如高热、恶心、呕吐、腹胀，检查时下腹部有明显压痛、反跳痛。

3）腹膜面分泌大量渗出液，可引起肠粘连，或形成直肠子宫陷凹局限性脓肿，并波及肠管与膀胱出现腹泻、里急后重与排尿困难。

4）急性期治疗不彻底可发展成慢性盆腔炎而导致不孕。

（5）血栓静脉炎

1）盆腔内血栓静脉炎：①常侵及子宫静脉、卵巢静脉、髂内静脉、髂总静脉及阴道静脉；②厌氧性细菌为常见病原体；③病变单侧居多；④产后 1～2 周多见；⑤表现为寒战、高热并反复发作，持续数周或反复发作。

2）下肢血栓静脉炎：①病变多在股静脉、腘静脉及大隐静脉，多继发于盆腔静脉炎，表现弛张热；②下肢持续性疼痛，局部静脉压痛或触及硬索状，下肢水肿，皮肤发白，习称“股白肿”（病变轻时无明显阳性体征）；③彩色超声多普勒检查可协助诊断。

（6）脓毒血症及败血症：感染血栓脱落进入血循环可引起脓毒血症，随后可并发感染性休克和迁徙性脓肿（肺脓肿、左肾脓肿）。若细菌大量进入血循环并繁殖形成败血症，表现为持续高热、寒战、全身明显中毒症状，可危及生命。

5. 诊断

（1）详细询问病史，全身及局部体检，进行血、尿常规及其他辅助化验检查，检测血清急性期反应物质中的 C-反应蛋白，有助于早期诊断感染。

（2）确定病原体：病原体的鉴定对产褥感染诊断与治疗非常重要。方法有：病原体的培养、分泌物涂片检查、病原体抗原和特异抗体检测。

（3）确定病变部位：通过全身检查，双合诊或三合诊，辅助检查如B型超声、彩色超声多普勒、CT、磁共振等检测手段，能够对感染形成的炎性包块、脓肿及静脉血栓做出定位和定性诊断。

6. 鉴别诊断 排除引起产褥病率的其他疾病如急性乳腺炎、上呼吸道感染、泌尿系统感染等。

7. 治疗

（1）支持疗法：加强营养并补充足够维生素，增强全身抵抗力，纠正水、电解质失衡，病情严重或贫血者，多次少量输血或血浆。取半卧位，利于恶露引流或使炎症局限于盆腔。

（2）切开引流：清除宫腔残留物，脓肿切开引流。

（3）抗生素的应用：应按药敏试验选用广谱高效抗生素，注意需氧菌、厌氧菌及耐药菌株问题。中毒症状严重者，短期选用肾上腺皮质激素，提高机体应激能力。

（4）肝素治疗：治疗血栓静脉炎，在应用大量抗生素的同时，可加用肝素钠，即150U/（kg·d）肝素加于5%葡萄糖液500ml中静脉滴注，每6小时一次，体温下降后改为每日2次，连用4～7日；尿激酶40万U加入0.9%氯化钠注射液或5%葡萄糖注射液500ml，静脉滴注10日。用药期间监测凝血功能。口服双香豆素、阿司匹林等。也可用活血化瘀中药及溶栓类药物治疗。

（5）手术治疗：子宫严重感染，经积极治疗无效，炎症继续扩散，出现不能控制的出血、败血症或脓毒血症时，应及时行子宫切除，清除感染源，挽救患者生命。

8. 预防

（1）加强孕期卫生宣传。

（2）临产前2个月避免性生活及盆浴，加强营养，增强体质。

（3）及时治疗外阴阴道炎及宫颈炎等慢性疾病和并发症，避免胎膜早破、滞产、产道损伤与产后出血。

（4）消毒产妇用物，接产严格无菌操作，正确掌握手术指征，保持外阴清洁。必要时给以抗生素预防感染。

【复习思考题】

1. 分别说出产褥感染及产褥病率的定义。

2. 说出产褥感染的诱因及常见病原体。

3. 产褥感染的途径有几种?

4. 简述产褥感染的临床表现。

5. 说出产褥感染的诊断步骤。

6. 简述产褥感染的治疗原则。

笔记栏

（周建斌）

见习九　产科典型病例分析

【见习时数】 4学时。

病　例　一

李××，女，25岁，已婚，工人。因停经50余天，下腹胀痛伴阴道流血4小时，于2016年3月18日16时急诊入院。

患者末次月经2016年1月28日，停经40天出现恶心、呕吐、精神欠佳等早孕反应持续至今，今日逛街后于 12 时左右突然出现下腹部胀痛并逐渐加剧，伴阴道流血，开始时量少，后出现大量流血，夹凝血块及少许肉样组织物。伴头昏，出冷汗，无昏厥。立即护送来院急诊。

既往体健。月经 $15\frac{5-6}{28}$ 天，色红，量中，无凝血块及痛经。23 岁结婚。孕 3，产 1，流 1，爱人体健。

体查：T 36.9℃，P 105 次/分，R 22 次/分，BP 80/40mmHg，面色苍白，贫血貌。颈软，气管居中，甲状腺不肿大，头颅五官无畸形。心率 105 次/分，律齐，双肺呼吸音清，腹平软，无压痛及反跳痛，肝脾未扪及，双肾区无叩痛，脊柱四肢无畸形。

妇科检查：外阴已婚型，外阴及两大腿内侧有血迹。清毒后妇科检查，阴道内中量积血，宫颈口开，有一组织物堵于宫口，宫体前倾增大约孕 40 天大小，软，活动可，无压痛，双侧附件（–）。

辅助检查：血常规：Hb 62g/L，WBC 8.0×10^9/L，N 0.68，L 0.32，Pt 151×10^9/L。

尿 hCG（+）

请根据病史及体查作出诊断，提出诊断依据及处理意见。

病 例 二

张××，女性，30 岁，已婚，干部，停经 44 天，不规则阴道流血 2 天，伴腹痛 2 小时于 2016 年 2 月 15 日 11 时急症抬送入院。

末次月经 2016 年 1 月 1 日，于 2 月 13 日无明显诱因出现少量阴道流血，点滴状，深褐色，未就诊。于 2 小时前突感下腹部剧烈疼痛，伴恶心，呕吐，面色苍白，随即晕倒，立即抬送来我院。

既往体健。月经14$\frac{4-5}{30}$天，量中等，无痛经史，24岁结婚，孕2，人流1，配偶体健。

体查；T 36.3℃，P 120 次/分，R 24 次/分，BP 75/50mmHg，急性病容，贫血貌，神清合作，睑结膜苍白，头颅五官无畸形，颈软，甲状腺不肿大，心率 120 次/分，律齐，双肺呼吸音清，腹肌紧张，肝、脾未扪及，余见专科情况，双肾区无叩击痛，脊柱、四肢无畸形，膝反射存在。

专科情况：腹部稍饱满，腹肌紧张，下腹压痛及反跳痛，以左下腹为甚，移动性浊音（+)，肠鸣音少。妇科检查：外阴已婚型，阴道内见少量暗红色血性分泌物。宫颈：稍着色，光滑，宫口闭，抬举痛（+)，阴道后穹隆饱满。宫体：前倾前屈位，稍大，有漂浮感，压痛。双侧附件：左侧似可扪及一边界不清楚之肿物，触痛，右侧附件压痛。

辅助检查：血常规：Hb 61g/L，WBC 12.1×10^9/L，N 0.76，Pt 116×10^9/L。

根据病史及检查，还需做哪些辅助检查？请提出诊断、诊断依据及处理意见？

病　例　三

王××，女性，23 岁，已婚，待业，因停经 40 周，伴头晕，头痛 3 天，抽搐 1 次，于 2016 年 3 月 22 日 9：30 抬送入院。

患者末次月经 2015 年 6 月 15 日，预产期 2016 年 3 月 22 日。停经后无明显恶心、呕吐、择食等早孕反应，孕 5 月感胎动，一直未作产前检查，近 1 月来下肢水肿，。于 3 月 19 日感头晕，头痛而卧床休息后稍好转，晚餐进食后入睡。今晨感头晕，头痛加剧伴呕吐两次，于今日9 时突发四肢强直性，阵发性抽搐，伴面唇发绀，眼往上翻，口吐白沫，人事不清，历时一分多钟，抽搐停止，随即昏迷急送我院。

既往体健，月经14$\frac{4-5}{30}$天，量中，孕 1，产 0，体查：T 37℃，P 100 次/分，R 20 次/分，BP 165/115mmHg，昏睡状态，神志欠清，烦躁不安，瞳孔放大，对光反射存在，唇周发绀，心率 100 次/分，律齐，双肺呼吸音清，腹部膨隆如足月妊娠，呈凹陷性水肿，肝脾扪及不满意，余见产科情况。水肿（+++），膝腱反射存在。

产科情况：腹膨隆如足月妊娠大小，可见紫色妊娠纹，宫高 30cm，腹围 90cm，估计胎儿重 2900 克。肛查：宫颈容受 90%、宫口未开、先露 S^{-1}，坐骨棘不突，骶尾关节活动可。阴道无流血、流液。骨盆测量：IS 24cm，IC 26cm，EC 19cm，TO 9cm。

辅助检查：血常规：Hb 107g/L，WBC 12.3×10^9/L，N 0.80，L 0.17，E 0.02，M 0.01，Pt 95×10^9/L。尿常规：黄色微混、酸性，比重 1.026，蛋白（+++），镜检：RBC 0～3/HP，WBC 2～5/HP 眼底检查：眼底 A 痉挛，A：V =1：3

请根据病史，体征做出诊断，诊断依据及处理原则？

病 例 四

杨××，女性，25 岁，已婚，农民。因停经 36 周，反复阴道流血 4 次，大流血 2 小时，于 2016 年 2 月 21 日 11 时急诊入院。

末次月经 2015 年 6 月 14 日，预产期 2016 年 3 月 21 日，停经 40 天有早孕反应，孕 5 月感胎动至今，1 月前开始阴道少量流血一次，半天自止，10 天后又有阴道流血两次，性质同前，血量较前次稍多，无其他不适，未去医院检查。今日 9 时左右无任何诱因突然出现阴道大量流血，量是平时月经量 4～5 倍，昏倒一次，无腹胀痛，无畏寒发热。来院途中自觉胎动频繁。大、小便正常。

既往体健，月经$15\frac{6-7}{30}$天，量中等。23 岁结婚，孕 4，产 0，流 3。

体查 T 36℃，P 108 次/分，R 22 次/分，BP 90/60mmHg，神清，贫血貌，睑结膜苍白，颈软，气管居中，甲状腺肿大，心率 108 次/分，律齐，双肺呼吸音清，腹膨隆，肝、脾扪及不满意，余见产科情况。

产科情况：腹隆起呈纵椭圆形，无压痛，宫高 33cm，腹围 89cm，头浮，LOA，胎心 166 次/分，无宫缩。耻骨联合上方可闻及胎盘杂音，外阴，大腿内侧有血迹，双下肢无水肿。

实验室检查：血常规：Hb 75g/L，WBC 1.28×10^9/L，N 0.72，L 0.28，Pt 128×10^9/L，CO_2CP 18mmol/L。

请提出诊断，诊断依据及处理原则。

病　例　五

江××，女性，30 岁，农民，已婚，停经 39 周，下腹阵发性胀痛 25 小时，阴道流水 13 小时，于 2016 年 2 月 20 日 8 时急症抬送入院。

患者末次月经 2015 年 5 月 20 日，预产期 2016 年 2 月 27 日。停经过 40 天感恶心、呕吐、择食等早孕反应，停经 5 月感胎动至今，孕期一直未作产前检查。2 月 19 日凌晨见红，7 时出现规律性下腹胀痛，19 时阴道流水，以后阵痛渐缓，于今早上 6 时阴道口见胎儿头，胎儿未娩出而急诊抬送我院。

既往体健。月经14$\frac{5-7}{32}$天，量中等，无痛经，24岁结婚，孕2，产1，存0，第一胎为臂位，2002年分娩，新生儿产时死亡。

体查：T 37℃，P 92次/分，R 22次/分，BP 120/70mmHg，心肺（-），腹部膨隆如足月妊娠大小，肝、脾扣诊不满意，腹部胀气明显，余见产科情况。

产科情况：腹膨隆如足月妊娠大小，宫高32cm，腹围92cm，ROT，头先露，已固定，胎心音110～160次/分，不规则，宫缩稀20″/3～7′，骨盆测量：IS 23cm，IC 25cm，EC 18.5cm，TO 8cm，后矢状经7.5cm，耻骨弓角度90°。常规消毒下阴道检查：宫口已开全，胎膜已破，胎头双顶径在坐骨棘下2cm，小囟门在母体骨盆右侧，矢状缝在母体骨盆横径上。

请提出诊断、诊断依据、处理意见。

病 例 六

杨××，女，30岁，农民，已婚，因停经35周，腹痛伴少量阴道流血半小时，于2016年3月10日13时急诊抬送入院。

患者末次月经2015年7月7日，预产期2016年4月14日，停经后有早孕反应，停经4月左右感胎动至今，孕期定期作产前检查，无异常情况，今日12时左右乘公共汽车回家，腹部被车门撞击，当时无明显腹痛及阴道流血，未作检查及处理，半小时后出现腹部阵发性疼痛，并逐渐加重，伴少量阴道流血，伴头晕、乏力，无昏倒，于13时急诊抬送入院。

既往体健。月经14$\frac{4-6}{30}$天，量中等，无痛经，24岁结婚，孕1，产0。

体查：T 36.7℃，P 106 次/分，R 24 次/分，BP 90/55mmHg，神清，贫血貌，睑结膜、唇黏膜稍苍白，头颅，五官无畸形，气管居中，甲状腺不肿大，心率 106 次/分，律齐，腹部膨隆如足月妊娠大小，肝、脾扪诊不满意，腹部胀气明显，余见产科情况。

产科情况：腹膨隆如足月妊娠大小，宫高 32cm，腹围 92cm，腹肌紧张，压痛及反跳痛，以左侧腹部明显，胎位扪及欠清，胎心音 166 次/分，常规消毒下阴道检查：阴道内有少量血液，宫颈容受 90%、宫口未开、先露 S^{-2}、两坐骨棘不突，骶尾关节活动可。骨盆测量：IS 23cm，IC 25cm，EC 18.5cm，TO 8.5。

辅助检查：

血常规：Hb 75g/L，WBC 10.2×10^9/L，N 0.84，L 0.16，Pt 130×10^9/L。

请提出诊断及诊断依据、处理原则。

笔记栏

（张群锋）

附产科入院记录

产科入院记录

入院日期　　年　月　日　时

病史叙述者：

主 诉：

现病史：

既往史：健康状况（良、中，差）

疾病史（无、有）

预防接种史（无、有）

手术史（无、有）

外伤史（无、有）

药物过敏史（无、有）

输血史（无、有）时间 医院

输血成分 其他

个人史：吸烟史（无、有）年 支/d 饮酒史（无、有）年 ml/d

毒物及疫水接触史（无、有）

其他

月经、婚育史：

家族史：

体格检查

T P R BP Wt H

发育 营养 神志 面色 水肿 皮肤黏膜

五官 甲状腺 淋巴结

心 肺

肝 脾

脊柱四肢 神经反射

产 科 检 查

宫高____cm 腹围____cm 胎儿体重____g 胎先露____入盆（是、否）

胎心____次/min 宫缩____破膜（已、未）羊水性状______

胎方位____肛查或阴道检查 宫口____cm，位置（前、中、后）

质地（软、中、硬）容受______先露____S

髂前上棘间径______cm　　髂嵴间径______ cm

骶耻外径间径______ cm　　坐骨结节间径______ cm

辅助检查：血细胞分析

　　　　尿液分析

　　　　生化检查

　　　　心电图

　　　　B 型超声

　　　　胎心监护

入院诊断

住院医师签名：　　　　　　　　年　　月　　日

主治医师签名：　　　　　　　　年　　月　　日

主（副）主任医师签名：　　　　年　　月　　日

笔记栏

（张群锋）

第四章　妇　科

见习十（1）　妇科病史及检查

【见习要求】

1. 掌握妇科常见疾病的病史询问方法。

2. 掌握妇科检查的注意事项及检查步骤。

3. 熟悉妇科检查的书写格式。

【见习时数】　2学时。

【见习准备】

1. 妇科检查模型1个/小组。

2. 妇科常见病患者2人/小组。

【见习过程】

1. 教师详细讲解妇科病史的采集方法；妇科检查的准备工作、注意事项、检查步骤，并在模型上进行示范检查；讲解妇科检查的书写格式。

2. 学生分组在模型上练习妇科检查以加深印象。

3. 学生分组进病房检查各组患者，采集病史，并进行妇科检查，检查后进行记录。

【病史采集要点】

1. 一般项目　姓名、年龄、婚姻、职业、籍贯、民族、住址、入院日期、病史记录日期、病史陈述者、可靠程度等。

2. 主诉　患者就诊的主要症状及其持续时间，就诊的目的和要求。

3. 现病史　指患者从发病到就诊的病情演变过程。以主诉为核心，按顺序描述疾病的诱因、发生、发展和治疗经过。此外，应记录伴随症状及一般情况，如食欲、大小便、体重等变化。

4. 月经史 初潮年龄、周期、经期、经量、经期伴随症状、末次月经时间和前次月经日期；如已经绝经，要询问绝经年龄、绝经前后情况。

5. 婚育史 婚次及结婚年龄、是否近亲结婚（直系血亲及三代旁系血亲）、配偶的健康、有无性病史、性生活情况；足月产、早产、流产、及现存子女数可依次以数字简写为 X—X—X—X，或仅用孕 X 产 X 表示；每次妊娠、分娩的情况；采用何种避孕措施及其效果。

6. 既往史 指过去的健康和疾病情况。内容包括以往健康状况、疾病史、传染病史、预防接种史、手术外伤史、过敏史、输血史等。为避免遗漏，可按全身各系统依次询问。

7. 个人史 生活居住情况、出生地和曾居住地区，有无烟、酒嗜好，有无毒品使用史。

8. 家族史 父母、子女、兄弟、姐妹等的健康情况，家族成员有无遗传性疾病、可能与遗传有关的疾病（如糖尿病、高血压、癌症等）以及传染病等。

【体查要点】

1. 全身检查 常规测量体温、脉搏、呼吸、血压，必要时测体重和身高及其他全身检查。

2. 腹部检查 在妇科检查前进行。系统地进行腹部视诊、触诊、叩诊、听诊。扪到包块时，应描述包块部位、大小（以 cm 为单位表示或相当于妊娠月份表示，如包块相当于妊娠 3 个月大）、形状、质地、活动度、表面是否光滑或有高低不平隆起以及有无压痛等。叩诊时注意鼓音和浊音分布范围，有无移动性浊音。若合并妊娠，应检查腹围、子宫底高度、胎位、胎心及胎儿大小等。

3. 妇科检查

（1）检查前准备和注意事项

1）检查时态度要严肃，语言要亲切，动作轻柔，检查仔细。

2）检查前排空膀胱后取膀胱截石位。

3）每检查1人应更换臀下垫单。

4）应避免经期做盆腔检查，若有阴道异常流血必须检查，应消毒外阴，使用无菌手套和器械，以防发生感染。

5）无性生活者禁作阴道窥器检查及双合诊检查，应行直肠-腹部诊。如必须行阴道检查，应征得其家属和本人同意。

6）男医生做妇科检查时，应有其他医务人员在场。

7）疑有盆腔内病变的腹壁肥厚、高度紧张不合作患者，若盆腔检查不满意时，可在麻醉下进行盆腔检查，或改用超声检查。

（2）检查内容和方法

1）外阴检查：①观察外阴发育情况、阴毛多少及分布，外生殖器情况，注意有无畸形、炎症、溃疡、瘢痕、肿瘤等；注意皮肤和黏膜色泽或色素减退及质地变化，有无增厚、变薄或萎缩。②用一手拇指和示指分开两侧小阴唇、暴露阴道前庭、尿道口和阴道口，注意有无红肿、赘生物、处女膜形态，有无损伤和畸形；③嘱患者向下屏气，观察有否阴道壁膨出及子宫脱垂、尿失禁等。

2）阴道窥器检查：①将阴道窥器两叶合拢，表面涂润滑剂（取分泌物检查者则不应用，改用生理盐水润滑），检查者用一手拇指示指将两侧小阴唇分开，另一手将窥器避开敏感的尿道周围区，前端向下倾斜，沿阴道侧后壁缓慢插入，逐渐转成正位，摆正后缓慢张开两叶，暴露宫颈、阴道壁和穹隆部；②转动窥器，观察阴道壁黏膜有无红肿、充血以及阴道分泌物的量、性质、色泽，有无臭味，阴道分泌物异常者应做滴虫、假丝酵母菌、淋病奈瑟菌及线索细胞检查；③观察宫颈的大小、外口形状、有无糜烂、裂伤、息肉、赘生物等，宫颈分泌物的性状、量，宫颈有无接触出血等，同时可采集宫颈外口鳞-柱交接部脱落细胞做宫颈细胞学检查和HPV检测；④检查完毕，将阴道窥器两叶合拢取出。

3）双合诊检查：①检查者一手的示指和中指沿阴道后壁进入阴道，另一只手在下腹部配合检查；②先触摸两侧大小阴唇有无肿块，再伸入阴道检查阴道通畅度，有无畸形、瘢痕、肿块、穹隆是否饱满，有无触痛；③触摸宫颈的形状、大小、硬度、宫口是否开大，宫口内有无赘生物，宫颈有无接触性出血和抬举痛；④随后阴道内的手指移至宫颈的后方，将宫颈向上抬举，腹部的手指自脐部开始逐渐向下移，按压腹壁，内外配合检查子宫的大小、形状、质地、活动度以及有无压痛；⑤然后阴道内手指移向左右侧穹隆，另一只手移至同侧下腹部，检查同侧附件情况及宫旁组织有无增厚、肿块及压痛。若扪及肿块，应查清其位置、大小、形状、软硬度、活动度、与子宫的关系以及有无压痛等。

子宫位置可分为前屈、前倾、水平位、后倾、后屈。双合诊时正常卵巢偶可扪及，触后稍有酸胀感，正常输卵管不能扪及。

4）三合诊检查：经阴道、直肠、腹部联合检查。是将示指放入阴道、中指放入直肠，与放在腹部上的另一只手配合进行检查的方法。三合诊更有利于了解盆腔后部、子宫直肠凹陷、子宫骶骨韧带的情况，对子宫颈癌的临床分期、结核以及子宫内膜异位症的诊断、疗效评价，均有重要意义。

5）直肠-腹部诊检查：将示指伸入直肠，另一只手置于腹部检查，诊断步骤和方法同双合诊。一般适于未婚、阴道闭锁或经期不宜阴道检查者。

（3）记录：妇科检查之后应按解剖部位先后顺序记录。

1）外阴：发育情况及婚产式（未婚、已婚未产或已婚已产式）。有异常发现时，应详加描述。

2）阴道：是否通畅、有无畸形，黏膜情况，分泌物的量、色、性状及有无臭味。

3）宫颈：大小、硬度、有无糜烂、息肉、腺囊肿，有无接触性出血及举痛、摇摆痛等。

4）子宫：位置、大小、硬度、活动度、表面是否平整、有无突起，有无压痛。

5）附件：有无增厚、压痛、肿块。如有：记录其位置、大小、质地、活动度、表面光滑程度、有无压痛以及与子宫、盆壁的关系。左右两侧分别记录。

【复习思考题】

1. 采集妇科病史包括哪些内容？

2. 进行妇科检查应注意哪些问题？

3. 简述妇科检查的步骤。

4. 一患者为多发性子宫肌瘤，子宫如孕80天大小，同时合并外阴阴道假丝酵母菌病，试写出其妇科检查的情况。

笔记栏

（周建斌）

见习十（2） 外阴阴道炎

【见习要求】

1. 掌握滴虫性阴道炎、外阴阴道假丝酵母菌病的病因、传染方式、临床表现，诊断方法及防治。

2. 了解细菌性阴道病的病因、诊断、治疗及临床意义。

3. 了解萎缩性阴道炎的病因，临床表现及防治方法。

【见习时数】 1学时。

【见习准备】

1. 典型患者1人/小组。

2. 典型阴道分泌物检查报告单1份/小组。

【见习过程】

1. 教师讲授病史采集、体格检查要点，学生分组进病房采集病史，并做体格检查。

2. 学生回示教室汇报病历摘要、阳性体征，提出必要的辅助检查并说明其目的；教师展示典型报告单。

3. 学生归纳总结病例特点，作出完整的诊断，并说明诊断依据。

4. 结合患者的具体实际，教师以提问的方式小结。

【病史采集要点】

1. 现病史

（1）发病情况：缓慢或急骤起病。

（2）发病的原因或诱因：是否有不洁性生活或接触公共浴池、浴盆、浴巾、游泳池、坐便器等。

（3）主要症状：外阴瘙痒的严重程度、阴道分泌物的性状及量。

（4）诊疗情况：在何处就诊过，做过何种检查，用何药物及疗效如何。

（5）一般情况：精神、体力、饮食、大小便如何，体重有何变化。

2. 其他相关病史

（1）既往有无糖尿病、是否大量应用免疫抑制剂及广谱抗生素、有无肝肾疾病及胃病史。

（2）有无药物过敏史。

（3）个人史：月经是否规律，是否绝经，是否经常穿紧身化纤内裤，是否有多个性伴侣及性卫生习惯不良。

【体查要点】

1. 体温、脉搏、呼吸、血压、体位。

2. 外阴是否充血、有无抓痕、糜烂、溃疡等；阴道是否充血、分泌物的性状及量如何。

【辅助检查报告单展示】

1. 白带常规　如镜下见到滴虫，可诊断为滴虫阴道炎。如分泌物中找到白假丝酵母菌可确诊为外阴阴道假丝酵母菌病。如阴道分泌物匀质、稀薄，PH＞4.5，胺臭味试验阳性或高倍镜下找到线索细胞，可确诊为细菌性阴道病。

2. 阴道分泌物培养　根据结果可确诊滴虫阴道炎及外阴阴道假丝酵母菌病。

【知识精要】

1. 滴虫阴道炎

（1）病因：由阴道毛滴虫引起。在 pH 为 5.0 以下或 7.5 以上的环境中则不生长。滴虫能消耗氧，使阴道成为厌氧环境，易致厌氧菌繁殖。约 60%患者合并细菌性阴道病。

（2）传染途径有

1）经性交直接传播。

2）经公共浴池、浴盆、浴巾、游泳池、坐式便器、衣物等间接传播。

3）医源性传播：通过污染的器械及敷料传播。

（3）临床表现

1）潜伏期为4～28日。

2）主要症状有：①白带异常：稀薄的泡沫状白带增多及外阴瘙痒，若有其他细菌混合感染则分泌物呈脓性，可有臭味；②瘙痒：部位主要为阴道口及外阴，间或有灼热、疼痛、性交痛等；③不孕：阴道毛滴虫能吞噬精子，并能阻碍乳酸生成，影响精子在阴道内存活，可致不孕；④尿道感染：若尿道口有感染，可有尿频、尿痛，有时可见血尿。

3）体征：阴道黏膜充血，严重者有散在出血斑点，甚至宫颈有出血斑点，形成"草莓样"宫颈，后穹隆有多量白带，呈灰黄色、黄白色稀薄液体或黄绿色脓性分泌物，常呈泡沫状。带虫者阴道黏膜常无异常改变。

（4）辅助检查

1）白带常规：如显微镜下见到滴虫，可诊断为滴虫阴道炎。

2）阴道分泌物培养：有滴虫生长可确诊滴虫阴道炎。

（5）诊断

1）诊断依据：①有不洁性生活或接触公共浴池、浴盆、浴巾、游泳池、坐便器等病史；②有白带增多及外阴瘙痒；③检查见阴道黏膜充血，严重者有散在出血斑点，后穹隆有多量白带，呈灰黄色、黄白色稀薄液体或黄绿色脓性分泌物，常呈泡沫状；④阴道分泌物中找到滴虫。

2）完整诊断：滴虫阴道炎，同时是否伴有其他细菌感染。

（6）治疗

1）全身用药：甲硝唑400mg，每日2～3次，7日为一疗程；对初次治疗者单次口服甲硝唑 2g，或替硝唑 2g，可收到同样效果。口服药物的治愈率为 90%～95%。服药后偶见胃肠道反应，根据情况可停药。甲硝唑用药期间及停药后 24 小时内、替硝唑用药期间及停药 72 小时禁止饮酒，哺乳期间用药不宜哺乳。

2）性伴侣的治疗：滴虫阴道炎主要由性行为传播，性伴侣应同时进行治疗，并告知患者及性伴侣治愈前应避免无保护性交。

3）随访及治疗失败的处理：对患有滴虫阴道炎的性活跃女性在最初感染 3 个月后重新进行筛查。对甲硝唑 2g 单次口服，治疗失败且排除再次感染者，增加甲硝唑疗效及剂量仍有效。若为初次治疗失败，可重复应用甲硝唑 400mg，每日 2 次，连服 7 日；或替硝唑 2g，单次口服。若治疗仍失败，给与甲硝唑 2g，每日 1 次，连服 5 日或替硝唑 2g，每日 1 次，连服 5 日。

4）妊娠合并滴虫阴道炎的治疗：妊娠期滴虫阴道炎可导致胎膜早破、早产及低出生体重儿，治疗有症状的妊娠期滴虫阴道炎可减轻症状，减少传播，防止新生儿呼吸道和生殖道感染。方案为甲硝唑 2g 顿服，或甲硝唑 400mg，每日 2 次，连服 7 日。但甲硝唑治疗能否改善滴虫阴道炎的产科并发症尚无定论，因此应用甲硝唑时，最好取得患者及家属的知情同意。

5）注意事项：为避免重复感染，内裤及洗涤用的毛巾，应煮沸 5～10 分钟以消灭病原体，并应对其性伴侣进行治疗。

2. 外阴阴道假丝酵母菌病

（1）病因及诱因

1）病因：80%～90%病原体为白假丝酵母菌，10%～20%为光滑假丝酵母菌、近平滑假丝酵母菌、热带假丝酵母菌等。有假丝酵母菌感染的阴道 pH 多在 4.0～4.7，通常＜4.5。

2）诱因：白假丝酵母菌为机会致病菌。常见发病诱因有长期应用广谱抗生素、妊娠、糖尿病、大量应用免疫抑制剂及接受大量雌激素治疗者。此外，胃肠道假丝酵母菌、穿紧身化纤内裤及肥胖等可使假丝酵母菌易于繁殖引起感染。

（2）传染途径：主要为内源性传染，少部分可通过性交直接传染，另有少部分通过接触感染的衣物间接传染。

（3）临床表现

1）症状：外阴瘙痒、灼痛，严重时坐卧不宁，异常痛苦，可伴有尿频、尿痛及性交痛。尿痛特点是排尿时尿液刺激水肿的外阴及前庭导致疼痛。患者阴道分泌物增多，为白色稠厚呈凝乳或豆腐渣样。

2）体征：外阴可见红斑、水肿，常伴有抓痕，严重者可见皮肤皲裂、表皮脱落。阴道黏膜可见水肿、红斑，小阴唇内侧及阴道黏膜上附有白色块状物，擦除后露出红肿黏膜面，急性期还可能见到糜烂及浅表溃疡。

（4）辅助检查：分泌物常规镜检或培养中找到白假丝酵母菌的芽生孢子或假菌丝可确诊。

（5）分类：根据其流行情况、临床表现、微生物学、宿主情况，分为单纯性外阴阴道假丝酵母菌病和复杂性外阴阴道假丝酵母菌病，两者区别见表 4-1。

表 4-1　VVC 临床分类

	单纯性	复杂性
发生频率	散发或非经常发作	复发性或经常发作
临床表现	轻到中度	重度
真菌种类	白假丝酵母菌	非白假丝酵母菌
宿主情况	免疫功能正常	免疫力低下、应用免疫抑制剂、未控制糖尿病、妊娠

（6）诊断

1）诊断依据：①有不洁性生活或接触公共浴池、浴盆、浴巾、游泳池、坐便器等病史；②有白带增多及外阴瘙痒；③检查见外阴红斑、水肿、有抓痕，阴道黏膜水肿、红斑，小阴唇内侧及阴道黏膜上附有白色块状物，擦除后露出红肿黏膜面，甚至有糜烂及浅表溃疡；④阴道分泌物中找到白假丝酵母菌即可确诊。

2）完整诊断：外阴阴道假丝酵母菌病，是否伴有其他细菌感染。

（7）治疗

1）消除诱因：若有糖尿病应给予积极治疗，及时停用广谱抗生素、雌激素及皮质类固醇激素。勤换内裤，用过的内裤、盆及毛巾均应用开水烫洗。

2）单纯性 VVC 的治疗：可局部用药，也可全身用药，主要以局部短疗程抗真菌药物治疗为主。全身用药与局部用药的疗效相似，治愈率 80%～90%；唑类药物的疗效高于制霉菌素。

A. 局部用药：可选用下列药物放于阴道内：①咪康唑栓剂，每晚 1 粒（200mg），连用 7 日；或每晚 1 粒（400mg），连用 3 日；或 1 粒（1200mg），单次用药。②克霉唑栓剂，每晚1粒（150mg），塞入阴道深部，连用 7 日，或每日早、晚各1粒（150mg），连用 3 日；或 1粒（500mg），单次用药。③制霉菌素栓剂，每晚1粒（10 万 U），连用 10～14 日。

B. 全身用药：对不能耐受局部用药者、未婚妇女及不愿采用局部用药者可选用口服药物。常用药物：氟康唑 150mg，顿服。

3）复杂性 VVC 的治疗

A. 严重 VVC：无论局部用药还是口服药物，均应延长治疗时间。若为局部用药，延长为 7～14 日；若口服氟康唑 150mg，则 72 小时后加服 1 次。症状严重者，局部用低浓度糖皮质激素软膏或唑类霜剂。

B. 复发性外阴阴道假丝酵母菌（RVVC）的治疗：一年内有症状并经真菌学证实 VVC 发作 4 次或以上称 RVVC，发生率约为 5%。抗真菌治疗分为初始治疗及巩固治疗。根据培养和药物敏感试验选择药物。在初始治疗达到真菌学治愈后，给予巩固治疗至半年。初始治疗若为局部治疗，延长治疗时间至 7～14 日；若口服氟康唑 150mg，则第 4 日、第 7 日加服 1 次。巩固治疗方案：口服氟康唑 150mg，每周 1 次，共 6 个月。在治疗前应作真菌培养确诊，治疗期间定期复查监测疗效及药物副作用。一旦发现副作用，立即停药。

C. 妊娠合并外阴阴道假丝酵母菌病的治疗：局部治疗为主，以 7 日疗法效果为佳，禁用口服唑类药物。

4）性伴侣治疗：无需对性伴侣进行常规治疗。对有症状男性应进行假丝酵母菌检查及治疗，预防女性重复感染。

5）随访：若症状持续存在或诊断 2 个月内复发者，需再次复诊。对 RVVC 在治疗结束后 7～14 日、1 个月、3 个月和 6 个月各随访 1 次，3 个月及 6 个月时建议同时进行真菌培养。

3. 细菌性阴道病

（1）病因：阴道内乳杆菌减少而其他细菌大量繁殖，其中以厌氧菌居多，厌氧菌数量可增加 100～1000 倍。原因可能与频繁性交、多个性伴侣或阴道灌洗使阴道碱化有关。

（2）临床表现

1）症状：10%～40%患者无临床症状，有症状者主要表现为阴道分泌物增多，有鱼腥臭味，尤其性交后加重，可伴有轻度外阴瘙痒或烧灼感。

2）体征：阴道黏膜无充血的炎症表现，分泌物特点为灰白色，均匀一致，稀薄，常黏附于阴道壁，但黏度很低，容易将分泌物从阴道壁拭去。

（3）辅助检查

1）阴道分泌物匀质、稀薄，PH＞4.5。

2）阴道分泌物胺臭味试验阳性。

3）阴道分泌物中找到线索细胞。

（4）诊断：下列4项中有3项阳性即可临床诊断为细菌性阴道病。

1）匀质、稀薄、白色阴道分泌物，常黏附于阴道壁。

2）阴道PH＞4.5

3）胺臭味试验阳性：取阴道分泌物少许放在玻片上，加入10%氢氧化钾1～2滴，产生一种烂鱼肉样腥臭气味。

4）线索细胞阳性：取少许分泌物放在玻片上，加一滴生理盐水混合，高倍显微镜下找到线索细胞。

（5）治疗：治疗原则为选用抗厌氧菌药物，主要有甲硝唑、替硝唑、克林霉素。

1）口服药物：首选甲硝唑400mg，每日2次，口服，共7日；替代方案：替硝唑2g，口服，每日1次，连服3日；或替硝唑1g，口服，每日1次，连服5日；或克林霉素300mg，每日2次，连服7日。甲硝唑2g顿服的治疗效果差，不再推荐应用。

2）局部药物治疗：含甲硝唑栓剂200mg，每晚1次，连用7日；或2%克林霉素软膏阴道涂布，每次5g，每晚1次，连用7日。口服药物与局部用药疗效相似，治愈率80%左右。

3）性伴侣的治疗：性伴侣不需常规治疗。

4）妊娠期细菌性阴道病的治疗：由于本病与不良妊娠结局如绒毛膜羊膜炎、胎膜早破、早产、产后子宫内膜炎有关，任何有症状的细菌性阴道病孕妇均需筛查及治疗。用药方案为甲硝唑 400mg，口服，每日 2 次，连服 7 日；或克林霉素 300mg，每日 2 次，连服 7 日。

5）随访：治疗后无症状者不需要常规随访。

4. 萎缩性阴道炎

（1）病因：自然绝经及卵巢去势后妇女，因卵巢功能衰退，雌激素水平降低，阴道壁萎缩，黏膜变薄，上皮细胞内糖原减少，阴道内 pH 增高，局部抵抗力降低，致病菌过度繁殖或容易入侵而发病。

（2）临床表现

1）症状：阴道分泌物增多及外阴瘙痒、灼热感。阴道分泌物稀薄，呈淡黄色，感染严重者呈脓血性白带，有时可伴有性交痛。

2）体征：阴道呈萎缩性改变，上皮皱襞消失、萎缩、菲薄。阴道黏膜充血，有散在小出血点或点状出血斑，有时见浅表溃疡。溃疡面可与对侧粘连，严重时造成狭窄甚至闭锁，炎症分泌物引流不畅形成阴道积脓或宫腔积脓。

（3）辅助检查：阴道分泌物检查见较多白细胞、有的可同时合并滴虫感染。

（4）诊断依据：①有自然绝经及卵巢去势病史；②白带增多及外阴瘙痒、灼热感；③检查见阴道呈萎缩性改变，上皮皱襞消失、萎缩、菲薄。阴道黏膜充血，有散在小出血点或点状出血斑，有时见浅表溃疡。溃疡面可与对侧粘连，严重时造成狭窄甚至闭锁，炎症分泌物引流不畅形成阴道积脓或宫腔积脓；④阴道分泌物检查见较多白细胞、有的可同时合并滴虫感染。

（5）鉴别诊断：应与子宫恶性肿瘤鉴别；对阴道壁

肉芽组织及溃疡，需与阴道癌鉴别。

（6）治疗：原则为补充雌激素增加阴道抵抗力，抗生素抑制细菌生长。

1）增加阴道抵抗力：针对病因，给予雌激素制剂，可局部给药，也可全身给药。可用雌三醇软膏局部涂抹，每日1～2次，连用14日。为防止阴道炎复发，亦可全身用药，对同时需要性激素替代治疗的患者，可给予替勃龙2.5mg，每日1次，也可选用其他雌孕激素制剂连续联合用药。

2）抑制细菌生长：局部应用抗生素如诺氟沙星100mg，放于阴道深部，每日1次，7～10日为1疗程。也可选用中药如保妇康栓等。对阴道局部干涩明显者，可应用润滑剂。

【复习思考题】

1. 说出滴虫阴道炎、外阴阴道假丝酵母菌病、细菌性阴道病的主要鉴别要点。

2. 说出滴虫阴道炎的治愈标准。

3. 什么叫复发性外阴阴道假丝酵母菌病？该如何治疗？

4. 如何诊断细菌性阴道病？

5. 简述萎缩性阴道炎的治疗原则。

笔记栏

（周建斌）

见习十（3） 宫 颈 炎

【见习要求】

1. 掌握慢性宫颈炎的病理。

2. 熟悉急、慢性宫颈炎的病因、临床表现及治疗方法。

【见习时数】 1 学时。

【见习准备】

1. 典型患者 1 人/小组。

2. 典型宫颈涂片报告单、阴道镜报告单各数份/小组。

【见习过程】

1. 教师讲授病史采集、体格检查要点，学生分组进病房采集病史，并做体格检查。

2. 学生回示教室汇报病历摘要、阳性体征，提出必要的辅助检查并说明其目的；教师展示典型报告单。

3. 学生归纳总结病例特点，作出完整的诊断，并说明诊断依据。

4. 结合患者的具体实际，教师以提问的方式小结。

【病史采集要点】

1. 现病史

（1）发病情况：缓慢或急骤起病。

（2）发病的原因或诱因：是否有不洁性生活，流产、上环等宫腔手术，分娩时宫颈损伤史。

（3）主要症状：有无外阴瘙痒、灼热感，有无脓性阴道分泌物，是否有阴道流血或性交后出血。

（4）伴随症状：有无尿频、尿急、尿痛等。

（5）诊疗情况：在何处就诊过，做过何种检查，用何药物及疗效如何。

（6）一般情况：精神、体力、饮食、大小便如何，体重有何变化。

2. 其他相关病史

（1）既往有无阴道炎病史，有无肝肾疾病、泌尿系感染病史。

（2）有无药物过敏史。

（3）个人史：月经是否规律，是否绝经，是否有多个性伴侣及性卫生习惯不良。

【体查要点】

1. 体温、脉搏、呼吸、血压、体位。

2. 外阴阴道是否充血、阴道分泌物的性状及量如何。

3. 宫颈是否充血，有无肥大、糜烂、溃疡及赘生物，宫口有无脓性分泌物流出，宫颈有无触血。

【辅助检查报告单展示】

1. 宫颈管分泌物涂片 宫颈管分泌物涂片革兰染色，如每高倍视野有30个中性粒细胞或阴道分泌物湿片检查每高倍视野有10个以上的中性粒细胞，可诊断为急性宫颈炎。对急性宫颈炎者应作淋病奈瑟菌及沙眼衣原体的检测，以明确病原体。如在多个多核白细胞内找到典型肾形革兰阴性双球菌，可诊断淋病奈瑟菌性宫颈炎。

2. 宫颈管分泌物培养 根据培养结果，可明确宫颈炎的病原体。

3. 聚合酶链反应（PCR）技术 可检测淋病奈瑟菌DNA及沙眼衣原体的DNA。

4. 酶联免疫吸附试验 可检测沙眼衣原体抗原。

5. 宫颈刮片细胞学检查 可见较多底层细胞，核稍大，细胞形态无变化。

6. 阴道检查 可见宫颈糜烂、纳氏囊肿、醋酸白色上皮、树枝状血管、腺管开口、柱状上皮葡萄状结构等表现。

【知识精要】

1. 急性宫颈炎

（1）病因：有不洁性生活，流产、上环等宫腔手术或分娩时宫颈损伤，病原体侵入引起感染。目前临床最常见的急性宫颈炎为黏液脓性宫颈炎（MPC），黏液脓性宫颈炎的病原体主要为淋病奈瑟菌及沙眼衣原体。

（2）临床表现

1）症状：部分患者无症状。有症状者主要表现为阴道分泌物增多，呈黏液脓性，阴道分泌物刺激可引起外阴瘙痒及灼热感，也可出现经间期出血、性交后出血等，若合并尿路感染，可出现尿急、尿频、尿痛。

2）体征：宫颈充血、水肿、黏膜外翻，有脓性分泌物从宫颈管流出，宫颈触痛，质脆，触之易出血。若为淋病奈瑟菌感染，因尿道旁腺、前庭大腺受累，可见尿道口、阴道口黏膜充血、水肿以及多量脓性分泌物。

（3）辅助检查

1）宫颈管分泌物涂片：宫颈管分泌物涂片革兰染色，如每高倍视野有 30 个中性粒细胞或阴道分泌物湿片检查每高倍视野有 10 个以上的中性粒细胞，可诊断为急性宫颈炎。

2）宫颈管分泌物培养：根据培养结果，可明确宫颈炎的病原体。

3）聚合酶链反应（PCR）技术：可检测淋病奈瑟菌 DNA 及沙眼衣原体的 DNA。

4）酶联免疫吸附试验可检测沙眼衣原体抗原。

（4）诊断

1）诊断依据：出现两个特征性体征之一、显微镜检查子宫颈或阴道分泌物白细胞增多，可作出急性宫颈炎的初步诊断。子宫颈炎诊断后，需进一步做衣原体或淋病奈瑟菌的检测。

A. 两个特征性体征，具备一个或两个同时具备：①于子宫管或子宫颈管棉拭子标本上，肉眼见到脓性或黏液脓性分泌物；②用棉拭子擦拭子宫颈管时，容易诱发子宫颈管内出血。

B. 白细胞检测：子宫颈管分泌物或阴道分泌物中白细胞增多，后者需排除引起白细胞增多的阴道炎症。①宫颈管脓性分泌物涂片做革兰染色，中性粒细胞＞30/高倍视野；②阴道分泌物湿片检查白细胞＞10/高倍视野。

C. 病原体检测：应作衣原体及淋病奈瑟菌的检测，以及有无细菌性阴道病及滴虫阴道炎。

2）诊断：急性宫颈炎，同时注意病原体诊断。

（5）治疗

1）经验性抗生素治疗：对有以下性传播高危因素的患者（如年龄小于 25 岁，多性伴或新性伴，并且为无保护性性交），在未获得病原体检测结果前，采用针对衣原体的经验性抗生素治疗，方案为阿奇霉素 1g 单次顿服；或多西环素 100mg，每日 2 次，连服 7 日。

2）针对病原体的抗生素治疗

A. 单纯急性淋病奈瑟菌性宫颈炎：主张大剂量、单次给药，常用的药物有第三代头孢菌素，如头孢曲松钠 250mg，单次肌注，或头孢克肟 400mg，单次口服；也可选择头孢唑肟 500mg，肌内注射；头孢西丁 2g，肌内注射，加用丙磺舒 1g 口服；头孢噻肟钠 500mg，肌内注射；另可选择氨基糖苷类的大观霉素 4g，单次肌注。

B. 沙眼衣原体感染所致宫颈炎：四环素类如多西环素 100mg，每日 2 次，连服 7 日；红霉素类如阿奇霉素 1g 单次顿服，或红霉素 500mg，每日 4 次，连服 7 日；

喹诺酮类如氧氟沙星 300mg，每日 2 次，连服 7 日；左氧氟沙星 500mg,每日 1 次,连服 7 日;莫西沙星 400mg,每日 1 次，连服 7 日。

C. 由于淋病奈瑟菌感染常伴有衣原体感染，因此，若为淋菌性宫颈炎，治疗时除选用抗淋病奈瑟菌的药物外，同时应用抗衣原体感染药物。

3）性伴侣的处理：若子宫颈炎患者的病原体为沙眼衣原体及淋病奈瑟菌,应对其性伴进行相应的检查及治疗。

2. 慢性宫颈炎

（1）病因

1）慢性宫颈炎多由急性宫颈炎转变而来，也有的无急性宫颈炎症状。

2）慢性宫颈炎的病原体主要为葡萄球菌、链球菌、大肠杆菌及厌氧菌。目前沙眼衣原体及淋病奈瑟菌感染引起的慢性宫颈炎亦日益增多。此外，单纯疱疹病毒也可能与慢性宫颈炎有关。

（2）病理类型

1）慢性子宫颈管黏膜炎。

2）子宫颈息肉。

3）子宫颈肥大。

（3）临床表现

1）症状：阴道分泌物增多，淡黄色或脓性，性交后出血，月经间期出血，偶有分泌物刺激引起外阴瘙痒或不适。

2）体征：检查见宫颈有不同程度的糜烂样改变，有时见息肉及宫颈肥大。

（4）辅助检查

1）宫颈刮片细胞学检查：采用巴氏染色，结果分 5

级，常为Ⅱ级，可见较多底层细胞，核稍大，细胞形态无变化。

2）阴道镜检查：宫颈表面可呈光滑状或糜烂状、子宫颈腺囊肿、醋酸白色上皮、树枝状血管、腺管开口、柱状上皮、葡萄状结构等表现。

（5）诊断：根据临床表现可初步做出慢性宫颈炎的诊断。

（6）鉴别诊断：要与宫颈柱状上皮异位和子宫上皮内瘤样病变，生理性子宫颈腺囊肿或早期宫颈癌鉴别，须常规作宫颈刮片、阴道镜检查，必要时行宫颈活体组织检查以明确诊断。

（7）治疗

1）对表现为糜烂样改变者，若为无症状的生理性柱状上皮异位无需处理。对糜烂伴有分泌物增多、乳头状增生或接触性出血，可给予局部物理治疗，包括激光、冷冻、微波等方法，也可给予中药保妇康栓治疗或其作为物理治疗前后的辅助治疗。

物理治疗注意事项：①治疗前，应常规行子宫颈癌筛查；②治疗时间应选在月经干净后 3～7 日内进行；③有急性生殖道炎症者列为禁忌；④治疗后有阴道分泌物增多，甚至有大量水样排液，术后 1～2 周脱痂时可有少许出血；⑤在创面尚未完全愈合期间（4～8 周）禁盆浴、性交和阴道冲洗；⑥物理治疗有引起术后出血，子宫颈狭窄，不孕，感染的可能，治疗后须定期复查，注意有无宫颈管狭窄，观察创面愈合情况直到痊愈。

2）对持续性子宫颈管黏膜炎症，需了解有无沙眼衣原体及淋病奈瑟菌的再次感染、性伴是否已进行治疗、阴道微生物群失调是否持续存在。针对病因给予治疗。对病原体不清者，尚无有效治疗方法，可试用物理治疗。

3）有宫颈息肉者行息肉摘除术，术后将切除息肉送病理组织学检查。

4）宫颈肥大，一般无需治疗。

【复习思考题】

1. 如何诊断急性宫颈炎？

2. 慢性宫颈炎糜烂样改变物理治疗的注意事项有哪些？

笔记栏

（周建斌）

见习十一（1） 盆腔炎性疾病及生殖器结核

【见习要求】

1. 熟悉盆腔炎性疾病的病因、病理变化、临床表现及治疗原则。

2. 熟悉盆腔炎性疾病的传播途径、临床表现、诊断及治疗原则。

【见习时数】 2学时。

【见习准备】

1. 典型患者1人/小组。

2. 典型血常规报告单、宫颈管分泌物培养报告单、B 型超声报告单、子宫内膜病理检查报告单或胸部、盆腔 X 线报告单及子宫输卵管碘油造影报告单各 1 份/小组。

【见习过程】

1. 教师讲授病史采集、体格检查要点，学生分组进病房采集病史，并做体格检查。

2. 学生回示教室汇报病历摘要、阳性体征，提出必要的辅助检查并说明其目的；教师展示典型报告单。

3. 学生归纳总结病例特点，作出完整的诊断，并说明诊断依据。

4. 结合患者的具体实际，教师以提问的方式小结。

【病史采集要点】

1. 现病史

（1）发病情况：缓慢或急骤起病。

（2）发病的原因或诱因：是否有宫腔内手术操作史、不洁性生活及性卫生习惯不良等。

（3）主要症状：下腹痛的性质及持续时间，是否伴有阴道分泌物增多、发热、恶心、呕吐、腹胀、腹泻等。

（4）伴随症状：是否有尿频、尿急、尿痛等膀胱刺激症状或腹泻、里急后重和排便困难等直肠刺激症状。

（5）诊疗情况：在何处就诊过，做过何种检查，用何药物及疗效如何。

（6）一般情况：精神、体力、饮食、大小便如何，体重是否减轻。

2. 其他相关病史

（1）有无阑尾炎、腹膜炎、泌尿系结石、肝肾疾病及胃病史；有无肺结核、腹膜结核、肠结核及消化道泌尿系结核病史，有无慢性下腹痛病史。

（2）有无药物过敏史、结核接触史。

（3）个人史：月经是否规律，平常阴道分泌物是否较多，是否有多个性伴侣及性卫生习惯不良。

【体查要点】

1. 体温、脉搏、呼吸、血压、体位。

2. 下腹部有无压痛、反跳痛及肌紧张，有无柔韧感，有无腹水征，肠鸣音是否减弱或消失。

3. 外阴阴道是否充血、分泌物的性状及量如何，后穹隆是否饱满、有无触痛，宫颈是否充血、有无举痛或摇摆痛，宫口有无脓性分泌物流出，子宫有无压痛、是否活动，双附件区是否呈索条状增厚、是否扪及活动受限的包块、有无压痛，宫旁有无增厚压痛、宫骶韧带有无增粗压痛。

【辅助检查报告单展示】

1. 血常规 白细胞总数及分类升高，核左移。红细胞沉降率升高，血 C-反应蛋白升高。

2. 分泌物常规检查及培养 常规检查镜下可见大量白细胞及脓细胞，分泌物培养可发现致病菌，并可根据药敏结果选用相应抗生素治疗。

3. B 型超声或者磁共振 宫壁回声增粗，宫腔内有不规则液性暗区，盆腔有游离液暗区或不规则暗区，一侧或双侧附件区有形状不规则低回声包块或液性暗区；腹腔镜检查发现盆腔炎性疾病征象。

4. 子宫内膜病理检查 提示子宫内膜有大量炎症细胞浸润，水肿及血管扩张，有坏死、脱落等，可诊断为子宫内膜炎。

【知识精要】

1. 女性生殖道的自然防御功能

（1）两侧大阴唇自然合拢，遮掩阴道口、尿道口。

（2）阴道口闭合，阴道前后壁紧贴，可防止外界的污染。阴道正常菌群可抑制其他细菌生长。

（3）宫颈内口紧闭，宫颈黏液栓可抑制细菌侵入子宫内膜。

（4）孕龄妇女子宫内膜的周期性剥脱，也是消除宫腔感染的有利条件。

（5）输卵管黏膜上皮细胞的纤毛向子宫腔方向摆动以及输卵管的蠕动，均有利于阻止病原体的侵入。

（6）生殖道黏膜有不同数量的淋巴组织及散在的淋巴细胞，在局部发挥抗感染作用。

当自然防御功能遭到破坏，机体免疫功能下降，内分泌发生变化或外源性致病菌侵入，均可导致炎症的发生。

2. 盆腔炎症的感染途径

（1）沿生殖器黏膜上行蔓延：是非妊娠期、非产褥期盆腔炎性疾病的主要感染途径。淋病奈瑟菌、沙眼衣原体及葡萄球菌常沿此途径扩散。

（2）经淋巴系统蔓延：产褥感染、流产后感染及放置宫内节育器后感染的主要感染途径。链球菌、大肠埃希菌、厌氧菌多沿此途径蔓延。

（3）经血循环传播：为结核菌感染的主要途径。

（4）直接蔓延：腹腔其他脏器感染后，直接蔓延到内生殖器。

3. 高危因素

（1）年龄：年轻妇女容易发生盆腔炎性疾病可能与频繁性活动、宫颈柱状上皮异位、宫颈黏液机械防御功能较差有关。

（2）性活动：盆腔炎性疾病多发生在性活跃期妇女，尤其是初次性交年龄小、有多个性伴侣、性交过频以及性伴侣有性传播疾病者。

（3）下生殖道感染：淋病奈瑟菌性子宫颈炎、衣原体性子宫颈炎以及细菌性阴道病与盆腔炎性疾病的发生密切相关。

（4）子宫腔内手术操作后感染：由于手术所致生殖道黏膜损伤、出血、坏死，导致下生殖道内源性病原体上行感染。

（5）性卫生不良。

（6）邻近器官炎症直接蔓延。

（7）盆腔炎性疾病再次急性发作。

4. 病理及发病机制

（1）急性子宫内膜炎及子宫肌炎。

（2）急性输卵管炎、输卵管积脓、输卵管卵巢脓肿。

（3）急性盆腔结缔组织炎。

（4）急性盆腔腹膜炎。

（5）败血症及脓毒血症。

（6）肝周围炎（Fits-Hugh-Curtis 综合征）

5. 临床表现

（1）症状：轻者无症状或症状轻微。常见症状为下腹痛、阴道分泌物增多。腹痛为持续性、活动或性交后加重。若病情严重可出现发热甚至高热、寒战、头痛、食欲不振。月经期发病可出现经量增多、经期延长。若有腹膜炎，出现消化系统症状如恶心、呕吐、腹胀、腹泻等。伴有泌尿系统感染可有尿急、尿频、尿痛症状。若有脓肿形成，可有下腹包块及局部压迫刺激症状，包块位于子宫前方可出现膀胱刺激症状，如排尿困难、尿频、尿痛等；包块位于子宫后方可有直肠刺激症状，若在腹膜外可致腹泻、里急后重感和排便困难。若有输卵管炎的症状及体征并同时有右上腹痛者，应怀疑有肝周围炎。

（2）体征：体征差异较大，轻者无明显异常发现，或妇科检查仅发现宫颈举痛或宫体压痛或附件区压痛。严重病例呈急性病容，体温升高，心率加快，下腹部有压痛、反跳痛及肌紧张，甚至出现腹胀，肠鸣音减弱或消失。盆腔检查：阴道充血，大量脓性分泌物，后穹隆饱满、触痛，宫颈充血、举痛，宫口有脓性分泌物流出，子宫稍大，有压痛、活动受限，双附件区呈索条状或片状增厚、压痛，宫骶韧带增粗压痛，有时扪及活动受限、压痛明显的包块。

（3）辅助检查

1）血常规：白细胞总数及分类升高。

2）红细胞沉降率升高。

3）血 C-反应蛋白升高。

4）分泌物常规检查及培养：常规检查镜下可见大量白细胞及脓细胞，分泌物培养可发现致病菌，并可根据药敏试验选用相应抗生素治疗。

5）B 型超声或磁共振：宫壁回声增粗，宫腔内有不规则液性暗区，盆腔有游离液暗区或不规则暗区，一侧或双侧附件区有形状不规则低回声包块或液性暗区。

6）腹腔镜检查发现盆腔炎症疾病征象。

7）子宫内膜病理检查：提示子宫内膜有大量炎症细胞浸润，水肿及血管扩张，有坏死、脱落等，可诊断为子宫内膜炎。

6. 诊断　根据病史、症状和体征，结合辅助检查可作出诊断。

（1）盆腔炎性疾病最低诊断标准：宫颈举痛或子宫压痛或附件区压痛。

（2）附加诊断标准：①体温超过 38.3℃（口表）；②宫颈或阴道异常黏液脓性分泌物；③阴道分泌物生理

盐水涂片见到白细胞；④实验室证实的淋病奈瑟菌阳性或沙眼衣原体阳性；⑤红细胞沉降率升高；⑥C-反应蛋白升高。

（3）特异标准：①子宫内膜活检证实子宫内膜炎；②阴道超声或磁共振检查显示输卵管增粗，输卵管积液，伴或不伴有盆腔积液，输卵管卵巢肿块；③腹腔镜检查发现盆腔炎性疾病征象。

（4）腹腔镜诊断盆腔炎性疾病标准有：①输卵管表面明显充血；②输卵管壁水肿；③输卵管伞端或浆膜面有脓性渗出物。

在作出急性盆腔炎的诊断后，要明确感染的病原体，宫颈管分泌物及后穹隆穿刺液的涂片、培养对明确病原体有帮助。涂片可作革兰染色，若找到淋病奈瑟菌可确诊，除查找淋病奈瑟菌外，可以根据细菌形态及革兰染色，为选用抗生素及时提供线索。除病原体的检查外，还可根据病史、临床症状及体征特点做出病原体的初步判断。

7. 鉴别诊断 应与急性阑尾炎、输卵管妊娠流产或破裂、卵巢囊肿蒂扭转或破裂等急腹症相鉴别。

8. 治疗 主要为抗生素治疗，必要时手术治疗。抗生素的治疗原则：经验性、广谱、及时及个体化。初始治疗常根据临床经验选择用药。由于急性盆腔炎的病原体多为需氧菌、厌氧菌及衣原体的混合感染，选择光谱抗生素及联合用药。

（1）门诊治疗：适用于患者一般情况好，症状轻，能耐受口服抗生素，并有随访条件。常用方案：①头孢曲松钠 250mg，单次肌内注射，或头孢西丁钠 2g，单次肌内注射，同时口服丙磺舒 1g，改为多西环素 100mg，每日 2 次，连用 14 日，可同时口服甲硝唑 400mg，每日

2 次，连用 14 日；或选用其他第三代头孢菌素与多西环素、甲硝唑合用。②氧氟沙星 400mg 口服，每日 2 次，或左氧氟沙星 500mg 口服，每日 1 次，同时加服甲硝唑 400mg，每日 2～3 次，连用 14 日；或莫西沙星 400mg，每日 1 次，连用 14 日。

（2）住院治疗：若患者一般情况差，病情严重，伴有发热、恶心、呕吐；或有盆腔腹膜炎；或输卵管卵巢脓肿；或门诊治疗无效；或不能耐受口服抗生素；或诊断不清，均应住院给予抗生素药物治疗为主的综合治疗。

1）支持疗法：卧床休息，半卧位有利于脓液积聚于直肠子宫陷窝而使炎症局限。给予高热量、高蛋白、高维生素流食或半流食，补充液体，注意纠正电解质紊乱及酸碱失衡。高热时采用物理降温。尽量避免不必要的妇科检查以免引起炎症扩散，若有腹胀应行胃肠减压。

2）药物治疗：常用的抗生素配伍方案如下。

A. 头霉素类或头孢菌素的药物：头霉素类，如头孢西丁钠 2g，静脉滴注，每 6 小时 1 次；或头孢替坦二钠 2g，静脉滴注，每 12 小时 1 次。加多西环素 100mg，每 12 小时 1 次，静脉或口服。其他头孢菌素类也可选用。临床症状改善至少 24 小时后转为口服药物治疗，多西环素 100mg，每 12 小时 1 次，连用 14 日。对不能耐受多西环素者，可用阿奇霉素替代，每次 500mg，每日 1 次，连用 3 日。对输卵管卵巢脓肿者，可加用克林霉素或甲硝唑，从而更有效地对抗厌氧菌。

B. 克林霉素与氨基糖苷类药物联合：克林霉素 900mg，每 8 小时 1 次，静脉滴注；庆大霉素先给予负荷量（2mg/kg），然后给予维持量（1.5mg/kg），每 8 小时 1 次，静脉滴注。临床症状、体征改善后继续静脉应用 24～48 小时，克林霉素改为口服，每次 450mg，每日

4次，连用14日；或多西环素100mg口服，每12小时1次，连服14日。

C. 青霉素类与四环素类药物联合：氨苄西林/舒巴坦3g，静脉滴注，每6小时1次，加多西环素100mg，每日2次，连服14日。

D. 喹诺酮类药物与甲硝唑联合：氧氟沙星400mg，静脉滴注，每12小时1次；或左氧氟沙星500mg，静脉滴注，每日 1 次加甲硝唑 500mg，静脉滴注，每 8 小时 1 次。也可选莫西沙星400mg，静脉滴注，每24小时1次。

目前由于耐喹诺酮类药物淋病奈瑟菌株的出现，奎诺酮类药物不作为盆腔炎性疾病的首选药物。

3）手术治疗：手术指征有：①药物治疗无效：输卵管卵巢脓肿或盆腔脓肿经药物治疗48～72小时，体温持续不降，患者中毒症状加重或包块增大者。②脓肿持续存在。③脓肿破裂，需立即剖腹探查。

手术可根据情况选择经腹手术或腹腔镜手术。手术范围应根据病变范围、患者年龄、一般状态等条件全面考虑。原则以切除病灶为主。年轻妇女应尽量保留卵巢功能，以采用保守性手术为主；年龄大、双侧附件受累或附件脓肿屡次发作者，行全子宫及双附件切除术；对极度衰弱危重患者的手术范围须按具体情况决定；若盆腔脓肿位置低、突向阴道后穹隆时，可经阴道切开排脓，同时注入抗生素。

（3）中药治疗：主要为活血化瘀、清热解毒药物，如：银翘解毒汤、安宫牛黄丸及紫雪丹等。

9. 盆腔炎性疾病后遗症　若盆腔炎性疾病未得到及时正确的诊断或治疗，可能会发生盆腔炎性疾病后遗症，既往称慢性盆腔炎。主要病理改变：①输卵管阻塞、输卵管增粗；②输卵管卵巢粘连形成输卵管卵巢肿块；③输卵管积水或输卵管积脓或输卵管卵巢脓肿的脓液吸收，被浆液性渗出物代替形成输卵管积水或输卵管卵巢囊肿；④盆腔结缔组织表现为主、骶韧带增生、变厚，若病变广泛，可使子宫固定。

（1）临床表现

1）不孕：输卵管粘连堵塞可致不孕，发生率为20%～30%。

2）异位妊娠：发生率是正常妇女的8～10倍。

3）慢性盆腔痛：炎症形成的粘连、瘢痕及盆腔充血，常引起下腹部坠胀、疼痛及腰骶部酸痛，常在劳累、性交后及月经前后加剧。

4）盆腔炎性疾病反复发作：由于盆腔炎性疾病造成的输卵管组织结构的破坏，局部防御功能减退，若患者仍处于同样的高危因素，可造成再次感染导致盆腔炎性疾病反复发作。有盆腔炎性疾病病史者，约25%将再次发作。

（2）妇科检查：若为输卵管病变，则在子宫一侧或两侧触到呈索条状增粗的输卵管，并有轻微压痛；若为输卵管积水或输卵管卵巢囊肿，则在盆腔一侧或两侧触及囊性肿物，活动多受限；若为盆腔结缔组织病变，子宫常后倾后屈，活动受限或粘连固定，子宫一侧或两侧有片状增厚、压痛，宫骶韧带常增粗、变硬，有触痛。

（3）治疗：需根据不同情况选择治疗方案。不孕患者，多需要辅助生育技术协助受孕。对慢性盆腔痛，尚无有效的治疗方法，对症处理或给予中药、理疗等综合治疗。盆腔炎性疾病反复发作者，抗生素药物治疗的基础上可根据具体情况，选择手术治疗。输卵管积水者需行手术治疗。

10. 预防 注意性生活卫生，减少性传播疾病；及时治疗下生殖道感染；进行公共卫生教育，提高公众对生殖道感染的认识及预防感染的重要性；严格掌握妇科手术指征，作好术前准备，术时注意无菌操作，预防感染；及时治疗盆腔炎性疾病，防止后遗症发生。

11. 生殖器结核

（1）病因：由结核分枝杆菌引起。多见于 20～40 岁妇女，也可见于绝经后的老年妇女。

（2）传染途径：生殖器结核常继发于身体其他部位结核，约 10%肺结核患者伴有生殖器结核。生殖器结核潜伏期很长，可达 1～10 年。生殖器结核常见的传染途径，血行传播为最主要的传播途径，直接蔓延，淋巴传播较少见，性交传播极罕见。

（3）病理

1）输卵管结核：占女性生殖器结核的 90%～100%，即几乎所有的生殖器结核均累及输卵管，双侧性居多。输卵管增粗肥大，其伞端外翻如烟斗嘴状是输卵管结核的特有表现；也可表现为伞端封闭，管腔内充满干酪样物质；有的输卵管增粗，管壁有结核结节；有的输卵管僵直变粗，峡部有多个结节隆起。

2）子宫内膜结核：常由输卵管结核蔓延而来，占生殖器结核的 50%～80%。早期病变出现在两侧宫角，随着病情进展，可使宫腔粘连变形、缩小。

3）卵巢结核：占生殖器结核的 20%～30%。

4）宫颈结核：较少见，占生殖器结核的 10%～20%。

5）盆腔腹膜结核：分为渗出型和粘连型。渗出型以渗出为主，特点为腹膜及盆腔脏器浆膜面布满无数大小不等的散在灰黄色结节，渗出物为浆液性草黄色澄清液体，积聚于盆腔，有时因粘连形成多个包裹性囊肿；粘连型以粘连为主，特点是腹膜增厚，与邻近脏器发生紧密粘连，粘连间的组织常发生干酪样坏死，易形成瘘管。

（4）临床表现：依病情轻重、病程长短而异。

1）症状：①不孕；②月经失调：早期可有经量过多；晚期表现为月经稀少或闭经；③下腹坠痛；④全身症状：若为活动期，可有发热、盗汗、乏力、食欲缺乏、体重减轻等结核的一般症状。

2）体征：①腹部有柔韧感或腹水征，形成包裹性积液时，可触及囊性肿块，边界不清，不活动，表面因有肠管粘连，叩诊空响；②子宫一般发育较差，往往因周围有粘连使活动受限；③若附件受累，在子宫两侧可触及条索状的输卵管或输卵管与卵巢等粘连形成的大小不等及形状不规则的肿块、质硬、表面不平、呈结节状突起，或可触及钙化结节。

（5）辅助检查

1）子宫内膜病理检查：是诊断子宫内膜结核最可靠的依据。应选择在经前 1 周或月经来潮 6 小时内行刮宫术。术前 3 日及术后 4 日应每日肌注链霉素 0.75g 及口服异烟肼 0.3g，以预防刮宫引起结核病灶扩散。刮宫时应注意刮取子宫角部内膜，并将刮出物送病理检查，在病理切片上找到典型结核结节，诊断即可成立，但阴性结果并不能排除结核的可能。

2）X 线检查：①胸部 X 线拍片，了解有无原发病灶；②盆腔 X 线拍片，发现孤立钙化点，提示曾有盆腔淋巴结结核病灶；③子宫输卵管碘油造影：宫腔呈不同形态和不同程度狭窄或变形，边缘呈锯齿状；输卵管管腔有多个狭窄部分，呈典型串珠状或显示管腔细小而僵直；在相当于盆腔淋巴结、输卵管、卵巢部位有钙化灶；若碘油进入子宫一侧或两侧静脉丛，应考虑有子宫内膜结核的可能。造影前后应肌内注射链霉素及口服异烟肼等抗结核药物。

3）腹腔镜检查：能直接观察子宫、输卵管浆膜面有无粟粒结节，并可取腹腔液行结核菌培养，或在病变处作活组织检查。

4）结核菌检查：取月经血或宫腔刮出物或腹腔液作结核菌检查，常用方法：①涂片抗酸染色查找结核菌；②结核菌培养；③分子生物学方法；④动物接种。

5）结核菌素试验：结核菌素试验阳性说明体内曾有结核分枝杆菌感染，若为强阳性说明目前体内仍有活动性病灶，若为阴性一般情况下表示未有过结核分枝杆菌感染。

（6）诊断

1）诊断依据：①患者有原发不孕、月经稀少或闭经；②未婚女青年有低热、盗汗、盆腔炎或腹水；③慢性盆腔炎久治不愈；④既往有结核病接触史或本人曾患肺结核、胸膜炎、肠结核时，均应考虑有生殖器结核的可能；⑤上述辅助检查方法，可协助诊断，若能找到病原学或组织学证据即可确诊。

2）完整诊断：生殖器结核，同时注意累及的部位。

（7）鉴别诊断：与盆腔炎性疾病后遗症、子宫内膜异位症、卵巢恶性肿瘤鉴别。

（8）治疗：采用抗结核药物治疗为主，休息营养为辅的治疗原则。

1）抗结核药物治疗：应遵循早期、联合、规律、适量、全程的原则。采用异烟肼、利福平、乙胺丁醇及吡嗪酰胺等抗结核药物联合治疗 6～9 个月，可取得良好疗效。

2）支持疗法：急性患者至少应休息 3 个月，慢性患者可以从事部分工作和学习。但要注意劳逸结合，加强营养，适当参加体育锻炼，增强体质。

3）手术治疗指征：①盆腔包块经药物治疗后缩小，但不能完全消退；②治疗无效或治疗后又反复发作者或难以与盆腹腔恶性肿瘤鉴别者；③盆腔结核形成较大的包块或较大的包裹性积液者；④子宫内膜结核严重，内膜破坏广泛、药物治疗无效者。

4）手术方式：以全子宫及双侧附件切除术为宜。对年轻妇女应尽量保留卵巢功能；对病变局限于输卵管，而又迫切希望生育者，可行双侧输卵管切除术，保留卵巢及子宫。

虽然生殖器结核经药物治疗取得良好疗效，但治疗后的妊娠成功率极低，对部分希望妊娠者，可行辅助生育技术助孕。

（9）预防：增强体质，做好卡介苗接种，积极防治肺结核、淋巴结结核和肠结核等。

【复习思考题】

1. 简述女性生殖道的自然防御功能。

2. 简述急性盆腔炎的基本诊断标准。

3. 说出急性盆腔炎的治疗原则及常见抗生素治疗的配伍方案。

4. 急性盆腔炎手术治疗的指征有哪些？

5. 结核性盆腔炎的传播途径有哪些？其中最主要的传播途径是什么？

6. 生殖器结核的最容易累及的部位是哪里？

7. 简述生殖器结核的临床表现。

8. 如何诊断生殖器结核？常用的辅助诊断方法有哪些？

9. 某患者初步考虑为生殖器结核可能，拟行诊刮术，术前、术中、术后应注意哪些问题？

10. 简述生殖器结核的治疗原则。

笔记栏

（周建斌）

见习十一（2） 子宫内膜异位症、子宫肌腺病

【见习要求】

1. 熟悉子宫内膜异位症的临床表现、诊断、鉴别诊断与治疗原则。

2. 了解子宫内膜异位症的发病机制及子宫肌腺病的病理、临床表现和治疗。

【见习时数】 2 学时。

【见习准备】

1. 典型患者各 1 人/小组。

2. 典型盆腔 B 型超声各 1 份/小组。

【见习过程】

1. 学生分组进病房，由 1 个学生为主采集病史，并做体格检查，其他学生协助；教师引导病史采集，并及时纠正体查中的错误。

2. 学生回示教室汇报病历摘要、阳性体征，提出必要的辅助检查并说明其目的；教师提供相应检查项目的结果。

3. 学生归纳临床特点，作出完整的诊断及并发症诊断，并说明诊断依据及不支持点。

4. 结合患者的具体实际，教师以提问的方式小结。

【病史采集要点】

1. 发病年龄。

2. 发病日期、起病缓急、可能的诱因。

3. 痛经（是否继发性、进行性、是否需要用药止痛）。

4. 有无性交不适、性交痛。

5. 有无不孕。

6. 月经情况和有无其他部位内异症的症状。

7. 诊疗情况及药物治疗效果及病情发展演变。

8. 既往有无痛经、生育史、月经史。

【体查要点】

1. 一般情况

2. 妇科检查

（1）子宫内膜异位症典型者：子宫多后倾固定，直肠子宫陷凹、宫骶韧带或子宫后壁下段等部位扪及触痛性结节，子宫的一侧或双侧附件处扪到与子宫相连的囊性偏实不活动包块，往往有轻压痛。若病变累及直肠阴道隔，可在阴道后穹隆见紫蓝色斑点、扪及隆起的小结节或包块。

（2）子宫肌腺病：子宫均匀增大或有局限性结节隆起，质硬而有压痛，经期时压痛尤为显著。

【知识精要】

1. 子宫内膜异位症概述

（1）定义：子宫内膜组织（腺体和间质）出现在

子宫体以外的部位时，称为子宫内膜异位症，简称内异症。

（2）异位内膜可侵犯全身任何部位，如脐、膀胱、肾、输尿管、肺、胸膜、乳腺，甚至手臂、大腿等处，但绝大多数位于盆腔脏器和壁腹膜，以卵巢、宫骶韧带最常见，其次为子宫及其他脏腹膜、阴道直肠隔等部位，故有盆腔子宫内膜异位症之称。

（3）内异症是激素依赖性疾病，在自然绝经和人工绝经（包括药物作用、射线照射或手术切除双侧卵巢）后，异位内膜病灶可逐渐萎缩吸收；妊娠或使用性激素抑制卵巢功能，可暂时阻止疾病发展。

（4）内异症在形态学上呈良性表现，但在临床行为学上具有类似恶性肿瘤的特点，如种植、侵袭及远处转移等。持续加重的盆腔粘连、疼痛、不孕，是其主要的临床表现。

2. 子宫内膜异位症发病率 育龄期是内异症的高发年龄，其中76%在25～45岁。

（1）生育少、生育晚的妇女发病明高于生育多、生育早者。

（2）近年来发病率呈明显上升趋势，与社会经济状况呈正相关，与剖宫产率增高、人工流产与宫腹腔镜操作增多有关。

（3）在慢性盆腔疼痛及痛经患者中的发病率为20%～90%，25%～35%不孕患者与内异症有关。

（4）妇科手术中有 5%～15%患者被发现有内异症存在。

3. 子宫内膜异位症病因 异位子宫内膜来源至今尚未阐明，目前主要学说及发病因素有：

（1）异位种植学说。

（2）体腔上皮化生学说。

（3）诱导学说。

（4）遗传因素。

（5）免疫与炎症因素。

（6）其他因素。

4. 子宫内膜异位症病理 内异症的基本病理变化为子宫内膜随卵巢激素变化而发生周期性出血，导致周围纤维组织增生和囊肿、粘连形成，在病变区出现紫褐色斑点或小泡，最终发展为大小不等的紫褐色实质性结节或包块。异位内膜极少发生恶变，发生率低1%，恶变机制并不明确。内异症恶变的细胞类型为透明细胞癌和子宫内膜样癌。

（1）大体病理

1）卵巢：约80%病变累及一侧，50%累及双侧，异位灶分微小病灶和典型病灶两种。微小病灶型属早期，位于卵巢浅表皮层的红色、紫蓝色或褐色斑点、数毫米小囊，随病变发展渐形成典型病变称卵巢子宫内膜异位囊肿，囊内似巧克力样糊状陈旧性血性液体，故又称卵巢巧克力囊肿。囊肿与周围紧密粘连，如手术强行分离，极易破裂。这种粘连是卵巢巧克力囊肿的临床特征。

2）宫骶韧带、直肠子宫陷凹和子宫后壁下段：这些部位位于盆腔后部最低处，故为好发部位。病变早期：轻者局部有散在紫褐色出血点或颗粒状结节，宫骶韧带增粗或结节样改变，随着病情发展，子宫后壁与直肠前壁粘连，子宫直肠凹陷变浅甚至消失，重者病灶向阴道直肠隔发展，在隔内形成肿块并向阴道后穹隆或直肠腔突出。

3）盆腔腹膜：盆腔腹膜内异症分为色素沉着型和无

色素沉着型。腹腔镜下前者呈紫蓝色或黑色结节，为典型病灶，含有内膜腺体和间质细胞、纤维素、血管成分，并有出血；后者为无色素的早期病灶，但较前者更具活性，并有红色火焰样、息肉样、白色透明变、卵巢周围粘连、黄棕色腹膜斑等。

4）输卵管及宫颈：少见。

5）其他部位：阑尾、膀胱、直肠异位病灶呈紫蓝色或红棕色点；会阴及腹壁瘢痕处异位病灶因反复出血致局部纤维增生而形成圆形结节，可大至数厘米，偶见典型的紫蓝色或陈旧出血灶。

（2）镜下检查

1）典型的异位内膜组织在镜下可见子宫内膜上皮、腺体、内膜间质、纤维素及出血等成分。

2）无色素型早期异位病灶一般可见到典型内膜组织，出现临床表现极典型而组织学特征极少的不一致现象，占 24%。

3）出血来自间质内血管，镜下找到少量内膜间质细胞即可确诊内异症。

4）临床表现和术中所见很典型，即使镜下仅能在卵巢囊壁中发现红细胞或含铁血黄素细胞等出血证据，亦可诊断。

5）肉眼正常的腹膜组织镜检有子宫内膜腺体及间质，称为镜下内异症，发生率 10%～15%

6）异位内膜组织可随卵巢周期变化而有增生和分泌改变，但其改变与在位子宫内膜并不一定同步，多表现为增生期改变。

5. 子宫内膜异位症临床表现

（1）症状

1）下腹痛和痛经：疼痛是内异症的主要症状，典型症状为继发性痛经、进行性加重。疼痛严重程度与病灶大小不一定呈正比，但有 27%～40%患者无痛经，因此痛经不是内异症诊断的必需症状。

2）不孕：内异症患者不孕率高达 40%。

3）性交不适：一般表现为深部性交痛，月经来潮前性交痛最明显。

4）月经异常：15%～30%患者有经量增多、经期延长或月经淋漓不尽或经前期点滴出血。

5）其他特殊症状：盆腔外其他部位有异位内膜种植生长时，均可在局部出现周期性疼痛、出血和肿块，并出现相应症状。手术瘢痕异位症患者常在剖宫产或会阴侧切术后数月至数年出现周期性瘢痕处疼痛，在瘢痕深部扪及剧痛包块，随时间延长，包块逐渐增大，疼痛加剧。

6）卵巢子宫内膜异位囊肿破裂时，囊内容物流入盆腹腔引起突发性剧烈腹痛，伴恶心、呕吐和肛门坠胀。疼痛多发生于经期前后、性交后或其他腹压增加的情况，症状类似输卵管妊娠破裂，但无腹腔内出血。

（2）体征：卵巢异位囊肿较大时，妇科检查可扪及与子宫粘连的肿块。囊肿破裂时腹膜刺激征阳性。典型盆腔内异症双合诊检查时，可发现子宫后倾固定，直肠子宫陷凹、宫骶韧带或子宫后壁下方可扪及触痛性结节，一侧或双侧附件处触及囊实性包块，活动度差。病变累及直肠阴道间隙时，可在阴道后穹隆触及、触痛明显，或直接看到局部隆起的小结节或紫蓝色斑点。

6. 子宫内膜异位症诊断

（1）生育年龄女性有继发性痛经且进行性加重、不孕或慢性盆腔痛，盆腔检查扪及与子宫相连的囊性包块或盆腔内有触痛性结节，即可初步诊断为子宫内膜异位症。

（2）影像学检查：B 型超声检查诊断敏感性和特异性均在 96%以上。盆腔 CT 及磁共振对盆腔内异症有诊断价值，但费用昂贵，不作为初选的诊断方法。

（3）血清 CA_{125} 测定：用于监测异位内膜病变活动情况更有临床价值，动态检测 CA_{125} 有助于评估疗效和预测复发。

（4）腹腔镜检查：是目前国际公认的内异症诊断的最佳方法。

7. 子宫内膜异位症鉴别诊断

（1）卵巢恶性肿瘤。

（2）盆腔炎性包块。

（3）子宫腺肌病。

8. 子宫内膜异位症临床分期 目前我国多采用美国生育学会（AFS）提出的“修正子宫内膜异位症分期法”。内异症分期需在腹腔镜下或剖腹探查手术时进行。该分期法有利于评估疾病严重程度、正确选择治疗方案、准确比较和评价各种治疗方法的疗效，并有助于判断患者的预后。

9. 子宫内膜异位症治疗

（1）治疗内异症的根本目的：缩减和去除病灶，减轻和控制疼痛，治疗和促进生育，预防和减少复发。

（2）治疗方法：应根据患者年龄、症状、病变部位和范围以及对生育要求等加以选择，强调治疗个体化。

（3）治疗原则：症状轻或无症状的轻微病变可选用期待治疗；有生育要求的轻度患者经过全面诊断评估后可以先给予药物治疗，重者行保留生育功能手术；年轻无生育要求的重度患者，可行保留卵巢功能手术，并辅以性激素治疗；症状及病变均严重的无生育要求者，考虑行根治性手术。

（4）期待治疗：仅适用于轻度内异症患者，采用定期随访，并对症处理。希望生育者一般不用期待治疗，应尽早促使其妊娠，一旦妊娠，异位内膜病灶坏死萎缩，分娩后症状缓解并有望治愈。

（5）药物治疗：适用于有慢性盆腔痛、经期痛经症状明显、有生育要求及无卵巢囊肿形成患者。采用使患者假孕或假绝经性激素疗法，已成为临床治疗内异症的常用方法。但对较大的卵巢内膜异位囊肿，特别是卵巢包块性质未明者，宜采用手术治疗。

1）口服避孕药：长期连续服用避孕药造成类似妊娠的人工闭经，称假孕疗法。目前临床上常用低剂量高效孕激素和炔雌醇复合制剂连续用6～9个月，此法适用于轻度内异症患者。副作用主要有恶心呕吐并警惕血栓形成风险。

2）孕激素：单用人工合成高效孕激素，如甲羟孕酮连续应用6个月。副作用有恶心、轻度抑郁、水钠潴留、体重增加及阴道不规则点滴出血等。

3）孕激素受体拮抗剂：米非司酮具有强抗孕激素作用，造成闭经使病灶萎缩。副作用轻，无雌激素样影响，亦无骨质丢失危险，长期疗效有待证实。

4）孕三烯酮：也是一种假绝经疗法。6个月为1个疗程。治疗后50%～100%患者发生闭经，症状缓解率达95%以上。孕三烯酮与达那唑相比，疗效相近，但副作用较低，对肝功能影响较小且可逆，且用药量少、方便。

5）达那唑：又称假绝经疗法，适用于轻度及中度内异症痛经明显患者。疗程结束约90%症状消失，停药后4～6月恢复月经及排卵。副作用有恶心、头痛、潮热、乳房缩小、体重增加、性欲减退、多毛、痤疮、皮脂增加、肌痛性痉挛等，一般能耐受。药物主要在肝脏代谢，已有肝功能损害不宜使用，也不适用于高血压、心力衰竭、肾功能不全者。

6）促性腺激素释放激素激动剂（GnRH-α）：此疗法又称药物性卵巢切除，目前常用有：亮丙瑞林、戈舍瑞林。用药后一般第 2 个月开始闭经，可使痛经缓解，停药后在短期内排卵可恢复。副作用主要有潮热、阴道干燥、性欲减退和骨质丢失等绝经症状，停药后多可消失。但骨质丢失需 1 年才能逐渐恢复正常。因此在应用 GnRH-α 3～6 个月时可以酌情给予反向添加治疗提高雌激素水平，预防低雌激素状态相关的血管症状和骨质丢失的发生。

（6）手术治疗：适用于药物治疗后症状不缓解、局部病变加剧或生育功能未恢复者，较大的卵巢内膜异位囊肿者。腹腔镜手术是首选的手术方法，目前认为腹腔镜确诊、手术+药物为内异症的金标准治疗。

手术方式有：

1）保留生育功能手术：适用于药物治疗无效、年轻和有生育要求的患者。术后复发率约 40%，因此术后尽早妊娠或使用药物以减少复发。

2）保留卵巢功能手术：适用于Ⅲ、Ⅳ期患者、症状明显且无生育要求的 45 岁以下患者。术后复发率约 5%。

3）根治性手术：适用于 45 岁以上重症患者。术后不用雌激素补充治疗者，几乎不复发。双侧卵巢切除后，即使盆腔内残留部分异位内膜病灶，也能逐渐自行萎缩退化直至消失。

（7）手术与药物联合治疗：手术治疗前给予 3～6 个月的药物治疗，有利于缩小手术范围和手术操作。对保守性手术、手术不彻底或术后疼痛不缓解者，术后给予 6 个月的药物治疗，推迟复发。

10. 子宫内膜异位症预防

（1）防止经血逆流，及时发现并治疗引起经血潴留的疾病，如先天性生殖道畸形、闭锁、狭窄和继发性宫颈粘连、阴道狭窄等。

（2）药物避孕：口服避孕药可抑制排卵、促使子宫内膜萎缩，内异症的发病风险有所降低，对有高发家族史、容易带器妊娠者，可以选择。

（3）防止医源性异位内膜种植。

11. 子宫肌腺病

（1）概述：当子宫内膜腺体及间质侵入子宫肌层时，称子宫腺肌病。多发生于 30～50 岁经产妇，约 15%同时合并内异症，约半数合并子宫肌瘤。其中 35%无临床症状。

（2）病因：子宫腺肌病内异症由基底层子宫内膜侵入肌层生长所致。多次妊娠及分娩、人工流产、慢性子宫内膜炎等造成子宫内膜基底层损伤，与腺肌病发病密切相关。高水平雌孕激素刺激，也可能是促进内膜向肌层生长的原因之一。

（3）病理

1）大体标本：异位内膜在子宫肌层多呈弥漫性生长，累及后壁居多，故子宫呈均匀性增大，一般不超过 12 周妊娠子宫大小。剖面见子宫肌壁显著增厚且硬，无旋涡状结构，于肌壁中见粗厚肌纤维带和微囊腔，腔内偶有陈旧血液。少数腺肌病病灶呈局限性生长形成结节或团块，称为子宫腺肌瘤，与周围肌层无明显界限，手术时难以剥出。

2）镜检：肌层内有呈岛状分布的异位内膜腺体及间质。

（4）临床表现

1）主要症状：经量过多、经期延长和逐渐加重的进行性痛经，有35%患者无典型症状；子宫腺肌病痛经的发生率为15%～30%。

2）妇科检查：子宫呈均匀增大或有局限性结节隆起，质硬且有压痛，经期压痛更甚。

（5）诊断：典型的进行性痛经和月经过多史；妇科检查子宫均匀增大或局限性隆起、质硬且有压痛；影像学检查有一定帮助，可酌情选择；确诊取决于术后的病理学检查。

（6）治疗

1）应视患者症状、年龄和生育要求而定，目前无根治性的有效药物。

2）对于症状较轻、有生育要求及近绝经期患者可试用达那唑、孕三烯酮或GnRH-α治疗，均可缓解症状，但需要注意药物的副作用。

3）年轻或希望生育的子宫腺肌瘤患者，可试行病灶挖除术，但术后有复发风险。

4）症状严重、无生育要求或药物治疗无效者，应行全子宫切除术。是否保留卵巢，取决于卵巢有无病变和患者年龄。

【复习思考题】

1. 子宫内膜异位症的定义是什么？

2. 子宫内膜异位症的临床表现是什么？

3. 子宫内膜异位症的最佳诊断方法是什么？

4. 子宫内膜异位症的治疗原则是什么？

笔记栏

（毛淑萍）

见习十二（1）　宫颈上皮内瘤变

【见习要求】

1. 掌握宫颈上皮内瘤变的组织学特殊性与病理诊断。

2. 掌握宫颈上皮内瘤变的分级。

【见习时数】　1学时。

【见习准备】

1. 典型患者1人/小组。

2. 典型宫颈细胞学检查、阴道镜检查、宫颈活组织检查结果1份/小组。

【见习过程】

1. 教师讲授病史采集、体格检查要点，学生分组进病房采集病史，并做体格检查。

2. 学生回示教室汇报病历摘要、阳性体征，提出必要的辅助检查并说明其目的；教师展示典型宫颈细胞学检查结果、阴道镜检查结果、宫颈活组织检查结果。

3. 学生归纳临床特点，做出完整的诊断，并说明诊断依据。

4. 结合患者的具体实际，教师以提问的方式小结。

【病史采集要点】

1. 现病史

（1）主要症状：有无阴道排液，有无接触性出血。

（2）伴随症状：阴道分泌物伴或不伴臭味。

（3）病情演变：何时出现阴道流液及接触性出血，其发展演变过程如何。

（4）诊疗情况：在何处就诊过，做过何种检查，用何药物及疗效如何。

（5）一般情况：精神、体力、饮食、大小便如何。

2. 其他相关病史

（1）有无药物过敏史。

（2）既往有无特殊病史（如 HPV 感染、口服避孕药和免疫抑制剂等）。

（3）个人史：年龄、职业、性生活是否紊乱、有无吸烟及吸毒史。

（4）孕产史：是否有早产、多产，采用何种方法避孕。

【体查要点】

1. 一般情况 面色、脉搏、血压、体温。

2. 妇科检查 阴道分泌物量、性质；宫颈表面情况，有无局部红斑、白色上皮，或宫颈糜烂表现。

【辅助检查报告单展示】

1. 宫颈细胞学检查 发现宫颈鳞状上皮不典型改变或异型细胞。

2. 阴道镜检查 宫颈移行带区内有无血管的醋酸白色上皮、毛细血管形成的极细红点、异形血管以及由血管网围绕的镶嵌白色或黄色的上皮块。

3. 宫颈活组织检查 提示宫颈上皮轻－重度不典型增生或原位癌。

【知识精要】

1. 概述 宫颈上皮内瘤变（CIN）是与宫颈浸润癌密切相关的一组癌前病变。

美国国立癌症研究所（NCl）提出的 TBS 诊断系统，从细胞学角度将鳞状细胞异常分为 3 类：不典型鳞状上皮（ASC）、轻度鳞状上皮内病变（LSIL）和重度鳞状上皮内病变（HSIL）。LSIL 相当于 CIN Ⅰ，较少发展为浸润癌：HSIL 则相当于 CIN Ⅱ和Ⅲ，可能发展为浸润癌。

2. 病因

（1）HPV 感染：90%的 CIN 和 99%的宫颈癌组织发现有高危型 HPV 感染,其中约 70%与 HPV16 和 18 型相关。性生活紊乱、吸烟密切相关。

（2）性行为及分娩次数：多个性伴侣、初次性生活过早（＜16 岁）、早年分娩、多产等。

（3）其他：吸烟可增加感染 HPV 效应。

3. 病理学诊断与分级 宫颈上皮内瘤变分 3 级。

Ⅰ级：即轻度异型。上皮下 1/3 层细胞核增大，核质比例略增大，核染色稍加深，核分裂相较少，细胞极性正常。

Ⅱ级：即中度异型。上皮下 1/3～2/3 层细胞核明显增大，核质比例增大，核深染，核分裂相较多，细胞数量明显增多，细胞极性尚存。

Ⅲ级：即重度异型和原位癌。病变细胞几乎或全部占据上皮全层，细胞核异常增大，核质比例显著增大，核形不规则，染色较深，核分裂相增多，细胞拥挤，排列紊乱，无极性。

4. 临床表现

（1）症状：无特殊症状。

1）偶有阴道排液增多，伴或不伴臭味。

2）也可有接触性出血，发生在性生活或妇科检查（双合诊或三合诊）后出血。

（2）体征：可无明显病灶，宫颈光滑或仅见局部红斑、白色上皮，或宫颈糜烂表现。

5. 辅助检查

（1）宫颈细胞学检查：为最简单的宫颈鳞状上皮内瘤变的辅助检查方法，可发现宫颈鳞状上皮不典型改变或异型细胞。若发现异常细胞（TBS 中 ASCUS 及其以上，或巴氏染色Ⅲ级及Ⅲ级以上），可作阴道镜检查，进一步明确诊断。

（2）高危型 HPV DNA 检测：与细胞学检查联合应用于 CIN 及子宫颈癌筛查；也可用于细胞学检查异常的分流，当细胞学检查 ASCUS 时行高危型 HPV DNA 检测。

（3）阴道镜检查：宫颈移行带区内有无血管的醋酸白色上皮、毛细血管形成的极细红点、异形血管以及由血管网围绕的镶嵌白色或黄色的上皮块。阴道镜不能了解宫颈管的病变情况。细胞学检查 ASCUS 并高危型 HPV DNA 检测阳性，或 LSIL 以上者，应行阴道镜检查。

（4）宫颈活组织检查：为确诊宫颈鳞状上皮内瘤变最可靠方法。任何肉眼可见病灶均应作单点或多点活检。如无明显病灶，可选择宫颈移行带区约 3、6、9、12 点处活检，或在碘试验（又称 Schiller's test）不染色区取材，提高确诊率。若需了解宫颈管的病变情况，应行宫颈管内膜刮取术。

6. 诊断 依靠病理学检查，一些辅助检查有助于提高病理学诊断的准确性。

（1）诊断依据：①有阴道排液增多，伴或不伴臭味；

②也可有接触性出血，发生在性生活或妇科检查（双合诊或三合诊）后出血；③可无明显病灶，宫颈光滑或仅见局部红斑、白色上皮，或宫颈糜烂表现；④宫颈刮片细胞学检查、阴道镜检查、宫颈活组织检查等提示宫颈上皮轻-重度不典型增生或原位癌。

（2）诊断：宫颈上皮内瘤变，分级。

7. 治疗　根据细胞学、阴道镜以及宫颈活组织检查结果决定治疗方法。

（1）CIN Ⅰ：细胞学检查 LSIL 及以下，可观察随访，如病变发展或持续存在 2 年以上，应进行治疗。HSIL 者应进行治疗。可选用冷冻、激光或宫颈锥切术。

（2）CIN Ⅱ：阴道镜检查满意的 CIN Ⅱ可用物理治疗或宫颈锥切术，阴道镜检查不满意的 CIN Ⅱ采用宫颈锥切术治疗。

（3）CIN Ⅲ：①宫颈锥形切除术：包括宫颈环形电切术和冷刀锥切术。②无生育要求、经宫颈锥切术确诊、年龄大、合并有其他手术指征的妇科良性疾病者，可行子宫全切除术。

8. 妊娠合并宫颈鳞状上皮内瘤变　妊娠期间，雌激素过多使柱状上皮外移至宫颈阴道部，转化区的基底细胞出现不典型增生；妊娠期免疫功能低下，也易患 HPV 感染，大部分患者为 CIN Ⅰ，仅约 14%为 CIN Ⅱ或Ⅲ。一般妊娠期 CIN 仅作观察，产后复查后再行处理。

【复习思考题】

1. 宫颈上皮内瘤变的定义是什么？
2. 宫颈上皮内瘤变的分级是什么？
3. 宫颈上皮内瘤变的治疗是什么？

笔记栏

（张群锋）

见习十二（2） 宫 颈 癌

【见习要求】

1. 掌握子宫颈癌的病理变化及转移途径。

2. 熟悉子宫颈癌的早期诊断方法和临床分期。

3. 掌握子宫颈癌的治疗原则。

【见习时数】 3 学时。

【见习准备】

1. 典型患者 1 人/小组。

2. 典型宫颈细胞学检查结果，碘试验结果，阴道镜检查结果，宫颈和宫颈管活组织检查结果 1 份/小组。

【见习过程】

1. 教师讲授病史采集、体格检查要点，学生分组进病房采集病史，并做体格检查。

2. 学生回示教室汇报病历摘要、阳性体征，提出必要的辅助检查并说明其目的；教师展示典型宫颈细胞学检查结果，阴道镜检查结果，宫颈活组织检查结果。

3. 学生归纳临床特点，作出完整的诊断（包括并发症诊断），并说明诊断依据。

4. 结合患者的具体实际，教师以提问的方式小结。

【病史采集要点】

1. 现病史

（1）主要症状：有无阴道排液，有无接触性出血或异常阴道流血。

（2）伴随症状：阴道分泌物伴或不伴臭味，有无尿频、尿急、肛门坠胀、大便秘结、里急后重、下肢肿痛等。

（3）病情演变：何时出现阴道流液及接触性出血，其发展演变过程如何。

（4）诊疗情况：在何处就诊过，做过何种检查，用何药物及疗效如何。

（5）一般情况：精神、饮食、体重、大小便如何。

2. 其他相关病史

（1）有无药物过敏史及输血史。

（2）既往有无特殊病史（如口服避孕药和免疫抑制剂；单纯疱疹病毒、人乳头瘤病毒感染等）。

（3）个人史：年龄、职业、性生活是否紊乱、有无吸烟及吸毒史。

（4）婚姻、生育史：配偶身体状况如何，是否早年分娩、密产、多产、经济状况是否低下，采用何种方法避孕。

【体查要点】

1. 一般情况　面色、体温、脉搏、血压、体重、是否为恶病质。

2. 妇科检查　阴道黏膜及穹隆情况；宫颈表面情况，病灶大小，质地如何，有无接触性出血；双合诊及三合诊了解子宫大小、质地；宫旁有无增厚、结节；子宫骶韧带有无增粗、结节；盆腔内有无异常包块。

【辅助检查报告单展示】

1. 宫颈细胞学检查 发现宫颈鳞状上皮异型细胞或癌细胞。

2. 阴道镜检查 镜下表面结构不清，呈云雾、猪油状，凸凹不平；局部血管异常增生，失去正常血管分支状，走向紊乱，形态特殊，可呈蝌蚪形、棍棒形、发夹形或线球形等改变；涂3%的醋酸后表面呈玻璃样水肿或熟肉状，常合并有异形上皮；碘试验不染色或着色极浅。

【知识精要】

1. 发病相关因素 同子宫颈上皮内瘤变。

2. 组织发生和发展 多数宫颈癌起源于宫颈移行带。CIN形成后继续发展，突破上皮下基底膜，浸润间质，形成宫颈浸润癌。

3. 病理

（1）鳞状细胞癌：占75%～80%。

1）巨检：宫颈上皮内瘤变、镜下早浸癌及早期宫颈浸润癌，肉眼观察无明显异常，或类似宫颈糜烂，随病变发展，有以下4种类型：

A. 外生型：最常见；病灶向外生长，状如菜花；组织脆，触之易出血。

B. 内生型：癌灶向宫颈深部组织浸润，侵犯子宫峡部，宫颈肥大而硬；表面光滑或仅见轻Ⅰ度糜烂，整个宫颈管膨大如桶状。

C. 溃疡型：上述两型癌灶继续发展，癌组织坏死脱落形成凹陷性溃疡或空洞样形如火山口。

D. 颈管型：癌灶发生在宫颈外口内，隐蔽在宫颈管，侵入宫颈及子宫峡部供血层以及转移到盆壁的淋巴结；不同于内生型。

2）显微镜检

A. 微小浸润癌：原位癌基础上，在镜下发现癌细胞小团似泪滴状、锯齿状突破基底膜，浸润间质。

B. 浸润癌：呈网状或团块状融合浸润间质。分 3 级：①Ⅰ级：分化较好；②Ⅱ级：中度分化；③Ⅲ级：多为未分化的小细胞（相当于宫颈上皮底层细胞），即小细胞型。

（2）腺癌：约占 20%～25%。

1）巨检：来自宫颈管，并浸润宫颈管壁。当癌灶长至一定程度即突向宫颈外口，常侵犯宫旁组织。癌灶呈乳头状、芽状、溃疡或浸润型。病灶向宫颈管内生长，宫颈外观可完全正常，但宫颈管膨大如桶状。

2）显微镜检：主要组织学类型有 2 种：

A. 黏液腺癌：最常见。来源于宫颈黏膜柱状黏液细胞。

B. 恶性腺瘤：又称微偏腺癌。常有淋巴结转移。

（3）鳞腺癌：占 3%～5%，同时含腺癌和鳞癌两种成分。

（4）其他：少见类型，如神经内分泌癌、未分化癌、间叶肿瘤等。

4. 转移途径　主要为直接蔓延及淋巴转移，血行转移极少见。

（1）直接蔓延：最常见。癌组织局部浸润，并向邻近器官及组织扩散。

（2）淋巴转移：当宫颈癌局部浸润后侵入淋巴管，形成瘤栓，随淋巴液引流到达局部淋巴结，在淋巴管内扩散。

1）一级组：包括宫旁、宫颈旁、闭孔、髂内、髂外、髂总、骶前淋巴结。

2）二级组：包括腹股沟深浅、腹主动脉旁淋巴结。

（3）血行转移：很少见。可转移至肺、肾或脊柱等。

5. 临床分期 采用国际妇产科联盟（FIGO，2009年）的临床分期标准（表 4-2）。临床分期在治疗前进行，治疗后不再更改。

表 4-2 子宫颈癌临床分期（FIGO，2009 年）

Ⅰ期	肿瘤局限在子宫颈（扩展至宫体将被忽略）
ⅠA	镜下浸润癌（所有肉眼可见的病灶，包括表浅浸润，均为ⅠB 期） 间质浸润深度＜5mm，宽度≤7mm
ⅠA1	间质浸润深度≤3mm，宽度≤7mm
ⅠA2	间质浸润深度＞3mm 且＜5mm，宽度≤7mm
ⅠB	临床癌灶局限于子宫颈，或者镜下病灶＞ⅠA
ⅠB1	临床癌灶≤4cm
ⅠB2	临床癌灶＞4cm
Ⅱ期	肿瘤超越子宫，但未达到骨盆壁或未达阴道下 1/3
ⅡA	肿瘤侵犯阴道上 2/3，无明显宫旁浸润
ⅡA1	临床可见癌灶≤4cm
ⅡA2	临床可见癌灶＞4cm
ⅡB	有明显宫旁浸润，但未达盆壁
Ⅲ期	肿瘤已扩展到骨盆壁，在进行直肠指诊时，在肿瘤和盆壁之间无间隙。肿瘤累及阴道下 1/3，由肿瘤引起的肾盂积水或无功能的所有病例，除非已知道有其他原因所引起
ⅢA	肿瘤累及阴道下 1/3，没有扩展到骨盆壁
ⅢB	肿瘤扩展到骨盆壁，或引起肾盂积水或肾无功能
Ⅳ期	肿瘤超出了真骨盆范围，或侵犯膀胱和（或）直肠黏膜
ⅣA	肿瘤侵犯邻近的盆腔脏器
ⅣB	远处转移

6. 临床表现

（1）症状：早期宫颈癌常无症状，患者一旦出现症状，主要表现为：

1）阴道流血：年轻患者表现为接触性出血，量可多可少。老年患者表现为绝经后不规则阴道流血。

2）阴道排液：患者常诉阴道排液增多，白色或血性，稀薄如水样或米泔状，有腥臭。晚期因癌组织破溃、坏死，继发感染有大量脓性或米汤样恶臭白带。

3）晚期癌的症状：根据病灶侵犯范围出现继发性症状。病灶波及盆腔结缔组织、骨盆壁、压迫输尿管或直肠、坐骨神经时，患者诉尿频、尿急、肛门坠胀、大便秘结、里急后重、下肢肿痛等；严重时导致输尿管梗阻、肾盂积水，最后引起尿毒症。到疾病末期，患者出现恶病质。

（2）体征：微小浸润癌可无明显病灶宫颈光滑或糜烂样改变。随着病情发展，可出现不同的体征。

1）外生型：见宫颈赘生物向外生长，呈息肉状或乳头状突起，继而向阴道突起形成菜花状赘生物，表面不规则，合并感染时表面覆有灰白色渗出物，触之易出血。

2）内生型：见宫颈肥大、质硬，宫颈管膨大如桶状，宫颈表面光滑或有浅表溃疡。晚期由于癌组织坏死脱落，形成凹陷性溃疡，整个宫颈有时被空洞替代，并覆有灰褐色坏死组织，恶臭。

3）癌灶浸润：浸润阴道壁见阴道壁有赘生物，向两侧旁组织侵犯，妇科检查扪及两侧增厚，结节状，质地与癌组织相似，有时浸润达盆壁，形成冰冻骨盆。

7. 辅助检查

（1）宫颈细胞学检查。

（2）高危型 HPV DNA 检测。

（3）阴道镜检查。

以上检查方法同“子宫颈上皮内瘤变”。

（4）宫颈和宫颈管活组织检查：是确诊宫颈癌最可

靠和不可缺少的方法。选择明显病灶处活检，或宫颈鳞—柱交接部的3、6、9、12点处取4点组织做活检，或在碘试验、阴道镜观察到的可疑部位取活组织作病理检查。所取组织应包含上皮及间质。如怀疑宫颈管病变者，应用小刮匙搔刮宫颈管，刮出物送病理检查。

（5）宫颈锥切术：当宫颈刮片多次检查为阳性，而宫颈活检为阴性：或活检为原位癌，但不能排除浸润癌时，均应作宫颈锥切术，并将切下的宫颈组织分成12块，每块作2～3张切片检查以确诊。确诊宫颈癌后，根据具体情况，进行胸部X线摄片、淋巴造影、膀胱镜、直肠镜检查等，以确定其临床分期。

8. 诊断

（1）诊断依据

1）症状：①有接触性出血，阴道排液增多，晚期有大量脓性或米汤样恶臭白带。②晚期有临近器官受累或远处转移表现，末期出现恶病质。

2）体征：微小浸润癌可无明显病灶宫颈光滑或糜烂样改变。随着病情发展，可出现不同的体征。宫颈可见菜花状赘生物、凹陷性溃疡等。

3）辅助检查：如宫颈细胞学检查、碘试验、阴道镜检查、宫颈和宫颈管活组织检查、宫颈锥切术病检、CT、磁共振等。

（2）完整诊断：宫颈癌，病理分型，巨检类型，细胞分化程度分级，临床分期，并发症。

9.鉴别诊断

（1）宫颈糜烂或宫颈息肉：均可引起接触性出血，应作宫颈刮片、阴道镜检查等，最后作活检以除外癌变。

（2）宫颈结核：局部见多个溃疡，甚至菜花样赘生物，需与宫颈癌鉴别，宫颈活检是唯一可靠的鉴别方法。

（3）宫颈乳头状瘤：为良性病变，多见于妊娠期，表现为接触性出血和白带增多，外观乳头状或菜花状，经活检除外癌变，即可确诊。

（4）子宫内膜异位症：有时宫颈有多个息肉样病变，甚至波及穹隆部，肉眼不易鉴别，需经病理检查才可确诊。此外，子宫内膜癌转移宫颈必须与原发性宫颈腺癌相鉴别。

10. 处理 应根据临床分期、患者年龄、全身情况、设备条件和医疗技术水平决定治疗措施，常用的方法有手术、放疗及化疗等综合应用。

（1）手术治疗

1）适应证：ⅠA～ⅡB 患者，无严重内外科合并症，无手术禁忌证，年龄不限，需根据全身情况能否耐受手术而定；肥胖患者根据术者经验及麻醉条件而定。

2）手术方法：①ⅠA1 期：无淋巴脉管浸润者行筋膜外全子宫切除术，有淋巴脉管浸润者按ⅠA2 处理。②ⅠA2 期：改良广泛性子宫切除术及盆腔淋巴结切除术。③ⅠB1 期和ⅡA1 期，广泛性子宫切除术及盆腔淋巴结切除术，必要时行腹主动脉旁淋巴取样。④ⅠB2 期和ⅡA2 期，广泛性子宫切除术及盆腔淋巴结切除术和腹主动脉旁淋巴取样，或同期放、化疗后行全子宫切除术。⑤未绝经、年龄小于 45 岁的鳞癌患者可保留卵巢。⑥有生育要求的年轻患者，ⅠA1 期可行宫颈锥切术；ⅠA2 期和病灶＜2cm 的ⅠB1 期，可行广泛性宫颈切除及盆腔淋巴结切除术。

（2）放射治疗

1）适应证：①部分ⅠB2 期和ⅡA2 期及ⅡB～Ⅳ期患者；②不能耐受手术患者。③宫颈大块病灶的术前放疗；④手术治疗后病理检查发现有高危因素的辅助治疗。

2）方法：放射治疗包括腔内及体外照射。早期病例以腔内放疗为主，体外照射为辅。晚期则以体外照射为主，腔内放疗为辅。腔内照射用于控制局部病灶，体外照射用以治疗盆腔淋巴结及宫旁组织等处的病灶。

3）放疗并发症：有放射性直肠炎和膀胱炎。近期反应多能自愈；远期反应均在 1～3 年出现，主要为缺血引起直肠溃疡、狭窄及血尿，甚至形成直肠阴道瘘及膀胱阴道瘘等。

4）放疗并发症预防措施：避免放疗过量及正确放置放射源。

（3）化疗

1）适应证：①主要用于晚期或复发转移的患者；②近年也采用化疗作为手术或放疗的辅助治疗，用以治疗局部巨大肿瘤。

2）化疗药物：以顺铂疗效较好，一般采用联合化疗。①治疗鳞癌的有：BVP 方案（博来霉素、长春新碱与顺铂）与 BP 方案（博来霉素与顺铂）；②治疗腺癌有：PM 方案（顺铂与丝裂霉素）与 FIP（氟尿嘧啶、异环磷酰胺与顺铂）。

3）化疗途径：可采用静脉或介入化疗（超选择性动脉灌注化疗）。

11. 随访

（1）随访时间：第 1～2 年，每 3～4 个月复查 1 次；第 3～5 年，每半年复查 1 次；第 6 年开始每年复查 1 次。

（2）随访内容：除临床检查外，应定期进行胸透和血常规检查。

【复习思考题】

1. 宫颈癌的病理类型有哪些？

2. 宫颈癌的临床表现有哪些？

3. 宫颈癌的处理原则有哪些？

笔记栏

（张群锋）

见习十三（1） 子宫肌瘤

【见习要求】 掌握子宫肌瘤的类型、临床表现和治疗原则。

【见习时数】 2学时。

【见习准备】

1. 典型患者1人/小组。

2. 患者的血常规（有贫血表现）、B型超声报告单1份/小组。

【见习过程】

1. 讲授病史采集、体格检查要点，学生分组进病房采集病史，并做体格检查。

2. 学生回示教室汇报病历摘要、阳性体征，提出必要的辅助检查并说明其目的；教师展示典型B型超声报告单、血常规结果。

3. 学生归纳总结病例特点，作出完整的诊断（包括类型诊断及并发症诊断），并说明诊断依据。

4. 结合患者的具体实际，教师以提问的方式小结。

【病史采集要点】

1. 现病史

（1）主要症状：有无月经周期缩短、经量增多、经期延长、持续性或不规则阴道流血或脓血性排液等。

（2）伴随症状：是否有腹部胀大、头晕、乏力、白带增多、腹痛、腰酸、下腹坠胀、尿频、排尿障碍、尿潴留、排便困难、不孕等。

（3）病情演变：何时出现以上症状，其发展演变过程如何。

（4）诊疗情况：在何处就诊过，做过何种检查，用何药物及疗效如何。

（5）一般情况：精神、体力、饮食、大小便如何。

2. 其他相关病史

（1）有无药物过敏史及输血史。

（2）既往有无特殊病史（乳腺疾病史、服用避孕药及激素替代治疗等）。

（3）个人史：年龄、职业、有无吸烟及吸毒史。

（4）月经史及孕产史。采用何种方法避孕。

【体查要点】

1. 体温、脉搏、呼吸、血压、体位、神志。

2. 一般情况　有无贫血。

3. 体查　注意下腹部能否扪及包块，妇科检查阴道内有无脱出物，子宫是否增大，质地如何。

【辅助检查报告单展示】

1. 血常规　Hb、RBC 计数、红细胞压积（HCT）等减少。

2. B 型超声检查　子宫增大，形态失常，宫体或宫颈部位肌壁间可显示出单个或多个低回声区，或向黏膜层或向浆膜层突出。

【知识精要】

1. 子宫肌瘤的分类

（1）按部位分类

1）子宫体肌瘤：占90%。

2）子宫颈肌瘤：占10%。

（2）根据肌瘤发展过程中与子宫肌壁的关系分类

1）肌壁间肌瘤：肌瘤位于子宫肌壁内，周围均被肌层包围，最常见。

2）浆膜下肌瘤：肌瘤向子宫浆膜面生长，突起在子宫表面。

3）黏膜下肌瘤：肌瘤向子宫黏膜方向生长，突出于宫腔，仅由黏膜层覆盖。

2. 病理

（1）巨检：球形实质性肿瘤，一般呈白色，质硬，切面呈旋涡状结构，肌瘤外表有被压缩的肌纤维束和结缔组织构成的假包膜覆盖。

（2）镜检：子宫肌瘤来自子宫肌层的平滑肌细胞或肌层的血管壁平滑肌细胞。平滑肌纤维相互交叉，其间掺有少量结缔组织。

3. 肌瘤变性 当肌瘤失去原有典型结构时称肌瘤变性。常见变性有：

（1）玻璃样变性（透明样变）。

（2）囊性变。

（3）红色变。

（4）恶性变：主要为肉瘤样变。少见，仅为0.4%～0.8%。

（5）钙化。

4. 临床表现

（1）症状：主要和肌瘤的生长部位有关，而与肌瘤大小和个数关系较小。

1）月经改变：为最常见症状。①大的肌壁间肌瘤使月经周期缩短、经量增多、经期延长、不规则阴道流血等；②黏膜下肌瘤常为月经过多，随肌瘤渐大，经期延长；③一旦肌瘤发生坏死、溃疡、感染时，则有持续性或不规则阴道流血或脓血性排液等；④浆膜下肌瘤及肌壁间小肌瘤常无明显月经改变。

2）下腹包块：肌瘤增大使子宫超过妊娠3月子宫大小时，患者常自诉腹部胀大，下腹正中扪及块物。当清晨膀胱充盈将子宫推向上方时更易扪及，质地坚硬，形态不规则。

3）白带增多：肌壁间肌瘤使宫腔面积增大，内膜腺体分泌增多，并伴有盆腔充血致使白带增多；悬吊于阴道内的黏膜下肌瘤，其表面易感染、坏死，产生大量脓血性排液及腐肉样组织排出，伴臭味。

4）压迫症状：肌瘤压迫膀胱出现尿频、排尿障碍、尿潴留等。压迫输尿管可致肾盂积水。压迫直肠可致排便困难等。

5）腹痛、腰酸、下腹坠胀：浆膜下肌瘤蒂扭转时出现急性腹痛。肌瘤红色变时，腹痛剧烈且伴发热。下腹坠胀、腰酸背痛常见，且经期加重。

6）不孕：可能是肌瘤压迫输卵管使之扭曲，或使宫腔变形，妨碍受精卵着床。

7）继发性贫血：长期月经过多导致继发性贫血。严重时有全身乏力面色苍白、气短、心悸等症状。

（2）体征：与肌瘤大小、位置、数目以及有无变性有关。

1）肌瘤较大在腹部扪及质硬、不规则、结节状块物。

2）妇科检查：①肌壁间肌瘤子宫常增大，表面不规则、单个或多个结节状突起；②浆膜下肌瘤可扪及质硬、球状块物与子宫有细蒂相连，活动；③黏膜下肌瘤子宫多为均匀增大，有时宫口扩张，肌瘤位于宫口内或脱出在阴道内，呈红色、实质、表面光滑，伴感染则表面有渗出液覆盖或溃疡形成，排液有臭味。

5. 辅助检查

（1）B 型超声检查：子宫增大，形态失常，宫体或宫颈部位肌壁间可显示出单个或多个低回声区，或向黏膜层或向浆膜层突出。

（2）探宫腔及诊断性刮宫。

（3）宫腔镜检查。

（4）腹腔镜检查。

6. 诊断

（1）诊断依据：①月经周期缩短、经量增多、经期延长、不规则阴道流血等。②严重时有全身乏力、面色苍白、气短、心悸等症状。③白带增多、腰酸背痛、尿频、排尿障碍、尿潴留、排便困难及不孕等。④腹部扪及包块，妇科检查子宫增大、凸凹不平、质硬。⑤B 型超声检查等提示。

（2）诊断：子宫肌瘤部位、单发或多发，有无变性，有无贫血等并发症。

7. 鉴别诊断

（1）妊娠子宫：妊娠时有停经史、早孕反应，子宫随停经月份增大、质软等，尿或血 hCG（+），B 型超声检查宫内见孕囊。

（2）卵巢肿瘤：一般无月经改变，多为偏于一侧的囊性肿块，能与子宫分开。实质性卵巢肿瘤可误认为是带蒂浆膜下肌瘤；肌瘤囊性变可被误诊为卵巢囊肿。

（3）子宫腺肌病及腺肌瘤：子宫腺肌病时，子宫常均匀性增大，腺肌病及腺肌瘤患者多数有继发性痛经，且进行性加重；子宫很少超过 2～3 月妊娠大小，且有经期子宫增大、经后缩小的特征。

（4）盆腔炎性块物：常有盆腔感染病史。块物边界不清，与子宫粘连或不粘连，有压痛，抗炎治疗后症状、体征好转。

（5）子宫畸形：双子宫或残角子宫易误诊为子宫肌瘤。子宫畸形自幼即有，无月经改变等。B 型超声检查、腹腔镜检查、子宫输卵管造影可协助诊断。

8. 治疗 必须根据患者年龄、生育要求、症状、肌瘤大小等情况全面考虑。

（1）随访观察：若肌瘤小且无症状，通常不需治疗，尤其近绝经年龄患者。

（2）药物治疗：肌瘤在 2 个月妊娠子宫大小以内，症状不明显或较轻，近绝经年龄及全身情况不能手术者，均可给予药物对症治疗。

1）促性腺激素释放激素类似物（GnRH-α）：可抑制垂体、卵巢功能，降低雌激素水平。应用指征：①缩小肌瘤以利于妊娠；②术前治疗控制症状、纠正贫血；③术前缩小肌瘤以降低手术难度；④使近绝经期患者提前过渡到自然绝经从而避免手术。

2）拮抗孕激素药物：米非司酮：与孕激素竞争受体，拮抗孕激素作用。12.5mg 口服，每日 1 次，连服 3 个月。不宜长期服用，以防其拮抗糖皮质激素的副作用。

3）雄激素：可对抗雌激素，使子宫内膜萎缩，直接作用于平滑肌，使其收缩而减少出血，并使近绝经期患者提早绝经。常用药物：丙酸睾酮或甲睾，每月总量不超过 300mg，以免引起男性化。

（3）手术治疗

适应证：①月经过多导致继发贫血，药物治疗无效；

②严重腹痛、性交痛及急性腹痛；③肌瘤体积大导致压迫症状；④确定肌瘤是不孕或反复流产的唯一原因；⑤怀疑肉瘤变。

手术方式有（开腹或宫腔镜、腹腔镜手术）：

1）肌瘤切除术：适用于希望保留生育功能的患者。

2）子宫切除术：肌瘤较大，症状明显，经药物治疗无效，不需保留生育功能，或疑有恶变者，可行子宫次全切除术或子宫全切除术。50 岁以下、卵巢外观正常者可保留卵巢。

（4）子宫动脉栓塞治疗。

【复习思考题】

1. 子宫肌瘤的分类有哪几种？

2. 各类子宫肌瘤的不同临床表现及诊断方法是什么？

3. 子宫肌瘤的治疗原则是什么？

笔记栏

（张群锋）

见习十三（2） 子宫内膜癌

【见习要求】

1. 了解子宫内膜癌的病因和病理。

2. 掌握子宫内膜癌的转移途径、临床分期、临床表现、诊断方法和治疗原则。

【见习时数】 2学时。

【见习准备】

1. 典型患者1人/小组。

2. 患者的子宫内膜病理检查结果、宫腔镜检查结果、B型超声报告单1份/小组。

【见习过程】

1. 讲授病史采集、体格检查要点，学生分组进病房采集病史，并做体格检查。

2. 学生回示教室汇报病历摘要、阳性体征，提出必要的辅助检查并说明其目的；教师展示典型报告。

3. 学生归纳总结病例特点，作出完整的诊断（包括类型诊断及分期诊断），并说明诊断依据。

4. 结合患者的具体实际，教师以提问的方式小结。

【病史采集要点】

1. 现病史

（1）主要症状：有无阴道流血或阴道排液等。

（2）伴随症状：是否有疼痛、贫血、消瘦、恶病质、发热及全身衰竭等。

（3）病情演变：何时出现以上症状，其发展演变过程如何。

（4）诊疗情况：在何处就诊过，做过何种检查，用何药物及疗效如何。

（5）一般情况：精神、体力、饮食、大小便如何。

2. 其他相关病史

（1）有无药物过敏史。

（2）既往有无特殊病史（避孕药服用史、肥胖、高血压、糖尿病、不孕、少孕或患有功能性卵巢瘤等）。

（3）个人史：年龄、职业、有无吸烟及吸毒史。

（4）月经史及孕产史：既往月经、妊娠分娩史；采用何种方法避孕。

【体查要点】

1. 体温、脉搏、呼吸、血压、体位、神志。

2. 一般情况 有无贫血。

3. 妇科检查 注意子宫是否增大变软，宫腔是否有流液、流脓及异常组织物排出。

【辅助检查报告单展示】

1. B型超声（典型内膜癌声像图） 子宫增大或绝经后子宫相对增大，宫腔内见实质不均的回声区，形态不规则，宫腔线消失，有时见肌层内不规则回声紊乱区，说明浸润肌层。

2. 宫腔镜检查 直视下见子宫内膜呈弥漫型及局灶型病变，表现为菜花样或息肉状。多见于宫底部内膜，尤其两宫角处更多见。

3. 子宫内膜病理检查 子宫内膜高（或中、低）分化腺癌。多见。

【知识精要】

1. 病因

（1）雌激素的长期刺激：导致子宫内膜增生过长或不典型增生。

（2）体质因素：肥胖、高血压、糖尿病、未婚、少产的妇女。

（3）绝经后延与晚绝经（＞52岁）。

（4）遗传因素：20%子宫内膜癌的患者有一定的家族史。

2. 发病机制

（1）雌激素依赖型：分化较好，雌孕激素受体阳性率高，预后良。多发生于年轻女性。

（2）非雌激素依赖型：肿瘤恶性程度高，分化差，癌灶周围的内膜多萎缩，雌孕激素受体多为阴性。常见于年老、体瘦者。

3. 病理特点

（1）巨检：病变多见于宫底部，尤其两角更多见，其次是子宫后壁，根据病变形态及范围分两种。

1）弥漫型：子宫内膜大部或全部为癌组织侵犯，癌灶常呈不规则菜花状从内膜表层长出并突向于宫腔内，常伴有出血、坏死，有时形成溃疡，较少浸润肌层，如晚期侵犯肌壁或累及宫颈管，一旦阻塞宫颈管将导致宫腔积脓。

2）局灶型：癌灶局限于宫腔小部分，多见宫底部或宫角部，呈息肉或小菜花状，表面有溃疡，易出血。极早期病变很小，诊刮可能将其刮净。局灶型易侵犯肌层。

（2）镜检：有多种细胞类型。

1）内膜样腺癌：较常见，占 80%～90%。3 级分类法：Ⅰ级（高分化腺癌）；Ⅱ级（中分化腺癌）；Ⅲ级（低分化或未分化腺癌）。

2）腺癌伴鳞状上皮分化（鳞状上皮成分可为良性、恶性、不典型增生）。

3）浆液性腺癌：约占 1%～9%，恶性程度很高，易广泛累及肌层、脉管及淋巴转移；无肌层浸润时，也可发生腹膜转移，多见于年老的晚期患者。

4）黏液性癌：约占 5%，病理行为与内膜样腺癌相似，预后较好。

5）透明细胞癌：占不足 5%，恶性程度较高，易早期转移。

4. 转移途径　子宫内膜癌生长较缓慢，局限于内膜的时间较长，但也有极少数发展较快，转移途径有三种。

（1）直接蔓延：癌灶初期可沿子宫内膜蔓延，向下至宫颈管及阴道，向上经宫角至输卵管，也可侵犯肌层至浆膜面而延及输卵管、卵巢。并广泛种植在盆腔、腹腔。

（2）淋巴转移：为内膜癌的主要转移途径。与癌灶生长的部位有关。

（3）血行转移：少见，晚期经血行转移至肺、肝、骨等处。

5. 临床分期 采用国际妇产科联盟（FIGO，2009年）修订的手术病理分期（见表4-3）。

表4-3 子宫内膜癌手术病理分期（FIGO，2009年）

Ⅰ期	肿瘤局限在子宫体
ⅠA	肿瘤浸润深度<1/2肌层
ⅠB	肿瘤浸润深度≥1/2肌层
Ⅱ期	肿瘤侵犯宫颈间质，但无宫体外蔓延
Ⅲ期	肿瘤局部和（或）区域扩散
ⅢA	肿瘤累及浆膜层和（或）附件
ⅢB	阴道和（或）宫旁受累
ⅢC	盆腔淋巴结和（或）腹主动脉旁淋巴结转移
ⅢC1	盆腔淋巴结阳性
ⅢC2	腹主动脉旁淋巴结阳性伴（或不伴）盆腔淋巴结阳性
Ⅳ期	肿瘤侵及膀胱和（或）直肠黏膜，和（或）远处转移
ⅣA	肿瘤侵及膀胱和（或）直肠黏膜
ⅣB	远处转移，包括腹腔内和（或）腹股沟淋巴结转移

6. 临床表现

（1）症状

1）阴道流血：特点是绝经后出血，至于尚未绝经者则表现为不规则阴道流血，量一般不多，有的仅表现经期延长。

2）阴道排液：阴道分泌物多，早期为水样、浆液性或血性。晚期合并感染则有浓血性排液，并有恶臭。

3）疼痛：疼痛在内膜癌患者并不多见。晚期癌组织侵犯周围组织或压迫神经引起腰骶、下腹痛，并向向下肢放射。癌灶侵犯宫颈，堵塞、合并感染之宫腔积脓，出现下腹痛。

4）全身症状：晚期有贫血、消瘦、恶病质、发热及全身衰竭等。

（2）体征

1）早期：妇检无明显异常。

2）晚期：子宫增大、软，癌组织自宫口脱出，质脆、触之出血。

3）合并宫腔积脓：子宫明显增大，极软。

4）癌灶向周围浸犯：子宫固定，宫旁或盆腔内可扪及结节状物。

7. 辅助检查

（1）B 型超声检查：早期：虽然子宫大小正常，但宫腔线紊乱中断。典型内膜癌声像图：子宫增大或绝经后子宫相对增大，宫腔内见实质不均的回声区，形态不规则，宫腔线消失，有时见肌层内不规则回声紊乱区，说明浸润肌层。

（2）分段诊刮：提示子宫内膜癌变及类型。是确诊子宫内膜癌最常用、最可靠的方法。

（3）宫腔镜检查：直视下见子宫内膜呈弥漫型及局灶型病变，表现为菜花样或息肉状。多见于宫底部内膜，尤其两宫角处更多见。

（4）细胞学检查：从穹隆处及宫口处取材，涂片寻找癌细胞阳性率不高。用吸管或宫腔刷放入宫腔吸取分泌物涂片阳性率可达 90%。最后确诊仍须根据病理结果。

（5）CT、磁共振：主要用于观察宫腔、宫颈部病变，特别是肌层的浸润的深度，以及淋巴结转移等，但直径小于 2cm 的淋巴结难以确认。

（6）血清 CA_{125} 检测：＞35μg/L。

8. 诊断

（1）诊断依据：①绝经后或围绝经期妇女有不规则阴道流血；伴或不伴有阴道排液增多，有时有恶臭气味；腰骶、下腹痛；甚至有贫血、消瘦、恶病质、发热及全身衰竭等；②B 型超声检查：典型内膜癌声像图改变；③细胞学检查：宫腔分泌物涂片阳性；④宫腔镜检查：见子宫内膜呈弥漫型及局灶型病变，表现为菜花样或息肉状；⑤分段诊刮病检：提示子宫内膜癌变及类型；⑥血清 CA_{125} 检测：＞35μg/L。⑦CT、磁共振等检查帮助诊断及分期。

（2）诊断：子宫内膜癌，病理类型，临床分期，并发症。

9. 鉴别诊断

（1）绝经过渡期功能失调性子宫出血：尤其是与未绝经的子宫内膜癌患者相鉴别，均表现为不规则流血，分段诊刮确诊。

（2）萎缩性阴道炎：血性白带，阴道壁充血，黏膜下散在出血点，子宫内膜癌阴道壁正常，应注意二者并存。

（3）黏膜下肌瘤、内膜息肉：月经过多、经期长、诊刮、宫腔镜、B 型超声有助诊断。

（4）原发性输卵管癌：阴道排液、流血及下腹痛，诊刮阴性，B 型超声有助鉴别。

（5）老年性子宫内膜炎合并宫腔积脓：排液多，浆液性、脓性、或脓血性，刮宫后病检即可诊断。

（6）宫颈管癌及子宫肉瘤：不规则流血及排液。颈管癌位于宫颈管内，宫颈活检及分段，诊刮能鉴别。

10. 治疗原则 应根据其子宫大小、肌层是否被癌浸润、宫颈管是否累及、癌细胞分化程度，结合患者年龄及全身情况而定，主要治疗为手术、放疗、药物治疗，晚期采用综合治疗。

（1）手术治疗：为首选的治疗方法。术中首先取腹水或腹腔冲洗液离心找癌细胞。然后全面探查腹腔内器官。

1）Ⅰ期：筋膜外全子宫+双附件切除术。有下列情况之一者，行盆腔淋巴结切除及腹主动脉旁淋巴结取样：①可疑的盆腔和（或）腹主动脉旁淋巴结转移；②特殊病理类型如浆液性腺癌、透明细胞癌、鳞状细胞癌、未分化癌等；③子宫内膜样癌 G3；④浸润肌层≥1/2；⑤病灶累及宫腔＞50%。

2）Ⅱ期：改良广泛子宫切除术及双侧附件切除，同时盆腔淋巴结切除、腹主动脉旁淋巴结取样。

3）Ⅲ、Ⅳ期：尽可能切除所有肉眼可见病灶，手术范围同卵巢癌，行肿瘤细胞减灭术。

（2）放疗

1）单纯放疗：适用于有手术禁忌证或无法手术切除的晚期患者。

2）放疗联合手术及化疗：术后放疗是Ⅰ期高危和Ⅱ期子宫内膜癌最主要的术后辅助治疗，可降低复发率。对于Ⅲ期和Ⅳ期病例，通过放疗和手术及化疗的联合应用，可提高疗效。

（3）化疗：为晚期不能手术或治疗后复发者的综合治理措施之一。也可用于术后有复发高危因素患者的治疗，以期减少远处转移。化疗药物有顺铂（DDP）、紫杉醇（PP）、氟尿嘧啶（5-FU）、环磷酰胺（CTX）、丝裂霉素（MMC）等。

（4）孕激素治疗：晚期或复发癌不能手术切除的患者，或年轻、要求保留生育功能的极早期患者。用药剂量要大，至少用 12 周才能评价有无效果。

（5）抗雌激素制剂治疗：他莫昔芬为一种非甾体类

抗雌激素类药物，并有微弱雌激素作用，也可治疗子宫内膜癌。

11. 随访

（1）随访时间：术后2～3年内，每3月一次；术后3～5年，每6月一次。5年后每年复查一次。

（2）随访内容：盆腔检查、阴道细胞学涂片检查、胸片、CA_{125}、CT、磁共振等。

【复习思考题】

1. 子宫内膜癌的病理分类有哪些？

2. 子宫内膜癌的临床表现有哪些？如何确诊？

3. 子宫内膜癌的治疗原则是什么？

笔记栏

（张群锋）

见习十四（1） 卵巢肿瘤

【见习要求】

1. 掌握卵巢肿瘤的常见并发症及其诊断、处理原则；掌握良、恶性卵巢肿瘤的鉴别诊断。

2. 了解卵巢肿瘤的组织学分类、良恶性卵巢肿瘤的临床特点、恶性卵巢肿瘤的转移途径、临床分期。

3. 了解常见的卵巢上皮性肿瘤和非上皮性卵巢肿

瘤的治疗原则。

【见习时数】 2学时。

【见习准备】

1. 典型患者1人/小组。

2. 典型B型超声报告单、血清肿瘤标志物化验单、病检报告单。

【见习过程】

1. 讲授病史采集、体格检查要点，学生分组进病房采集病史，并做体格检查。

2. 学生回示教室汇报病历摘要、阳性体征，提出必要的辅助检查并说明其目的；教师展示典型B型超声报告单、血清肿瘤标志物化验单、病检报告单。

3. 学生归纳总结病例特点，作出完整的诊断，并说明诊断依据。

4. 结合患者的具体实际，教师以提问的方式小结。

【病史采集要点】

1. 现病史

（1）发病情况：缓慢或急骤起病。

（2）主要症状：腹胀、腹部包块、腹水等症状特点及出现时间（病程的长短）。

（3）其他症状：是否有不规则阴道流血、腹痛，是否纳差、消瘦。

（4）病情发展。

（5）诊疗情况：在何处就诊过，做过何种检查，用何药物及疗效如何。

（6）一般情况：精神、体力、饮食、大小便如何，体重有何变化。

2. 其他相关病史

（1）既往史：有无盆腔包块病史。

（2）个人史：饮食情况（饮食中是否胆固醇含量过高）、职业史。

（3）生育史：是否少孕、是否应用促排卵药物、是否用避孕药避孕。

（4）家族史：家族中是否有卵巢肿瘤病史。

【体查要点】

1. 体重、一般情况、浅表淋巴结。

2. 腹部　腹部是否有包块及包块性质，有无移动性浊音。

3. 妇科检查

（1）双合诊：宫颈、宫体、附件区包块情况（大小、质地、边界、形态、活动度、表面是否光滑，与周围的关系、是否有压痛）。

（2）三合诊：直肠黏膜是否光滑，指套上是否有血迹，盆腔包块与直肠的关系。

【辅助检查报告单】

1. B型超声　良性者，子宫一侧包块多为液性暗区，可有间隔光带，边缘清晰。恶性者，液性包块内有杂乱光团，包块界限不清；如为实性包块，则包块回声杂乱。

2. 肿瘤标志物检查

（1）血 CA_{125}：升高对卵巢上皮性癌尤其浆液性囊腺癌具有特异性。

（2）血AFP：高值对卵巢内胚窦瘤具有特异性。

（3）血hCG：升高对卵巢原发绒癌具有特异性。

3. 腹水细胞学检查　查见癌细胞。

【知识精要】

1. 卵巢肿瘤概述

（1）组织学分类：目前采用的是世界卫生组织

（WHO）的卵巢组织学分类（2003年制定），见表4-4。

（2）恶性肿瘤的转移途径：直接蔓延、腹腔种植及淋巴转移是卵巢恶性肿瘤主要的转移途径，其转移特点是盆、腹腔内广泛转移灶，包括横膈、大网膜、腹腔脏器表面、壁腹膜及腹膜后淋巴结等部位。血行转移少见，晚期可转移到肺、胸膜及肝实质。

（3）恶性肿瘤分期：采用国际妇产科联盟（FIGO，2006年）的手术病理分期，见表4-5。

（4）临床表现

1）卵巢良性肿瘤：肿瘤较小时常无症状，常在妇科检查时偶然发现。肿瘤增大时，感觉腹胀或腹部扪及肿块。妇科检查在子宫一侧或双侧触及圆形或类圆形肿块，多为囊性，表面光滑，与子宫无粘连。若肿瘤增大占据盆、腹腔时，出现压迫症状，如尿频、便秘、气急、心悸等，检查腹部隆起，包块活动度差，叩诊呈实音，无移动性浊音。

2）卵巢恶性肿瘤：早期常无症状，晚期主要症状为腹胀、腹部肿块及腹水及其他消化道症状，部分患者有消瘦、贫血等恶病质表现。三合诊检查在阴道后穹隆触及盆腔内散在质硬结节，肿块多为双侧，实性或囊实性，表面凹凸不平，活动差，常伴有腹水。

（5）并发症

1）蒂扭转：好发于瘤蒂长、中等大、活动度好、重心偏于一侧的肿瘤，如畸胎瘤。常在体位突然改变，或妊娠期、产褥期子宫大小、位置改变时发生蒂扭转，急性扭转后肿瘤可发生坏死、破裂和继发感染。突发一侧下腹剧痛，伴恶心、呕吐甚至休克。为常见妇科急腹症，一经确诊立即急诊手术。

表 4-4 卵巢肿瘤组织学分类（WHO，2003 年，部分内容）

- 一、上皮性肿瘤（良性、恶性、交界性）
  1. 浆液性肿瘤
  2. 黏液性肿瘤，宫颈样型即肠型
  3. 子宫内膜样肿瘤，包括变异型及鳞状分化
  4. 透明细胞肿瘤
  5. 移行细胞肿瘤
  6. 鳞状细胞肿瘤
  7. 混合性上皮性肿瘤（注明各成分）
  8. 未分化和未分类肿瘤
- 二、性索-间质肿瘤
  1. 颗粒细胞-间质细胞肿瘤
     - 颗粒细胞瘤
     - 卵泡膜细胞瘤-纤维瘤
       - 卵泡膜细胞瘤
       - 纤维瘤
  2. 支持细胞-间质细胞肿瘤（睾丸母细胞瘤）
  3. 混合性或未分类的性索-间质肿瘤
  4. 类固醇细胞肿瘤
- 三、生殖细胞肿瘤
  1. 无性细胞瘤
  2. 卵黄囊瘤
  3. 胚胎性癌
  4. 多胎瘤
  5. 非妊娠性绒毛膜癌
  6. 畸胎瘤
     - 未成熟型
     - 成熟型
       - 实性
       - 囊性
         - 皮样囊肿
         - 皮样囊肿恶变
     - 单胚性和高度特异性（卵巢甲状腺肿和类癌）
  7. 混合型
- 四、转移性肿瘤

表 4-5 卵巢恶性肿瘤的手术病理分期（FIGO，2006 年）

Ⅰ期	肿瘤局限于卵巢
ⅠA	肿瘤局限于一侧卵巢，包膜完整，卵巢表面无肿瘤；腹腔积液中未找到恶性细胞
ⅠB	肿瘤局限于双侧卵巢，包膜完整，卵巢表面无肿瘤；腹腔积液中未找到恶性细胞
ⅠC	肿瘤局限于单侧或双侧卵巢并伴有如下任何一项：包膜破裂，卵巢表面有肿瘤；腹腔积液或腹腔冲洗液有恶性细胞
Ⅱ期	肿瘤累及一侧或双侧卵巢，伴有盆腔扩散
ⅡA	扩散和（或）转移至子宫和（或）输卵管
ⅡB	扩散至其他盆腔器官
ⅡC	ⅡA 或ⅡB，伴有卵巢表面有肿瘤，或包膜破裂，或腹腔积液或腹腔冲洗液有恶性细胞
Ⅲ期	肿瘤侵犯一侧或双侧卵巢，并有组织学证实的盆腔外腹膜种植和（或）局部淋巴结转移；肝表面转移；肿瘤局限于真骨盆，但组织学证实肿瘤细胞已扩散至小肠或大网膜
ⅢA	肉眼见肿瘤局限于真骨盆，淋巴结阴性，但组织学证实腹腔腹膜表面存在镜下转移，或组织学证实肿瘤细胞已扩散至小肠或大网膜
ⅢB	一侧或双侧卵巢肿瘤，并有组织学证实腹腔腹膜表面肿瘤种植，但直径≤2cm，淋巴结阴性
ⅢC	盆腔外腹膜转移灶直径＞2cm，和（或）区域淋巴结转移
Ⅳ期	肿瘤侵犯一侧或双侧卵巢，伴有远处转移。有胸腔积液且胸腔肿瘤细胞阳性为Ⅳ期；肝实质转移为Ⅳ期

2）破裂：妇科急腹症。为自发性与外伤性。疑卵巢肿瘤破裂，应立即剖腹探查，术中尽量吸净囊液，并涂片行细胞学检查，彻底清洗盆、腹腔。

3）感染：较少见。多继发于蒂扭转或破裂，也可来自邻近器官感染灶的扩散。治疗原则是抗感染治疗后，手术切除肿瘤；感染严重者，应尽快手术去除感染灶。

4）恶变：肿瘤迅速生长尤其双侧者，应疑恶变，尽早手术。

（6）诊断：结合年龄、病史和体征，辅以必要的辅助检查确定：①盆腔肿块是否来自卵巢；②卵巢肿块的性质是否为肿瘤；③肿瘤是良性还是恶性；④肿瘤可能的组织学类型；⑤恶性肿瘤的转移范围。可初步作出卵巢肿瘤诊断，并对良、恶性作出判断，恶性肿瘤的转移范围。

常用的辅助检查：

1）影像学检查：①B 型超声：临床诊断符合率＞90%，但不易测出直径＜1cm 的实性肿瘤。可了解肿块的部位、大小、形态，囊性或实性，囊内有无乳头。良性者：子宫一侧包块多为液性暗区，可有间隔光带，边缘清晰；恶性者：液性包块内有杂乱光团，包块界限不清，如为实性包块，则包块回声杂乱。②腹部 X 线射片：卵巢畸胎瘤可显示牙齿、骨质及钙化囊壁。③盆腔磁共振、CT、PET 检查。

2）肿瘤标志物：①血 CA_{125}：升高对卵巢上皮性癌尤其浆液性囊腺癌具有特异性。②血 AFP：高值对卵巢内胚窦瘤具有特异性。③血 hCG：升高对卵巢原发绒癌具有特异性。④性激素：雌激素高值对颗粒细胞瘤、卵泡膜细胞瘤有特异性。⑤血清 HE4：继 CA_{125} 后被高度认可的卵巢上皮性癌肿瘤标志物，目前推荐其与 CA_{125} 联合应用来判断盆腔肿块的良、恶性。

3）腹腔镜检查：可直接看到肿块大体情况，并对整个盆、腹腔进行观察，在可疑部位进行多点活检，抽吸腹腔液行细胞学检查。但巨大肿块或粘连性肿块禁忌行腹腔镜检查。

4）细胞学检查：抽取腹腔积液或腹腔冲洗液和胸腔积液，行细胞学检查。

（7）鉴别诊断

1）卵巢良性肿瘤与恶性肿瘤的鉴别，见表 4-6。

表 4-6 卵巢良性肿瘤和恶性肿瘤的鉴别

鉴别内容	良性肿瘤	恶性肿瘤
病史	病程长，逐渐增大	病程短，迅速增大
体征	多为单侧，活动，囊性，表面光滑，常无腹腔积液	多为双侧，固定；实性或囊实性，表面不平，结节状；常有腹腔积液，多为血性，可查到癌细胞
一般情况	良好	恶病质
B 型超声	为液性暗区，可有间隔光带，边缘清晰	液性暗区内有杂乱光团、光点，肿块边界不清

2）卵巢良性肿瘤的鉴别：卵巢瘤样病变、输卵管卵巢囊肿、子宫肌瘤、腹腔积液。

3）卵巢恶性肿瘤的鉴别诊断：子宫内膜异位症、结核性腹膜炎、生殖道以外的肿瘤。

（8）治疗：一经发现，应行手术。手术目的：①明确诊断；②切除肿瘤；③恶性肿瘤进行手术病理分期；④解除并发症。术中应剖检肿瘤，必要时作冰冻切片组织学检查以明确诊断。卵巢良性肿瘤可在腹腔镜下手术，而恶性肿瘤一般采用经腹手术。卵巢恶性肿瘤患者术后应根据其组织学类型、细胞分化程度、手术病理分期和残余灶大小决定是否接受辅助性治疗，化疗是主要的辅助治疗。

（9）恶性肿瘤的预后：预后与分期、病理类型、分级和年龄等有关。

（10）恶性肿瘤的随访与监测：应长期随访与监测。

（11）预防措施：口服避孕药、正确处理附件包块、卵巢癌筛选及预防性卵巢切除。

2. 卵巢上皮性肿瘤　为最常见的卵巢肿瘤，占原发性卵巢肿瘤 50%～70%，占卵巢恶性肿瘤 85%～90%。多见于中老年妇女。卵巢上皮性肿瘤分为良性、交界性和恶性。交界性肿瘤是一种低度恶性潜能肿瘤，生长缓慢、转移率低、复发迟。

（1）病因：尚不清楚。

（2）病理

1）浆液性肿瘤

A. 浆液性囊腺瘤：占卵巢良性肿瘤的 25%，多为单侧，球形，大小不等，表面光滑，囊性，壁薄，囊内充满淡黄色清亮液体。镜下见囊壁为纤维结缔组织，内衬单层柱状上皮。

B. 交界性浆液性囊腺瘤：中等大小，多为双侧，较少在囊内乳头状生长。镜下见乳头分支纤细而密，上皮复层不超过 3 层，细胞核轻度异型，核分裂象＜1/HP，无间质浸润，预后好。

C. 浆液性囊腺癌：占卵巢上皮性癌 75%。多为双侧，体积较大，囊实性。结节状或分叶状，灰白色，或有乳突状增生，切面为多房，腔内充满乳头，质脆，出血、坏死。镜下见囊壁上皮明显增生，复层排列，一般在 4～5 层以上。癌细胞为立方形或柱状，细胞异型明显，并向间质浸润。

2）黏液性肿瘤

A. 黏液囊腺瘤：占卵巢良性肿瘤的 20%，多为单侧，圆形或卵圆形，体积较大，表面光滑，灰白色。切面常为多房，囊腔内充满胶冻样黏液，囊内很少有乳头生长。镜下见囊壁为纤维结缔组织，内衬单层柱状上皮；可见杯状细胞及嗜银细胞。

B. 交界性黏液性囊腺瘤：一般较大，单侧较多，表面光滑，常为多房。切面见囊壁增厚，有实质区和乳头状形成，乳头细小、质软。镜下见细胞轻度异型性，细胞核大、深染，有少量核分裂，增生上皮向腔内突出形成短粗乳头，上皮细胞不超过 3 层，无间质浸润。

C. 黏液性囊腺癌：占卵巢上皮癌 20%。多为单侧，瘤体较大，囊壁可见乳头或实质区，切面为囊实性，囊液混浊或血性。镜下见腺体密集，间质较少，上皮细胞超过 3 层，异型明显，并有间质浸润。

3）卵巢子宫内膜样肿瘤：良性肿瘤较少见，多为单房，表面光滑，囊壁衬以单层柱状上皮，似正常子宫内膜，间质内可有含铁血黄素的吞噬细胞。交界性瘤也很少见。卵巢子宫内膜样癌占卵巢上皮性癌 2%，多为单侧，中等大，囊性或实性，有乳头生长囊液多为血性。镜下特点与子宫内膜癌极相似，多为高分化腺癌或腺棘皮癌，常与子宫内膜癌并存，不易鉴别何者为原发。

（3）治疗

1）良性肿瘤：根据患者年龄、生育要求及对侧卵巢情况，决定手术范围。年轻、单侧肿瘤行患侧卵巢肿瘤剔除或卵巢切除术，保留同侧正常卵巢组织和对侧正常卵巢；双侧良性肿瘤应行肿瘤剔除术。绝经后妇女可行子宫及双侧附件切除术或单侧附件切除术。术中应剖检肿瘤，必要时作冰冻切片组织学检查，明确肿瘤性质以确定手术范围。

2）恶性肿瘤：初次治疗原则是手术为主，辅以化疗、放疗等综合治疗。

A. 手术治疗：是治疗卵巢上皮性癌的主要手段。初次手术的彻底性与预后密切相关。早期（FIGO Ⅰ、Ⅱ期）卵巢上皮性癌应行全面分期手术；选择性盆腔淋巴结及腹主动脉旁淋巴结切除；黏液性肿瘤者应行阑尾切除。

对于年轻的早期患者需考虑其生育问题，但应根据肿瘤的范围仔细讨论其预后、签署知情同意书后方可行保留生育功能手术。手术方式包括全面手术分期、患侧附件切除、保留子宫和对侧附件。主要适用于肿瘤局限于单侧卵巢的Ⅰ期患者。

晚期卵巢上皮性癌：行肿瘤细胞减灭术，手术的主要目的是切除所有原发灶，尽可能切除所有转移灶，使残余肿瘤病灶达到最小，必要时可切除部分肠管、膀胱、脾脏等脏器。对于经评估无法达到满意手术的Ⅲ、Ⅳ期患者，在获得明确的组织学诊断后可先行2～3个疗程的新辅助化疗后再进行手术，这类手术被称为中间型手术。

B. 化学药物治疗：除经过全面分期手术的ⅠA期和ⅠB期且为G1的患者不需化疗外，其他患者均需化疗。化疗主要用于：①初次手术后辅助化疗，以杀灭残留癌灶、控制复发，以缓解症状、延长生存期。②新辅助化疗使肿瘤缩小，为达到满意手术创造条件。③作为不能耐受手术者主要治疗，但很少应用。

常用化疗药物有顺铂、卡铂、紫杉醇、环磷酰胺、依托泊苷等。分为静脉化疗、静脉腹腔联合化疗。早期患者3～6个疗程，晚期患者6～8个疗程。

3）交界性肿瘤：主要采用手术治疗。参照卵巢癌手术方法进行全面分期手术或肿瘤细胞减灭术，但临床Ⅰ期的患者经仔细探查后可不行后腹膜淋巴结切除术。由于交界性肿瘤很少广泛转移及深部浸润，即使晚期病例也能全部切除，故应力求全部切除术中能探查到的所有病灶。交界性肿瘤预后较好，对临床Ⅰ期、希望保留生育功能的年轻患者，均可考虑行保守性手术。交界性肿瘤术后一般不选择辅助性化疗，只有在腹膜、大网膜有浸润种植或术后短期内复发时考虑给予化疗。

4）复发性癌：卵巢上皮性癌一经复发，预后很差，选择治疗时应优先考虑患者的生活质量。手术治疗主要用于：①解除并发症；②对二线化疗敏感的复发灶再次减灭；③孤立复发灶的切除。化疗是主要的治疗手段，可按以下原则选择方案：①未用铂类者可选择以铂类为主的联合化疗；②完成铂类药物化疗后，无瘤生存时间>6 个月者可再选择以铂类为主的联合化疗；完成铂类药物化疗后无瘤生存时间<6 个月或铂类药物化疗未达完全缓解者，应选用与铂类无交叉耐药的药物，如吉西他滨、脂质体阿霉素、拓扑替康、依托泊苷等。

3. 非卵巢上皮性肿瘤

（1）卵巢生殖细胞性肿瘤：为来源于原始生殖细胞的一组肿瘤，占卵巢肿瘤 20%～40%。多发生于年轻妇女及幼女，青春期前患者占 60%～90%，绝经后患者仅占 4%。

1）病理

A. 畸胎瘤：由多胚层组织构成，偶见只含一个胚层成分。肿瘤组织多数成熟，少数未成熟；多数为囊性，少数为实性。肿瘤的良、恶性及恶性程度取决于组织分化程度。

①成熟畸胎瘤：又称为皮样囊肿，属良性肿瘤，占生殖细胞肿瘤 85%～97%、畸胎瘤 95%以上。可发生于任何年龄，以 20～40 岁居多。多为单侧，中等大小，呈圆形或卵圆形，壁光滑、质韧。多为单房，腔内充满油脂和毛发，有时可见牙齿或骨质。囊壁内层为复层鳞状上皮，囊壁常见小丘样隆起向腔内突出称为“头节”。肿瘤可含外、中、内胚层组织。偶见向单一胚层分化，形成高度特异性畸胎瘤，如卵巢甲状腺肿，分泌甲状腺激素，甚至引起甲亢。成熟囊性畸胎瘤恶变率 2%～4%，

多见于绝经后妇女；“头节”的上皮易恶变，形成鳞状细胞癌，预后差。

②未成熟畸胎瘤：属恶性肿瘤，占卵巢畸胎瘤 1%～3%。多见于年轻患者，平均年龄 11～19 岁。肿瘤多为实性，可有囊性区域。含 2～3 个胚层，由分化程度不同的未成熟胚胎组织构成，主要为原始神经组织。肿瘤恶性程度根据未成熟组织所占比例、分化程度及神经上皮含量而定。该肿瘤复发及转移率均高，但复发后再次手术可见到未成熟肿瘤组织向成熟转化，即恶性程度逆转现象。

B. 无性细胞瘤：占卵巢恶性肿瘤 5%。好发于青春期及生育期妇女。中度恶性，单侧居多，右侧多于左侧。肿瘤为圆形或椭圆形，中等大，实性，触之如橡皮样。表面光滑，或呈分叶状，切面淡棕色。镜下见圆形或多角形大细胞，细胞核大，胞质丰富，瘤细胞呈片状或条索状排列，有少量纤维组织相隔，间质中常有淋巴细胞浸润。对放疗敏感。

C. 卵黄囊瘤：肿瘤来源于胚外结构卵黄囊，又名内胚窦瘤较罕见，占卵巢恶性肿瘤 1%，常见于儿童及年轻妇女。多为单侧，较大，圆形或卵圆形。切面部分囊性，组织质脆，多有出血坏死区，呈灰红或灰黄色，易破裂。镜下见疏松网状和内皮窦样结构。瘤细胞扁平、立方、柱状或多角形，产生甲胎蛋白（AFP），故患者血清 AFP 升高，是诊断及病情监测的重要标志物。恶性程度高，生长迅速，易早期转移，预后差，但该肿瘤对化疗十分敏感，现经手术及联合化疗，生存期明显延长。

2）治疗

A. 良性生殖细胞肿瘤：单侧肿瘤应行卵巢肿瘤剔除术或患侧附件切除术，双侧肿瘤者应行双侧卵巢肿瘤剔除术。绝经后妇女可考虑行全子宫及双侧附件切除术。

B. 恶性生殖细胞肿瘤

①手术治疗：建议行全面分期手术。对年轻并希望保留生育功能者，无论期别早晚，只要对侧卵巢和子宫未被肿瘤浸润，均可行保留生育功能手术。对复发者仍主张积极手术。

②化学药物治疗：除Ⅰ期无性细胞瘤和Ⅰ期、G1的未成熟畸胎瘤外，其他患者均需化疗。

（2）卵巢性索间质肿瘤：来源于原始性腺中的性索及间质组织，占卵巢肿瘤 4.3%～6%。性索向上皮分化形成颗粒细胞瘤或支持细胞瘤；向间质分化形成卵泡膜细胞瘤或间质细胞瘤。此类肿瘤常有内分泌功能，故又称为卵巢功能性肿瘤。

1）病理

A. 颗粒细胞-间质细胞瘤：由性索的颗粒细胞及间质的衍生成分如成纤维细胞及卵泡膜细胞组成。

①颗粒细胞瘤：在病理上颗粒细胞瘤分为成人型和幼年型。成人型颗粒细胞瘤占 95%，属低度恶性肿瘤，可发生于任何年龄，高峰为 45～55 岁。肿瘤分泌雌激素，青春期前患者可出现性早熟，生育年龄患者出现月经紊乱，绝经后患者则有不规则阴道流血，常合并子宫内膜增生，甚至发生癌变。肿瘤多为单侧，圆形或椭圆形，呈分叶状，表面光滑，实性或部分囊性；切面组织脆而软，伴出血坏死灶。镜下见颗粒细胞环绕成小圆形囊腔，菊花样排列、中心含嗜伊红物质及核碎片（Call-Exner 小体）。预后较好，5 年生存率达 80%以上，但有晚期复发倾向。幼年型颗粒细胞瘤罕见，仅占 5%，恶性度极高。

②卵泡膜细胞瘤：常与颗粒细胞瘤同时存在，但也可单一成分。良性多为单侧，圆形、卵圆形或分叶状，表面被覆薄的有光泽的纤维包膜。切面为实性、

灰白色。镜下见瘤细胞短梭形，胞质富含脂质，细胞交错排列呈漩涡状。瘤细胞团为结缔组织分隔。常合并子宫内膜增生甚至子宫内膜癌。恶性较少见，预后比卵巢上皮性癌好。

③纤维瘤：占卵巢肿瘤2%～5%，多见于中年妇女，单侧居多，中等大小，实性、坚硬，表面光滑或结节状，切面灰白色。镜下见由梭形瘤细胞组成，排列呈编织状。梅格斯综合征（Meigs syndrome）：纤维瘤伴有腹腔积液或胸腔积液者，手术切除肿瘤后，胸腔积液、腹腔积液自行消失。

B. 支持细胞-间质细胞瘤：又称为睾丸母细胞瘤，罕见，多发生在40岁以下妇女，单侧居多，通常较小，可局限在卵巢门或皮质区，实性，表面光滑而滑润，有时呈分叶状，切面灰白色伴囊性变，囊内壁光滑，含血性浆液或黏液。镜下见不同分化程度的支持细胞及间质细胞。高分化者属良性。中低分化为恶性，占10%～30%，具有男性化作用，少数无内分泌功能呈雌激素升高，5年生存率70%～90%。

2）治疗

A. 良性性索间质肿瘤：单侧肿瘤应行卵巢肿瘤剔除术或患侧附件切除术，双侧肿瘤者应行双侧卵巢肿瘤剔除术。绝经后妇女可考虑行全子宫及双侧附件切除术。

B. 恶性性索间质肿瘤

①手术治疗：手术方法参照卵巢上皮性癌，但可不行后腹膜淋巴结切除。

希望保留生育功能的Ⅰ期患者在分期手术的基础上，可实施保留生育功能手术。复发患者也可考虑手术。

②术后辅助治疗：Ⅰ期低危患者术后随访，不需辅助治疗；Ⅰ期高危患者（肿瘤破裂、G3、肿瘤直径均超过10～

15cm）术后可选择随访，也可选择化疗或放疗；而Ⅱ～Ⅳ期患者术后应给予化疗或残余灶放疗。④常用化疗方案为BEP 或 TP（紫杉醇+卡铂）方案，一般化疗 6 个疗程。

（3）卵巢转移性肿瘤

1）占卵巢肿瘤 5%～10%：体内任何部位如乳腺、肠、胃、生殖道、泌尿道等的原发性癌，均可能转移到卵集。

2）库肯勃瘤（Krukenberg tumor）即印戒细胞癌：是一种特殊的卵巢转移性腺癌，原发部位在胃肠道，肿瘤为双侧性，中等大，多保持卵巢原状或呈肾形。一般无粘连，切面实性，胶质样。镜下见典型印戒细胞，能产生黏液。

3）治疗原则：是缓解和控制症状。若原发瘤已经切除且无其他转移和复发迹象，转移瘤仅局限于盆腔，可进行全子宫及双附件切除术，并尽可能切除盆腔转移灶，术后配合化疗或放疗。大部分卵巢转移瘤治疗效果不佳，预后很差。

【复习思考题】

1. 卵巢恶性肿瘤的临床表现有哪些？

2. 卵巢肿瘤的常见并发症是什么？

3. 卵巢良、恶性肿瘤如何鉴别诊断？

4. 卵巢良、恶性上皮性肿瘤的治疗原则？

笔记栏

（毛淑萍）

见习十四（2） 妊娠滋养细胞疾病

【见习要求】

1. 掌握葡萄胎、侵蚀性葡萄胎的定义、病理、临床表现、诊断及处理。

2. 掌握绒毛膜癌的病理、临床表现、诊断、鉴别诊断、临床随访及治疗。

【见习时数】 2学时。

【见习准备】

1. 典型患者1人/小组。

2. 典型血hCG结果、盆腔B型超声、X线胸片、病检结果各1套/小组。

【见习过程】

1. 教师讲授病史采集、体格检查要点，学生分组进病房采集病史，并做体格检查。

2. 学生回示教室汇报病历摘要、阳性体征，提出必要的辅助检查并说明其目的；教师展示典型B型超声、X线胸片及血hCG、病检结果。

3. 学生归纳临床特点，作出完整的诊断，并说明诊断依据。

4. 结合患者的具体实际，教师以提问的方式小结。

【病史采集要点】

1. 发病年龄 生育年龄，尤其＞35岁、40岁或＜20岁，发病率上升。

2. 发病的缓急。

3. 病程的长短。

4. 发病的诱因。

5. 停经时间、阴道流血情况；末次妊娠情况；有无咳嗽、头痛、胸痛、咯血情况。

6. 诊疗情况及治疗效果。

7. 既往史、个人史、月经生育史。

【体查要点】

1. 体温、脉搏、呼吸、血压。

2. 浅表淋巴结肿大情况。

3. 肺部望、触、叩、听诊。

4. 腹部 腹部包块（包块性质）、子宫增大（子宫高度、扪及有无胎体、有无闻及胎心）。

5. 妇科检查 外阴阴道宫颈有无紫蓝色结节，阴道有无流血，子宫大小、质地、活动度，附件区有无包块及包块性质。

【辅助检查报告单】

1. 人绒毛膜促性腺激素（hCG）测定 hCG 滴度明显高于正常妊娠。

2. B 型超声 葡萄胎患者宫腔内充满“蜂窝状”回声区，两侧或一侧卵巢囊肿。妊娠滋养细胞肿瘤患者子宫增大，肌层内可见高回声团块，边界清但无包膜；或肌层内有回声不均区域或团块，边界不清且无包膜；也可表现为整个子宫呈弥漫性增高回声，内部伴不规则低回声或无回声。

3. 多普勒胎心测定 无胎心音。

4. X 线胸片 肺转移的最初 X 线征象为肺纹理增粗，以后发展为片状或小结节阴影，典型表现为棉球状或团块状阴影。转移灶以右侧肺及中下部较为多见。

5. CT 和磁共振检查 对 X 线胸片阴性者，应常规检查胸部 CT。对 X 线胸片或胸部 CT 阳性者，应常规检查脑、肝 CT 或磁共振。

【知识精要】

1. 概述 妊娠滋养细胞疾病（GTD）是一组来源于

胎盘滋养细胞的疾病。组织学根据形态特征将其分为葡萄胎、侵蚀性葡萄胎、绒毛膜癌（简称绒癌）及胎盘部位滋养细胞肿瘤。在临床上，由于侵蚀性葡萄胎和绒癌在临床表现、诊断和处理原则等方面基本相同，故将两者合称为妊娠滋养细胞肿瘤。

2. 葡萄胎

（1）定义：葡萄胎因妊娠后胎盘绒毛滋养细胞增生、间质水肿，而形成大小不一的水泡，水泡间借蒂相连成串，形如葡萄得名，也称水泡状胎块。分完全性葡萄胎和部分性葡萄胎。

（2）病理

1）完全性葡萄胎：水泡状物占满整个宫腔，胎儿及其附属物缺如。镜下见：①可确认的胚胎或胎儿组织缺失；②绒毛水肿；③弥漫性滋养细胞增生；④种植部位滋养细胞呈弥漫和显著的异型性。

2）部分性葡萄胎：部分性葡萄胎仅部分绒毛呈水泡状，合并胚胎或胎儿组织，胎儿多已死亡。镜下见：①有胚胎或胎儿组织存在；②局限性滋养细胞增生；③绒毛大小及其水肿程度明显不一；④绒毛呈显著的扇贝样轮廓、间质内可见滋养细胞包涵体；⑤种植部位滋养细胞呈局限和轻度的异型性。

（3）临床表现

1）完全性葡萄胎：①停经后阴道流血，80%以上患者会出现阴道流血，为最常见的症状。②子宫异常增大、变软。③妊娠呕吐。④子痫前期征象。⑤甲状腺功能亢进。⑥腹痛。⑦卵巢黄素化囊肿，常在葡萄胎清宫后2～4月自行消退。

2）部分性葡萄胎：部分性葡萄胎大多没有完全性葡萄胎的典型症状，程度也常较轻。阴道流血常见，但子宫多数与停经月份相符甚至更小，一般无子痫前期、卵巢黄素化囊肿等，妊娠呕吐也较轻。

（4）自然转规：在正常情况下，葡萄胎排空后血清hCG首次降至正常的平均时间大约9周，最长不超过14周。若葡萄胎排空后hCG持续异常要考虑妊娠滋养细胞肿瘤。当出现下列高危因素之一时应视为高危葡萄胎：①hCG＞100 000U/L；②子宫明显大于相应孕周；③卵巢黄素化囊肿直径＞6cm。另外，也有认为年龄＞40岁和重复葡萄胎是高危因素。

部分性葡萄胎一般不发生转移。与完全性葡萄胎不同，部分性葡萄胎缺乏明显的临床或病理高危因素。

（5）诊断

1）凡有停经后不规则阴道流血、子宫大于停经月份者，要考虑葡萄胎可能。若在早期妊娠出现子痫前期、阴道排出葡萄样水泡组织等支持诊断。

2）辅助检查

A. B型超声：是诊断葡萄胎的一项可靠和敏感的辅助检查。完全性葡萄胎的典型超声图像为子宫大于相应孕周，无妊娠囊或胎心搏动，宫腔内充满不均质密集状或短条状回声，呈“落雪状”或“蜂窝状”。常可测到双侧或一侧卵巢囊肿。部分性葡萄胎可在胎盘部位出现由局灶性水泡状胎块引起的超声图象改变，有时还见胎儿或羊膜腔，胎儿通常畸形。

B. 人绒毛膜促性腺激素（hCG）：血清hCG滴度常明显高于正常孕周的相应值，但也有少数葡萄胎，尤其是部分性葡萄胎因绒毛退行性变，hCG升高不明显。

C. DNA 倍体分析：完全性葡萄胎的染色体核型为二倍体，部分性葡萄胎为三倍体。

D. 母源表达印迹基因检测。

E. 其他检查如 X 线胸片、血细胞和血小板计数、肝肾功能等。

（6）鉴别诊断：应与流产、双胎妊娠、羊水过多鉴别诊断。

（7）处理

1）清宫：葡萄胎诊断一经成立，应及时清宫。但清宫前首先应注意有无休克、子痫前期、甲状腺功能亢进及贫血等合并症，出现时应先对症处理，稳定病情。在输液、备血准备下，充分扩张宫颈管，选用大号吸管吸引。常推荐在充分扩张宫颈管和开始吸宫后使用缩宫素。子宫小于妊娠 12 周可以一次刮净，子宫大于妊娠 12 周或术中感到一次刮净有困难时，可于一周后行第二次刮宫。

在清宫过程中，若发生滋养细胞进入子宫血窦造成肺动脉栓塞，甚至出现急性呼吸窘迫、急性右心衰竭时，要及时给予心血管及呼吸功能支持治疗。

葡萄胎每次刮宫的刮出物，必须送组织学检查。取材应注意选择近宫壁种植部位、新鲜无坏死的组织送检。

2）卵巢黄素化囊肿的处理：囊肿在葡萄胎清宫后会自行消退，一般不需处理。若发生急性蒂扭转，可在 B 型超声或腹腔镜下作穿刺吸液，囊肿也多能自然复位。若扭转时间较长发生坏死，则需作患侧附件切除术。

3）预防性化疗：不常规推荐。仅适用于有高危因素和随访困难的完全性葡萄胎患者，但也非常规。预防性化疗应在葡萄胎排空前或排空时实施，选用甲氨蝶呤、氟尿嘧啶或放线菌素 D 等单一药物，一般采用多疗程化疗至 hCG 阴性。部分性葡萄胎不作预防性化疗。

4）子宫切除术：单纯子宫切除不能预防葡萄胎发生子宫外转移，所以不作为常规处理。对于年龄接近绝经、无生育要求者可行全子宫切除术，两侧卵巢可以保留。当子宫小于妊娠 14 周大小时可直接切除子宫。手术后仍需定期随访。

（8）随访：葡萄胎患者清宫后必须定期随访。

随访内容：①定期 hCG 测定，葡萄胎清宫后每周一次，直至连续 3 次阴性，以后每个月一次共 6 个月，然后再每 2 个月一次共 6 个月，自第一次阴性后共计 1 年。②询问病史，包括月经状况，有无阴道流血、咳嗽、咯血等症状。③妇科检查，必要时可选择 B 型超声、X 线胸片或 CT 检查等。

葡萄胎患者随访期间应可靠避孕 1 年。避孕方法可选用避孕套或口服避孕药。不选用宫内节育器，以免混淆子宫出血的原因或造成穿孔。

3. 妊娠滋养细胞肿瘤 妊娠滋养细胞肿瘤 60%继发于葡萄胎，30%继发于流产，10%继发于足月妊娠或异位妊娠，其中侵蚀性葡萄胎全部继发于葡萄胎妊娠，绒癌可继发于葡萄胎妊娠，也可继发于非葡萄胎妊娠。

（1）病理

1）侵蚀性葡萄胎：大体检查可见子宫肌壁内有大小不等的水泡状组织，宫腔内可有原发病灶，也可没有原发病灶。镜下可见水泡状组织侵入子宫肌层，有绒毛结构及滋养细胞增生和异型性。但绒毛结构也可退化，仅见绒毛阴影。

2）绒癌：大体观见肿瘤侵入子宫肌层内，可突向宫腔或穿破浆膜，单个或多个，大小不等，无固定形态，与周围组织分界清，质地软而脆，伴明显出血坏死。镜下见细胞滋养细胞和合体滋养细胞成片状高度增生，明显异型，不形成绒毛或水泡状结构，并广泛浸入子宫肌层造成出血坏死。

（2）临床表现

1）无转移滋养细胞肿瘤：大多数继发于葡萄胎妊娠。①阴道流血；②子宫复旧不全或不均匀性增大；③卵巢黄素化囊肿；④腹痛；⑤乳房增大、乳头乳晕着色、外阴阴道及宫颈着色等假孕症状。

2）转移性滋养细胞肿瘤：更多见于非葡萄胎妊娠后或为经组织学证实的绒癌。肿瘤主要经血行播散。最常见的转移部位是肺（80%），其次是阴道（30%），以及盆腔（20%）、肝（10%）和脑（10%）等。由于滋养细胞的生长特点之一是破坏血管，所以各转移部位症状的共同特点是局部出血。

转移性滋养细胞肿瘤：可以同时出现原发灶和继发灶症状，但也有不少患者原发灶消失而转移灶发展，仅表现为转移灶症状，若不注意常会误诊。

（3）诊断

1）临床诊断：根据葡萄胎排空后或流产、足月分娩、异位妊娠后出现阴道流血和（或）转移灶及其相应症状和体征，应考虑妊娠滋养细胞肿瘤可能，结合 hCG 测定等检查，妊娠滋养细胞肿瘤的临床诊断可以确立。

A. 血清 hCG 测定：hCG 水平是妊娠滋养细胞肿瘤的主要诊断依据。葡萄胎后滋养细胞肿瘤，凡符合下列标准中的任何一项且排除妊娠物残留或再次妊娠即可诊断为妊娠滋养细胞肿瘤：①hCG 测定 4 次高水平呈平台状态（±10%），并持续 3 周或更长时间，即 1，7，14，21 日；②hCG 测定 3 次上升（>10%），并至少持续 2 周或更长时间，即 1，7，14 日。非葡萄胎后滋养细胞肿瘤的诊断标准：足月产、流产和异位妊娠后 hCG 多在 4 周左右转为阴性，若超过 4 周血清 hCG 仍持续高水平，或一度下降后又上升，在除外妊娠物残留或再次妊娠后，可诊断妊娠滋养细胞肿瘤。

B. 超声检查：彩色多普勒超声主要显示丰富的血流信号和低阻力型血流频谱。

C. X线胸片：X线胸片明确的肺转移支持妊娠滋养细胞肿瘤诊断。

D. CT和磁共振检查：胸部CT对发现肺部较小病灶和脑、肝等部位的转移灶有较高的诊断价值。对X线胸片阴性者，应常规检查胸部CT。对X线胸片或胸部CT阳性者，应常规检查脑、肝CT或磁共振。

2）组织学诊断：①侵蚀性葡萄胎：在子宫肌层内或子宫外转移灶组织中若见到绒毛或退化的绒毛阴影；②绒癌：仅见成片滋养细胞浸润及坏死出血，未见绒毛结构者。若原发灶和转移灶诊断不一致，只要在任一组织切片中见有绒毛结构，均诊断为侵蚀性葡萄胎。组织学证据对于妊娠滋养细胞肿瘤的诊断不是必需的，但有组织学证据时应以组织学诊断为准。

（4）临床分期：采用国际妇产科联盟（FIGO）制定的临床分期，该分期包含了解剖学分期和预后评分系统两个部分（表4-7，表4-8），其中规定预后评分≤6分者为低危，≥7分者为高危。

（5）治疗：治疗原则为化疗为主、手术和放疗为辅的综合治疗。

表4-7 滋养细胞肿瘤解剖学分期（FIGO，2000年）

Ⅰ期	病变局限于子宫
Ⅱ期	病变扩散，但仍局限于生殖器官（附件、阴道、阔韧带）
Ⅲ期	病变转移到肺，有或无生殖系统病变
Ⅳ期	所以其他转移

表 4-8 FIGO/WHO 预后评分系统（2000 年）

评分	0	1	2	4
年龄（岁）	＜40	≥40	–	–
前次妊娠	葡萄胎	流产	足月产	–
距前次妊娠时间（月）	＜4	4～＜7	7～12	＞12
治疗前血 hCG（U/L）	$\leqslant 10^3$	$>10^3 \sim 10^4$	$>10^4 \sim 10^5$	$>10^5$
最大肿瘤大小（包括子宫）	–	3～＜5cm	≥5cm	–
转移部位	肺	脾、肾	胃肠道	肝、脑
转移病灶数目	–	1～4	5～8	＞8
先前失败化疗	–	–	单药	两种或两种以上药物

1）化疗：常用的一线化疗药物有甲氨蝶呤（MTX）、放线菌素 D（Act-D）或国产放线菌素 D（更生霉素，KSM）、氟尿嘧啶（5-FU）、环磷酰胺（CTX）、长春新碱（VCR）、依托泊苷（VP-16）等。低危患者选择单一药物化疗，高危患者选择联合化疗。联合化疗首选 EMA-CO 方案或氟尿嘧啶为主的联合化疗方案。

在每一疗程化疗结束后，应每周一次测定血清 hCG，并结合妇科检查和影像学检查。在每疗程化疗结束至 18 日内，血 hCG 下降至少 1 个对数称为有效。

停药指征：hCG 连续 3 次阴性后，低危患者至少给予 1 个疗程的化疗，而对于化疗过程中 hCG 下降缓慢和病变广泛者可给予 2～3 个疗程的化疗，高危患者继续化疗 3 个疗程，其中第 1 个疗程必须为联合化疗。

2）手术：主要用于辅助治疗。对控制大出血等各种并发症、切除耐药病灶、减少肿瘤负荷和缩短化疗疗程等方面有作用。

A. 子宫切除。

B. 病灶切除加子宫修补术。

C. 肺叶切除术。

3）放射治疗应用较少，主要用于肝、脑转移和肺部耐药病灶的治疗。

4）耐药复发病例的治疗：几乎全部无转移和低危转移患者均能治愈，但尚有 20%左右的高危转移病例出现耐药和复发，并最终死亡。可采用综合治疗和探索新的治疗手段。

4. 随访　治疗结束后应严密随访，第 1 次在出院后 3 个月，然后每 6 个月 1 次至 3 年，此后每年 1 次直至 5 年，以后可每 2 年 1 次。随访内容同葡萄胎。随访期间应严格避孕，一般于化疗停止多 12 个月后方可妊娠。

【复习思考题】

1. 葡萄胎的常见临床表现及处理是什么？

2. 葡萄胎的治疗原则及随访有哪些？

3. 转移性滋养细胞肿瘤的常见转移部位有哪些？

4. 无转移滋养细胞肿瘤与转移性滋养细胞肿瘤的治疗原则是什么？

笔记栏

（毛淑萍）

见习十五（1） 功能失调性子宫出血

【见习要求】

1. 掌握功能失调性子宫出血（简称功血）的类型及临床表现、特征，掌握无排卵型功血的治疗原则。

2. 了解无排卵型功血的病因、病理生理、常用诊断方法及鉴别诊断要点。

【见习时数】 2学时。

【见习准备】

1. 典型患者1人/小组。

2. 典型的子宫内膜病检报告、基础体温测定单及B型超声报告各一份/小组。

【见习过程】

1. 学生分组进病房，由1个学生为主采集病史，在教师指导下检查；教师引导病史采集，并及时纠正体查中的错误。

2. 学生回示教室汇报病历摘要、阳性体征，提出必要的辅助检查并说明其目的；教师提供相应检查项目的结果（B型超声、子宫内膜病检报告）。

3. 学生归纳临床特点，作出完整的诊断，并说明诊断依据。

4. 结合患者的具体实际，教师以提问的方式小结。

【病史采集要点】

1. 现病史

（1）发病情况：缓慢或急骤起病，起病时间。

（2）可能的原因或诱因。

（3）主要症状：有无月经周期紊乱：经期延长（＞7日）或经量过多（＞80ml）。有无继发贫血或休克，是否不孕。

（4）病情发展。

（5）诊疗情况：在何处就诊过，做过何种检查，用何药物及疗效如何。

（6）一般情况：精神、体力、饮食、大小便如何，体重有何变化

2. 其他相关病史

（1）既往史：有无胰岛素抵抗或糖尿病史。有无盆腔包块病史。平时用药情况。

（2）个人史：是否吸烟、酗酒，职业史。

（3）生育史：是否少孕、是否应用促排卵药物、是否用避孕药避孕。

（4）家族史：母亲、姐妹有无月经异常病史。

【体查要点】

1. 一般情况、有无贫血、体温、血压、营养状态、体重。

2. 有无全身皮肤及黏膜出血点、甲状腺肿大、肝脏增大、肝肾区叩击痛等。

3. 妇科检查 生殖器官有无畸形，阴道流血情况、子宫大小、有无盆腔包块。

【知识精要】

1. 概述 正常月经的周期为 24～35 日，经期持续 2～7 日，平均失血量为 20～60ml。凡不符合上述标准的均属异常子宫出血。功血是指由生殖内分泌轴功能紊乱造成的异常子宫出血。分为无排卵性和排卵性两类。

2. 无排卵性功能失调性子宫出血 好发于青少年和绝经过渡期，但也可以发生于生育年龄。

（1）病因和病理生理

1）青春期：下丘脑-垂体-卵巢轴激素间的反馈调节尚未成熟，不能排卵；

2）在绝经过渡期：卵巢功能不断衰退，卵巢对垂体促性腺激素的反应性低下，无促排卵性 LH 高峰形成而不能排卵；

3）生育年龄妇女因应急因素干扰，也可无排卵。

无排卵均可导致子宫内膜受单一雌激素刺激而无孕酮对抗，引起雌激素突破性出血或撤退性出血。

（2）子宫内膜病理改变

1）子宫内膜增生症：①单纯型增生：为最常见的子宫内膜增生类型。发展为子宫内膜腺癌的概率仅约 1%。②复杂型增生：约 3%可发展为子宫内膜腺癌。③不典型增生：发展为子宫内膜腺癌的概率为 23%。不典型增生不属于功血范畴。

2）增生期子宫内膜：子宫内膜所见与正常月经周期中的增生期内膜无区别，只是在月经周期后半期甚至月经期仍表现为增生期形态。

3）萎缩型子宫内膜。

（3）临床表现：无排卵性功血患者可有各种不同的临床表现。临床上最常见的症状是子宫不规则出血，可继发贫血，大量出血可导致休克。根据出血的特点，异常子宫出血包括：①月经过多：周期规则，经期延长（＞7 日）或经量过多（＞80ml）。②子宫不规则出血过多：周期不规则，经期延长，经量过多。③子宫不规则出血：周期不规则，经期延长而经量正常。④月经过频：月经频发，周期缩短，＜21 日。

（4）诊断：鉴于功血的定义，功血的诊断应采用排除法。需要排除的情况或疾病有：妊娠相关出血、生殖器官肿瘤、感染、血液系统及肝肾重要脏器疾病、甲状腺疾病、生殖系统发育畸形、外源性激素及异物引起的不规则出血等。

1）病史。

2）体格检查。

3）辅助检查。

A. 全血细胞计数。

B. 凝血功能检查。

C. 尿妊娠试验或血 hCG 检测。

D. 盆腔 B 型超声。

E. 基础体温测定（BBT）。

F. 血清性激素测定。

G. 子宫内膜病检：①诊断性刮宫：其目的是止血和明确子宫内膜病理诊断。年龄＞35 岁、药物治疗无效或存在子宫内膜癌高危因素的异常子宫出血患者，应行诊刮明确子宫内膜病变。为确定卵巢排卵和黄体功能，应在经前期或月经来潮 6 小时内刮宫。不规则阴道流血或大出血时，可随时刮宫。疑有子宫内膜癌时，应行分段诊刮。②子宫内膜活检。

H. 宫腔镜检查。

（5）鉴别诊断：需与以下疾病鉴别：异常妊娠或妊娠并发症、生殖器官肿瘤、生殖器官感染、激素类药物使用不当及宫内节育器或异物引起的子宫不规则出血、全身性疾病如血液病、肝肾衰竭、甲状腺功能亢进症或减退症等。

（6）治疗：功血的一线治疗是药物治疗。青春期及生育年龄无排卵性功血以止血、调整周期、促排卵为主；绝经过渡期功血以止血、调整周期、减少经量，防止子宫内膜病变为治疗原则。常采用性激素止血和调整月经周期。

1）止血：对少量出血患者，使用最低有效量激素，减少药物副作用。对大量出血患者，要求性激素治疗 8

小时内见效，24～48 小时内出血基本停止。96 小时以上仍不止血，应考虑更改功血诊断。

A. 性激素：

①雌孕激素联合用药：性激素联合用药的止血效果优于单一药物。口服避孕药在治疗青春期和生育年龄无排卵性功血时常常有效。急性大出血，病情稳定，可用复方单相口服避孕药，用法为每次 1～2 片，每 8～12 小时 1 次，血止 3 日后逐渐减量至每日 1 片，维持至 21 日周期结束。

②单纯雌激素：应用大剂量雌激素可迅速促使子宫内膜生长，短期内修复创面而止血，适用于急性大量出血时。血止后 3 日后按每 3 日减量 1/3。所有雌激素疗法应血红蛋白在 90g/L 以上后均必须加用孕激素撤退。有血液高凝或血栓性疾病史的患者，禁用大剂量雌激素止血。

③单纯孕激素：适用于体内已有一定雌激素水平、血红蛋白水平＞80g/L、生命体征稳定的患者。

B. 刮宫术：刮宫可迅速止血，并可了解内膜病理，除外恶性病变。对于绝经过渡期及病程长的生育年龄患者应首先考虑使用刮宫术。对无性生活史青少年，仅适于大量出血且药物治疗无效需立即止血或检查子宫内膜组织学者，不轻易做刮宫术，对于 B 型超声提示宫腔内异常者可在宫腔镜下刮宫，以提高诊断准确率。

C. 辅助治疗：一般止血药、丙酸睾酮、矫正凝血功能、矫正贫血、抗感染治疗。

2）调整月经周期：

A. 雌、孕激素序贯法：即人工周期。适用于青春期及生育年龄功血内源性雌激素水平较低者。从撤药性出血第 5 天开始，生理替代全量为妊马雌酮 1.25mg 或戊酸雌二醇 2mg，每晚 1 次，连服 21 日，服雌激素 11 日起加用醋酸甲羟孕酮，每日 10mg，连用 10 日。连续 3 个周期为一疗程。若正常月经仍未建立，应重复上述序贯疗法。若患者体内有定雌激素水平，雌激素可采用半量或 1/4 量。

B. 雌、孕激素联合法：常用口服避孕药，一般自血止周期撤药性出血第 5 日起，每日 1 片，连服 21 日，1 周为撤药性出血间隔，连续 3 个周期为一个疗程。病情反复者酌情延至 6 个周期。应用口服避孕药的潜在风险有血栓性疾病、心脑血管疾病高危因素及 40 岁以上吸烟的女性不宜应用。

C. 孕激素法：适用于青春期或活组织检查为增生期内膜功血。可于月经周期后半期（撤药性出血的第 16～25 日）服用醋酸甲羟孕酮 10mg，每日 1 次；或地屈孕酮 10～20mg，每日 1 次；或微粒化孕酮 200～300mg，每日 1 次；或肌内注射黄体酮 20mg，每日 1 次，连用 10～14 日，酌情应用 3～6 个周期。

D. 促排卵：功血患者经上述调整周期药物治疗几个疗程后，部分患者可恢复自发排卵。青春期一般不提倡使用促排卵药物，有生育要求的无排卵不孕患者，可针对病因采取促排卵。

E. 宫内孕激素释放系统。

3）手术治疗：对于药物治疗效果不佳或不宜用药、无生育要求的患者，尤其是不易随访的年龄较大患者，应考虑手术治疗。手术方式有子宫内膜切除术和子宫切除术。

3. 排卵性月经失调 较无排卵性功血少见，多发生于生育年龄妇女。患者有周期性排卵，因此临床上仍有可辨认的月经周期。

（1）月经过多：指月经周期规则、经期正常，但经量增多。

1）发病机制：可能因子宫内膜纤溶酶活性过高或前列腺素血管舒缩因子分泌比例失调所致，也可能与晚分泌期子宫内膜 ER、PR 高于正常有关。

2）病理：子宫内膜形态一般表现为分泌期内膜，可能存在间质水肿不明显或腺体与间质发育不同步。

3）临床表现：一般表现为月经周期规则、经期正常，但经量增多＞80ml。

4）诊断：根据临床表现，妇科检查无引起异常子宫出血的生殖器官器质性病变，子宫内膜活检显示分泌反应，血清基础性激素测定结果正常，可作出诊断。应除外器质性疾病和多囊卵巢综合征等。

5）治疗

A. 一般止血药：氨甲环酸、酚磺乙胺、维生素 K 等。

B. 宫内孕激素释放系统。

C. 孕激素内膜萎缩法。

D. 复方短效口服避孕药。

（2）月经周期间出血：分为黄体功能异常和围排卵期出血。

1）黄体功能异常：分黄体功能不全和子宫内膜不规则脱落两类。

A. 黄体功能不足（LPD）：月经周期中有卵泡发育及排卵，但黄体期孕激素分泌不足或黄体过早衰退，导致子宫内膜分泌反应不良和黄体期缩短。

①发病机制：神经内分泌调节功能紊乱，高催乳素血症，生理性因素如初潮、分娩后、绝经过渡期，以及内分泌疾病、代谢异常等，也可导致黄体功能不足。

②病理：表现为分泌期内膜，腺体分泌不良，间质

水肿不明显或腺体与间质发育不同步。内膜活检显示分泌反应落后 2 日。

③临床表现：一般表现为月经周期缩短。有时月经周期虽在正常范围内，但卵泡期延长、黄体期缩短，以致患者不易受孕或在妊娠早期流产。

④诊断：根据月经周期缩短、不孕或早孕时流产，妇科检查无引起异常子宫出血的生殖器官器质性病变，基础体温双相型，但高温相小于 11 日，子宫内膜活检显示分泌反应至少落后 2 日，可作出诊断。

⑤治疗：卵泡期使用低剂量雌激素或口服氯米芬能促进卵泡发育；当卵泡成熟后，给予绒促性素 5000～10 000U 一次或分两次肌内注射促进月经中期 LH 峰形成；于基础体温上升后开始，隔日肌内注射绒促性素 1000～2000U，共 5 次，可使血浆孕酮明显上升，延长黄体期；选用天然黄体酮制剂，自排卵后开始每日肌内注射黄体酮 10mg，共 10～14 日，可补充黄体酮分泌不足；黄体功能不足合并高乳素血症使用溴隐亭每日 2.5～5.0mg，可使催乳素水平下降，改善黄体功能；周期性使用口服避孕药 3 至 6 个周期。

B. 子宫内脱不规则脱落：月经周期有排卵，黄体发育良好，但萎缩过程延长，导致子宫内膜不规则脱落。

①发病机制：由于下丘脑-垂体-卵巢轴调节功能紊乱，或溶黄体机制失常，引起黄体萎缩不全，内膜持续受孕激素影响，以致不能如期完整脱落。

②病理：月经期 5～6 日仍能见到呈分泌反应的子宫内膜。常表现为混合型子宫内膜，即残留的分泌期内膜与出血坏死组织及新增生的内膜混合共存。

③临床表现：月经周期正常，但经期延长，长达 9～10 日，且出血量多。

④诊断：临床表现为经期延长，基础体温呈双相型，但下降缓慢。在月经第5～6日行诊断性刮宫，病理检查作为确诊依据。

⑤治疗：孕激素、口服单相口服避孕药、绒促性素及复方短效口服避孕药，用法同黄体功能不足。

2）围排卵期出血：在两次月经中间，即排卵期，由于雌激素水平短暂下降，使子宫内膜失去激素的支持而出现部分子宫内膜脱落引起有规律性的阴道流血，称围排卵期出血。

A. 发病机制：原因不明，可能与排卵前后激素水平波动有关。出血期≤7日，多数持续1～3日，血停数日后又出血，量少，时有时无。

B. 治疗：可用复方短效口服避孕药，抑制排卵，控制周期。

【复习思考题】

1. 功血的定义是什么？可分为哪两类？

2. 无排卵型功血的病理类型有哪些？

3. 无排卵型功血的治疗原则？

笔记栏

（毛淑萍）

见习十五（2） 闭　　经

【见习要求】 掌握闭经的定义、常用的诊断方法及不同原因的闭经的处理原则。

【见习时数】 1学时。

【见习准备】

1. 典型病例1例/小组。

2. 典型卵巢性激素测定结果各1份/小组。

【见习过程】

1. 学生分组进病房，由1个学生为主采集病史，并做体格检查，其他学生协助；教师引导病史采集，并及时纠正体查中的错误。

2. 学生回示教室汇报病历摘要、阳性体征，提出必要的辅助检查并说明其目的；教师提供相应检查项目的结果（功能试验、激素测定、盆腔B型超声等）。

3. 学生归纳临床特点，找出闭经的原因，并说明诊断依据。

4. 结合患者的具体实际，教师以提问的方式小结。

【病史采集要点】

1. 现病史

（1）发病情况：缓慢或急骤起病，起病年龄＞14岁，或生育年龄。

（2）可能的原因或诱因：最近有无环境改变、精神创伤、剧烈运动、减肥、特殊用药、特殊手术（如人工流产、子宫切除或卵巢切除术等）及其他特殊病史（如甲状腺、肾上腺、胰腺等功能紊乱）。

（3）主要症状：月经情况如初潮情况、既往月经情况、末次月经时间，月经停止后伴随症状。

（4）病情发展。

（5）诊疗情况：在何处就诊过，做过何种检查，用何药物及疗效如何。

（6）一般情况：精神、体力、饮食、大小便如何，体重有何变化。

2. 其他相关病史

（1）既往有无各种慢性疾病及用药情况、精神因素、环境改变、体重增减、剧烈运动、各种疾病及用药情况（减肥药、避孕药）等。

（2）已婚妇女需询问其生育史及产后并发症史。

（3）原发性闭经应询问第二性征发育情况，了解生长发育史，有无先天性缺陷或其他疾病及家族史。

【体查要点】

1. 检查全身发育状况，有无畸形。测量体重、身高，四肢与躯干比例，五官生长特征，观察精神状态、智力发育、营养和健康情况。

2. 妇科检查应注意内、外生殖器的发育，有无先天性缺陷、畸形，腹股沟区有无肿块，女性第二性征如毛发分布、乳房发育是否正常，乳房有无乳汁分泌等。其中第二性征的检查有助于鉴别原发性闭经的病因，缺乏女性第二性征提示该患者从未受过雌激素的刺激。

【辅助检查报告单】　已婚妇女闭经须首先排除妊娠。

1. 功能试验

（1）药物撤退试验：用于评估体内雌激素水平以确定闭经程度。

1）孕激素试验：停药后 3～7 日出现撤药性出血（阳性反应），提示子宫内膜已受一定水平的雌激素影响，为Ⅰ度闭经。若停药后无撤药性出血（阴性反应），应进一步行雌、孕激素序贯试验。

2）雌、孕激素序贯试验：适用于孕激素试验阴性的闭经患者。停药后3～7日发生撤药性出血者为阳性，提示子宫内膜功能正常，可排除子宫性闭经，引起闭经的原因是患者体内雌激素水平低落，为Ⅱ度闭经，应进一步寻找原因。无撤药性出血者为阴性，应重复一次试验，若仍无出血，提示子宫内膜有缺陷或被破坏，可诊断为子宫性闭经。

（2）垂体兴奋试验：又称GnRH刺激试验，了解垂体对GnRH的反应性。

若注射LHRH后LH值升高，说明垂体功能正常，病变在下丘脑；若经多次重复试验，LH值无升高或升高不显著，说明垂体功能减退，如希恩综合征。

2. 激素测定

（1）血甾体激素测定：包括雌二醇、孕酮及睾酮测定：①血孕酮≥15.9nmol/L 或尿孕二醇≥6.24μmol/24h为排卵标志；②若雌激素浓度低，提示卵巢功能不正常或衰竭；③若睾酮值高，提示有多囊卵巢综合征或卵巢支持–间质细胞瘤等可能。

（2）催乳激素及垂体促性腺激素测定：①PRL＞25μg/L时称高催乳激素血症；②PRL升高者，测定TSH，TSH升高者，为甲状腺功能减退；③若TSH正常，而PRL大于100μg/L时应行头颅磁共振或CT检查，以排除垂体肿瘤；④PRL正常者，则应测定垂体促性腺激素：若FSH＞40U/L，提示卵巢功能衰竭；若LH＞25U/L或LH/FSH比例≥2～3时，应高度怀疑为多囊卵巢；若FSH、LH均＜5U/L，提示垂体功能减退，病变可能在垂体或下丘脑。

3. 影像学检查

（1）盆腔B型超声检查：了解子宫卵巢情况。

（2）子宫输卵管造影：了解有无宫腔病变和宫腔粘连。

（3）CT或磁共振显像（MRI）：用于盆腔及头部蝶鞍

区检查，了解盆腔肿块性质，诊断垂体微腺瘤、空蝶鞍等。

4. 宫腔镜检查　能精确诊断宫腔粘连。

5. 腹腔镜检查　能直视下观察卵巢、子宫大小、形态，对诊断多囊卵巢综合征等有价值。

6. 性染色体检查　对鉴别性腺发育不全病因及指导临床处理有重要意义。

7. 其他检查　基础体温测定、宫颈黏液评分、阴道脱落细胞检查、子宫内膜活检或诊断性刮宫，对存在肥胖、多毛、痤疮体征的患者尚须测定胰岛素、雄激素（血睾酮、硫酸脱氢表雄酮，尿17酮等），以确定是否存在胰岛素抵抗、高雄激素血症或先天性21-羟化酶缺陷。

【知识精要】

1. 定义

（1）原发性闭经：指年龄超过13岁，第二性征未发育；或年龄超过15岁，第二性征已发育，月经还未来潮者。

（2）继发性闭经：指正常月经建立后月经停止6个月，或按自身原来月经周期计算停经3个周期以上者。

（3）按生殖轴病变和功能失调的部位分类，闭经可为下丘脑性闭经、垂体性闭经、卵巢性闭经、子宫性闭经以及下生殖道发育异常导致的闭经。

（4）世界卫生组织（WHO）也将闭经分为三型：Ⅰ型为无内源性雌激素产生，卵泡刺激素（FSH）水平正常或低下，催乳素（PRL）正常水平，无下丘脑-垂体器质性病变的证据；Ⅱ型为有内源性雌激素产生、FSH及PRL水平正常；Ⅲ型为FSH升高，提示卵巢功能衰竭。

2. 病因

（1）原发性闭经：较少见，往往由于遗传学原因或先天性发育缺陷引起。

1）第二性征存在的原发性闭经：①米勒管发育不全

综合征；②雄激素不敏感综合征；③对抗性卵巢综合征；④生殖道闭锁；⑤真两性畸形。

2）第二性征缺乏的原发性闭经：①低促性腺激素性腺功能减退；②高促性腺激素性腺功能减退（特纳综合征、46，XX 单纯性腺发育不全、46，XY 单纯性腺发育不全）。

（2）继发性闭经：以下丘脑闭经最常见，依次为垂体、卵巢及子宫性及下生殖道发育异常闭经。

1）下丘脑性闭经：最常见，以功能性原因为主。①精神应激性；②体重下降和神经性厌食；③运动性闭经；④药物性闭经；⑤颅咽管瘤。

2）垂体性闭经：①垂体梗死：常见的为希恩综合征；②垂体肿瘤；③空蝶鞍综合征。

3）卵巢性闭经：①卵巢早衰；②卵巢功能性肿瘤；③多囊卵巢综合征。

4）子宫性闭经：①Asherman 综合征为最常见，其次流产后感染、产褥感染、子宫内膜结核感染及宫颈管粘连等也可致闭经；②子宫切除后或放疗破坏子宫内膜。

5）其他内分泌功能异常：甲状腺、肾上腺、胰腺等功能紊乱也可引起闭经。常见的疾病为甲状腺功能减退或亢进、肾上腺皮质功能亢进、肾上腺皮质肿瘤等。

3. 诊断 闭经只是一种症状，诊断时必须首先寻找闭经原因，确定病变环节，然后再确定是何种疾病所引起。

（1）病史

1）月经史：包括初潮年龄、月经周期、经期、经量和闭经期限及伴随症状等。

2）发病前有无任何导致闭经的诱因如精神因素、环境改变、体重增减、剧烈运动、各种疾病及用药情况（减肥药、避孕药）等。

3）已婚妇女需询问其生育史及产后并发症史。

4）原发性闭经应询问第二性征发育情况，了解生长发育史，有无先天性缺陷或其他疾病及家族史。

（2）体格检查

1）检查全身发育状况，有无畸形。测量体重、身高，四肢与躯干比例，五官生长特征，观察精神状态、智力发育、营养和健康情况。

2）妇科检查应注意内、外生殖器的发育，有无先天性缺陷、畸形，腹股沟区有无肿块，女性第二性征如毛发分布、乳房发育是否正常，乳房有无乳汁分泌等。其中第二性征的检查有助于鉴别原发性闭经的病因。

（3）辅助检查：生育年龄妇女闭经须首先排除妊娠，通过病史及体格检查对闭经的病因及病变部位有初步了解。

1）功能试验：①药物撤退试验；②垂体兴奋试验：又称 GnRH 刺激试验。

2）激素测定：①血甾体激素测定；②催乳激素及垂体促性腺激素测定；③肥胖、多毛、痤疮患者还需行胰岛素、雄激素（血睾酮、硫酸脱氢表雄酮，尿 17 酮等）测定、口服葡萄糖耐量试验（OGTT）、胰岛素释放试验等，以确定是否存在胰岛素抵抗、高雄激素血症或先天性 21-羟化酶功能缺陷等。

3）影像学检查：① 盆腔 B 型超声检查：了解子宫卵巢情况；②子宫输卵管造影：了解有无宫腔病变和宫腔粘连；③CT 或磁共振显像（MRI）：用于盆腔及头部蝶鞍区检查，了解盆腔肿块性质，诊断垂体微腺瘤、空蝶鞍等；④静脉肾盂造影：怀疑米勒管发育不全综合征时，用以确定有无肾脏畸形。

4）宫腔镜检查：能精确诊断宫腔粘连。

5）腹腔镜检查：能直视下观察卵巢、子宫大小、形态，对诊断多囊卵巢综合征等有价值。

6）性染色体检查：对鉴别性腺发育不全病因及指导临床处理有重要意义。

7）其他检查：基础体温测定、子宫内膜活检或诊断性刮宫、怀疑结核或血吸虫病，应行内膜培养。

（4）闭经的诊断步骤：首先区分是原发性闭经抑或继发性闭经。再分别按附图 4-1、图 4-2 的诊断步骤进行。

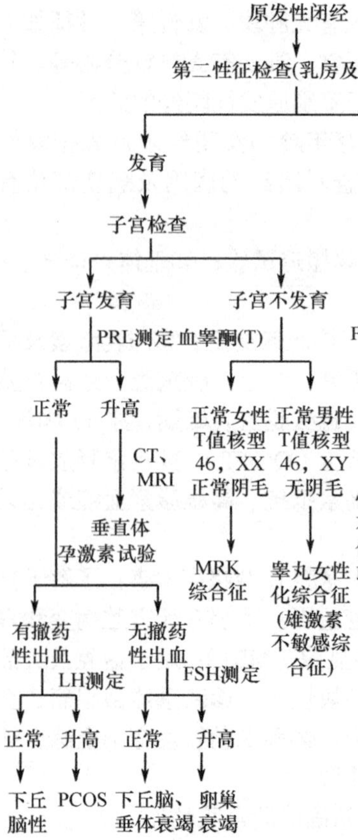

图 4-1 原发性闭经诊断流程

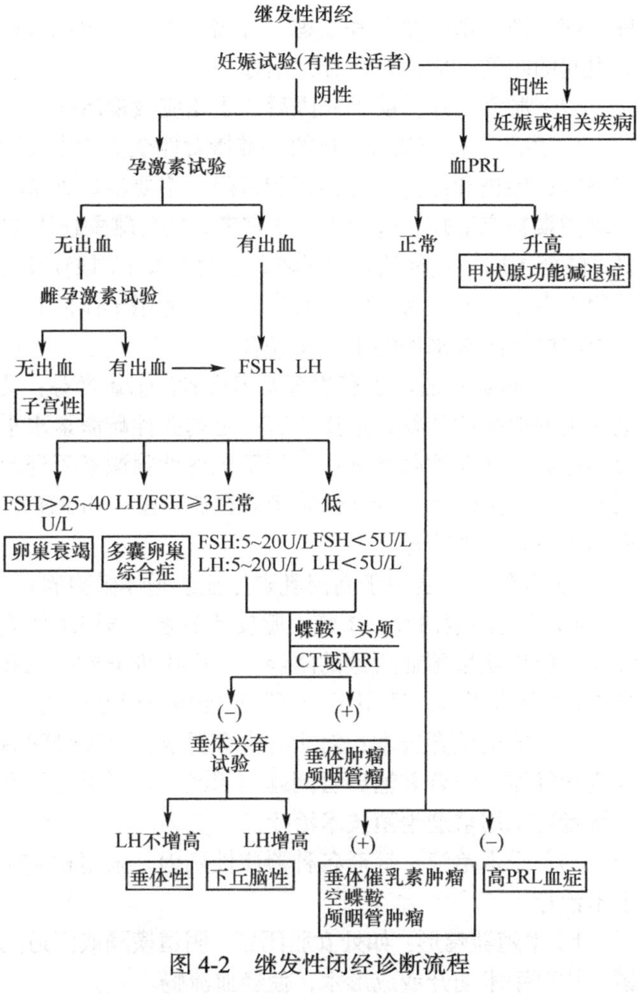

图 4-2 继发性闭经诊断流程

4. 治疗

（1）全身治疗：占重要地位。积极治疗全身性疾病，供给足够营养，保持标准体重。运动性闭经者应适当减少运动量。因应激或精神因素所致者，应进行耐心的心理治疗，消除精神紧张和焦虑。肿瘤、多囊卵巢综合征等引起的闭经，应进行特异性治疗。

（2）激素治疗：明确病因后，予相应激素治疗。

1）性激素补充治疗：目的是维持女性全身健康及生殖健康；促进和维持第二性征和月经。主要治疗方法：①雌激素补充治疗：适用于无子宫者，妊马雌酮连用 21 日，停药 1 周后重复给药；②雌、孕激素人工周期疗法：适用于有子宫的患者；③孕激素疗法：适用于体内有一定内源性雌激素水平的 I 度闭经者。

2）促排卵：适用于有生育要求患者。①氯米芬：是最常用的促排卵药物，适用于有一定内源性雌激素水平无排卵者；②促性腺激素：适用于低促性腺激素闭经及氯米芬排卵失败者；③促性腺激素释放激素（GnRH）：适用于下丘脑性闭经。

3）溴隐亭：适用于高泌乳素血症或垂体微腺瘤。

4）其他激素治疗：①肾上腺皮质激素：适用于先天性肾上腺皮质增殖症所致的闭经，一般用泼尼松或地塞米松；②甲状腺素，适用于甲状腺功能减退引起的闭经。

（3）辅助生育技术：对于有生育要求，诱发排卵后未成功妊娠，或合并输卵管问题的闭经患者或男方因素不孕者可采用辅助生殖技术治疗。

（4）手术治疗：针对各种器质性病因，采用相应的手术治疗。

1）生殖器畸形：如处女膜闭锁、阴道横隔或阴道闭锁，均可手术切开或成形术，使经血流畅。

2）Asherman 综合征：多采用宫腔镜直视下分离粘连，后加用大剂量雌激素和放置宫腔内支撑的治疗方法。

3）肿瘤：卵巢肿瘤一经确诊应予手术治疗。垂体肿瘤患者，应根据肿瘤部位、大小及性质确定治疗方案。

高促性腺激素闭经、含 Y 染色体性腺者易发生肿瘤，宜手术切除性腺。

【复习思考题】

1. 什么是原发性闭经？什么是继发性闭经？

2. 什么是孕激素试验？什么是雌、孕激素序贯实验？

笔记栏

（毛淑萍）

见习十五（3）　多囊卵巢综合征

【见习要求】

1. 掌握多囊卵巢综合征的临床表现、检查步骤、诊断。

2. 了解多囊卵巢综合征治疗原则。

【见习时数】　1 学时。

【见习准备】

1. 典型患者 1 人/小组。

2. 典型的基础体温曲线一份/小组。

3. 典型的 B 型超声报告、卵巢性激素测定结果 1 份/小组。

【见习过程】

1. 学生分组进病房，由 1 个学生为主采集病史，在教师指导下检查；教师引导病史采集，并及时纠正体查中的错误。

2. 学生回示教室汇报病历摘要、阳性体征，提出必要的辅助检查并说明其目的；教师提供相应检查项目的结果（B 型超声、卵巢性激素测定、糖耐量试验及胰岛素释放试验报告。

3. 学生归纳临床特点，作出完整的诊断，并说明诊断依据。

4. 结合患者的具体实际，教师以提问的方式小结。

【病史采集要点】

1. 现病史

（1）发病情况：缓慢或急骤起病，起病时间。

（2）可能的原因或诱因。

（3）主要症状：有无月经失调（月经稀发、过少、闭经），是否不孕，是否多毛、痤疮、黑棘皮症，是否肥胖。

（4）病情发展情况。

（5）诊疗情况：在何处就诊过，做过何种检查，用何药物及疗效如何。

（6）一般情况：精神、体力、饮食、大小便如何，体重有何变化。

2. 其他相关病史

（1）既往史：有无胰岛素抵抗或糖尿病史。有无盆腔包块病史。

（2）个人史：饮食情况（饮食中是否胆固醇含量过高）、职业史。

（3）生育史：是否不孕、是否应用促排卵药物、是否用避孕药避孕。

（4）家族史：家族中是否有卵巢肿瘤病史。

【体查要点】

1. 血压、营养状态、体重、皮肤。

2. 有无多毛、痤疮。

3. 妇科检查 阴毛分布情况、子宫大小、卵巢情况。

【辅助检查报告单展示】

1. 基础体温测定 表现为单相型基础体温曲线。

2. B型超声检查 卵巢增大，一侧或双侧卵巢各有12个以上直径为2～9mm无回声区，围绕卵巢边缘，呈车轮状排列，称为“项链征”。连续监测未见主导卵泡发育及排卵迹象。

3. 诊断性刮宫 经前数日或月经来潮6小时内诊刮，子宫内膜呈增生期或不同程度增生，无分泌期变化。

4. 内分泌测定 睾酮水平升高，雄烯二酮升高；血清FSH正常或偏低，LH升高，但无排卵前LH峰值出现，LH/FSH≥2～3；E_1升高，E_2正常或轻度升高；尿17-酮类固醇正常或轻度升高；PRL轻度升高；OGTT异常。

【知识精要】

1. 定义 多囊卵巢综合征（PCOS）在临床上以雄激素过高的临床或生化表现、持续无排卵、卵巢多囊改变为特征，常伴有胰岛素抵抗和肥胖。是导致生育期妇女月经紊乱最常见的原因之一。

2. 内分泌特征

（1）雄激素过多。

（2）雌酮过多。

（3）黄体生成激素/卵泡刺激素（LH/FSH）比值增大。

（4）胰岛素过多。

3. 病理生理

（1）下丘脑-垂体-卵巢轴调节功能异常。

（2）胰岛素抵抗和高胰岛素血症。

（3）肾上腺内分泌功能异常。

4. 病理

（1）卵巢的变化

1）巨检：双侧卵巢均匀性增大，为正常妇女的 2～5 倍，包膜增厚，呈灰白色，切面可见卵巢白膜均匀增厚，较正常增厚 2～4 倍，白膜下见大小不等、≥12 个直径 2～9mm 的囊性卵泡。

2）显微镜检：白膜增厚、硬化。皮质表层纤维化，细胞少，可有显著的血管存在。白膜下见多个不成熟阶段呈囊性扩张的卵泡及闭锁卵泡，但无成熟卵泡生成及排卵迹象。

（2）子宫内膜变化：因无排卵，子宫内膜长期受雌激素刺激，呈现不同程度的增生，甚至呈不典型增生；长期无排卵增加子宫内膜癌的发生率。

5. 临床表现

（1）月经失调：为 PCOS 患者主要症状，先有月经稀发或过少后闭经。

（2）不孕：生育期妇女因排卵障碍及月经失调而导致不孕。

（3）多毛、痤疮：由高雄激素引起。

（4）肥胖：50%以上 PCOS 患者肥胖（体重指数 ≥$25kg/m^2$），且常为腹部肥胖型（腰围/臀围≥0.8）。

（5）黑棘皮症：由雄激素过多引起。

6. 辅助检查

（1）基础体温测定：多表现为单相。

（2）B 型超声检查：子宫小于正常；卵巢增大，一侧或双侧卵巢各有≥12 个直径 2～9mm 的无回声区，围绕在卵巢边缘，称“项链征”。连续监测未见主导卵泡发育及排卵迹象。

（3）诊断性刮宫：经前数日或月经来潮 6 小时内诊刮，子宫内膜呈增生期或不同程度增生，无分泌期变化。

（4）腹腔镜检查：见卵巢增大，包膜增厚，表面光滑，呈灰白色，有新生血管。包膜下显露多个卵泡，但无排卵征象（排卵孔、血体或黄体）。腹腔镜下取卵巢组织送病理检查，可确诊。

（5）激素测定

1）血清雄激素：睾酮水平常不超过正常范围上限 2 倍，雄烯二酮常升高，脱氢表雄酮、硫酸脱氢表雄酮正常或轻度升高。

2）血清 FSH、LH 测定：LH/FSH≥2～3。LH 无周期性排卵前峰值出现；LH/FSH 比值升高多见于非肥胖者，肥胖者因瘦素等因素对中枢 LH 的抑制，LH/FSH 也可在正常范围内。

3）血清雌激素测定：雌二醇为正常值或稍增高，缺乏周期性变化，E_1/E_2 高于正常周期。

4）尿 17-酮类固醇：正常或轻度升高。正常时提示雄激素来源于卵巢；升高时提示肾上腺功能亢进。

5）血清催乳激素（PRL）测定：20%～35%部分患者血清 PRL 轻度增高。

6）其他：PCOS 尤其肥胖患者，应测定空腹血糖及口服葡萄糖耐量试验（OGTT），有条件时测定空腹胰岛素水平（正常＜20mU/L）及葡萄糖负荷后血清胰岛素最高浓度（正常＜150mU/L）。肥胖者可有甘油三酯增高。

7. 诊断　PCOS 的诊断主要为排除性诊断。

（1）根据临床表现和辅助检查不难诊断。

（2）主要诊断标准

1）稀发排卵或无排卵。

2）高雄激素的临床表现和（或）高雄激素血症。

3）卵巢多囊改变：超声提示一侧或双侧卵巢直径2～9mm的卵泡多于12个和（或）卵巢体积≥10ml。

4）3项中符合2项并排除其他高雄激素病因，如先天性肾上腺皮质增生、库欣综合征、分泌雄激素的肿瘤。

8. 鉴别诊断 卵泡膜细胞增殖症、肾上腺皮质增生或肿瘤、卵巢男性化肿瘤（如睾丸母细胞瘤、卵巢门细胞瘤）、其他（催乳素水平增高明显者，应排除垂体催乳素腺瘤）

9. 治疗

（1）调整生活方式：对肥胖的PCOS患者，应通过加强锻炼、饮食控制等以减轻体重，缩小腰围，可增加胰岛素敏感性，有利于降低胰岛素、睾酮水平，从而恢复排卵及生育功能。

（2）药物治疗

1）调节月经周期：口服避孕药、孕激素后半周期疗法。

2）降低血雄激素水平：糖皮质类固醇、醋酸环丙孕酮、螺内酯。

3）改善PCOS的胰岛素抵抗：二甲双胍。

4）诱发排卵：对有生育要求者在生活方式调整、抗雄激素和改善胰岛素抵抗等基础治疗后，进行促排卵治疗。

（3）手术治疗

1）腹腔镜下卵巢打孔术。

2）卵巢楔形切除术：术后卵巢周围粘连发生率较高，临床已不常用。

【复习思考题】

1. 多囊卵巢综合征的临床表现是什么？

2. 如何诊断多囊卵巢综合征?

3. 多囊卵巢综合征的内分泌特征是什么?

笔记栏

（毛淑萍）

见习十六（1） 不 孕 症

【见习要求】

1. 掌握不孕症的定义、不孕症的原因。

2. 掌握不孕症的检查步骤与诊断及治疗原则。

【见习时数】 2 学时。

【见习准备】

1. 典型患者 1 人/小组。

2. 典型基础体温监测单、女性激素测定报告单、B 型超声报告单、输卵管通液记录单及精液常规检查报告单各 1 套/小组。

【见习过程】

1. 教师讲授病史采集、体格检查及妇科检查要点，学生分组进病房采集病史，并做体格检查及妇科检查。

2. 学生回示教室汇报病历摘要、阳性体征，提出必要的辅助检查并说明其目的；教师展示典型基础体温监测单、女性激素测定、B 型超声报告单、输卵管通液记录单及精液常规检查单。

3. 学生归纳临床特点，作出完整的诊断，并说明诊断依据。

4. 结合患者的具体实际，教师以提问的方式小结。

【病史采集要点】

1. 现病史

（1）患者既往月经情况，结婚年龄，是否两地分居，婚后性生活情况，婚后是否采用避孕措施。

（2）既往妊娠、分娩情况，有无感染。

（3）男方健康状况、检查情况。

（4）伴随症状：有无腹痛、发热、贫血等。

（5）诊疗情况：在何处就诊过，做过何种检查，用何药物及疗效如何。

（6）一般情况：精神、体力、饮食、大小便如何。

2. 其他相关病史

（1）有无药物过敏史。

（2）既往有无急、慢性盆腔炎、结核及其他内科疾病等病史。

（3）个人史：年龄、职业、有无吸烟、酗酒及吸毒史。

（4）家族史（有无精神病、遗传病）。

【体查要点】

1. 体温、脉搏、呼吸、血压、体位、神志。

2. 注意患者的发育、营养、精神状态等情况。

3. 检查患者第二性征的发育情况、有无乳房泌乳。

4. 腹部　注意腹形、腹部有无压痛、包块及移动性浊音。

5. 妇科检查　注意阴毛分布情况，检查内外生殖器的发育情况，有无畸形、炎症、包块。

【辅助检查报告单展示】

1. 基础体温监测单 如基础体温呈单相型，提示无排卵；如基础体温呈双相型，但高相期小于 11 天，提示黄体功能不足。

2. 女性激素测定 根据垂体促性腺激素：卵泡刺激素（FSH）、黄体生成激素（LH）、催乳激素（PRL）及卵巢激素：雌激素（E）、孕激素（P）、雄激素（T）的值来查找不孕的原因。

3. B 型超声报告单 描述子宫发育情况、有无畸形、肌瘤；描述子宫内膜情况；描述附件区有无包块、大小、性质；监测卵泡发育情况。

4. 输卵管通液记录单 记录注入液体总量，有无阻力、有无返流，宫腔压力大小。

5. 精液常规检查单 记录精液的颜色、量、PH、液化时间、精子密度、精子活率、正常形态精子比例、畸形精子比例、活力：a+b 值。正常精液：颜色为灰白色或淡黄色；量为 2～6ml，平均为 3ml；PH 为 7.0～7.8；液化时间为室温中 5～30 分钟内；精子密度为（20～200）$\times 10^9$/L；精子活率＞50%；正常形态精子比例为 66%～88%；畸形精子比例＜20%；活力：a+b＞50%或 a＞25%。

【知识精要】

1. 不孕症的临床特点

（1）概念：凡婚后有正常的性生活未避孕，同居至少 12 个月未受孕者称不孕症。

1）原发性不孕：婚后未避孕而从未妊娠者。

2）继发性不孕：曾有过妊娠而后未避孕连续 12 个月不孕者。

（2）原因

1）女性不孕因素：①盆腔因素：包括输卵管异常或

炎症、盆腔病变、子宫病变、生殖器肿瘤及生殖道发育畸形等。②排卵障碍：包括无排卵、多囊卵巢综合征、卵巢功能减退或早衰、先天性性腺发育不良、低促性腺激素性性腺功能不良、高泌乳素血症及黄素化卵泡不破裂综合症等。

2）男性不孕因素：①精液异常；②性功能异常；③精子运送受阻；④免疫因素。主要是生精障碍与输精障碍。

3）不明原因不孕：属于男女双方均可能同时存在的不孕因素，但应用目前的检测手段无法确诊。

（3）相关病史：既往有急、慢性盆腔炎、结核及其他内科疾病等病史。

（4）体征

1）患者可能有消瘦、营养不良、贫血等。

2）患者第二性征发育情况：腋毛、阴毛稀少、乳房发育差或有泌乳。

3）腹部：腹部可能有压痛、可能扪及包块或有移动性浊音。

4）妇科检查：内外生殖器发育情况，阴道内分泌物的量、形状，宫颈有无病变、宫颈管黏液的量、形状，子宫大小、位置、附件区情况因不孕症的原因不同而有相应的改变。

2. 辅助检查

（1）基础体温监测：如基础体温呈单相型，提示无排卵；如基础体温呈双相型，但高相期小于 11 天，提示黄体功能不足。

（2）女性激素测定：根据垂体促性腺激素：卵泡刺激素（FSH）、黄体生成激素（LH）、催乳激素（PRL）及卵巢激素：雌激素（E）、孕激素（P）、雄激素（T）

的值来查找不孕的原因。

（3）B 型超声报告单：描述子宫发育情况、有无畸形、肌瘤；描述子宫内膜情况；描述附件区有无包块、大小、性质；监测卵泡发育情况。

（4）输卵管通畅试验：通液术，子宫输卵管碘油造影，B 型超声下 H_2O_2 造影。

（5）精液常规检查：了解精液的颜色、量、PH、液化时间、精子密度、精子活率、正常形态精子比例、畸形精子比例、活力：a+b 值。

（6）性交后精子穿透力试验：在预测的排卵期进行，前 3 日禁性交。性交后 2～8 小时内检查，取后穹隆液检查有无活动精子，再取宫颈黏液，有无羊齿状结晶，再吸取宫颈管黏液，每高倍视野下有 20 个活动精子为正常。精子穿过黏液能力差或精子不活动，应疑有免疫问题。

（7）宫颈黏液、精液相合试验：检查宫颈黏液中有无抗精子抗体。

（8）宫腔镜检查：了解子宫腔内情况，能发现宫腔粘连、黏膜下肌瘤、内膜息肉、子宫畸形等，对找出不孕症的原因有一定实用价值。

（9）腹腔镜检查：适于上述检查均正常者，可直接观察子宫，输卵管，卵巢有无病变或粘连；并可在直视下确定输卵管是否通畅，电凝破坏子宫内膜异位结节；约有 20%患者通过腹腔镜可以发现术前未能诊断的疾病。

3. 诊断　不孕症只是一种症状，诊断时根据不孕症的定义，男女双方必须做全面检查寻找不孕原因，然后再确定是何种疾病所引起。

4. 女性不孕的治疗

（1）改善全身状况：增强体质，纠正营养不良和贫血，治疗内科疾病。

（2）卫生宣教：禁烟酒、掌握性交的适当日期（排卵前 2～3 日至排卵后 24 小时内）。

（3）治疗生殖器器质性疾病

1）输卵管慢性炎症及阻塞的治疗：①一般疗法：中药、微波等物理治疗，促进血液循环；②输卵管内注药：地塞米松、庆大霉素等，2 次/周，连用 2～3 个周期，减轻充血、水肿、抑制梗阻形成，达到溶解和软化粘连的目的；③输卵管成形术：对梗阻部位行造口术、吻合术及输卵管子宫移植术等，达到输卵管再通的目的。

2）卵巢肿瘤：可影响卵巢内分泌功能，大的肿瘤可造成输卵管扭曲，导致不孕。直径＞5cm 的肿瘤应手术切除并明确其性质。

3）子宫病变：①子宫黏膜下肌瘤、子宫内膜息肉、子宫纵隔、宫腔粘连等影响宫腔环境，影响受精卵着床和胚胎发育、应行手术切除；②慢性宫颈炎或宫颈息肉，应行物理治疗或手术切除。

4）阴道炎：严重的阴道炎应作细菌培养和药物敏感试验，根据结果及时、彻底的治疗。

5）子宫内膜异位症：可致盆腔粘连、输卵管扭曲、输卵管阻塞及免疫性不孕，应尽早保守治疗，必要时可行腹腔镜检查，术中同时清除异位病灶，松解粘连。

6）生殖系统结核：抗结核治疗，并检查是否合并和其他系统结核。用药期间应严格避孕。

（4）诱发排卵：用于无排卵的患者。

1）氯米芬：首选排卵药，适用于体内有一定雌激素水平者。50mg（最大量 150mg）×5d×3 周期，用药后如有排卵但黄体功能不健全，可加用绒促性素（第 15～17 日，1000～2000U×5d）。

2）人绒毛膜促性腺激素（hCG）：具有类似 LH 的作用，常与氯米芬合用，于氯米芬停药 7 日加用 hCG 5000U 肌注 1 次。

3）尿促性腺激素（HMG）：含 FSH 及 LH 各 75U，促进卵泡生长发育成熟。（第 6 日起，1 支×7d）。监测雌激素水平及 B 型超声监测卵泡发育情况而停用 HMG，停药后 24～36h 加用 hCG 5000U 肌注 1 次，促进排卵及黄体形成。

4）黄体生成激素释放激素（LHRH）：脉冲疗法适用于下丘脑性无排卵。用小剂量，连用 17～20 日。

5）溴隐亭：属多巴胺受体激动剂，适用于无排卵伴有高乳素血症。从小剂量开始，一般连用 3～4 周。

（5）补充黄体分泌功能：适用于黄体功能不全。第 20 日开始，10～20mg×5d。

（6）改善宫颈黏液：于第 5 日起，己烯雌酚 0.1～0.2mg×10d。

（7）免疫性不孕的治疗：抗精子抗体阳性的患者，使用避孕套 6～12 月，无效者用免疫治疗。

（8）辅助生育技术：①人工授精。②体外受精与胚胎移植。③配子输卵管内移植。

【复习思考题】

1. 不孕症的定义是什么？

2. 女性不孕的原因有哪些？

3. 诱发排卵的方法有哪些？

笔记栏

（张群锋）

见习十六（2） 避孕方法及人工终止妊娠技术

【见习要求】

1. 掌握各种避孕措施的避孕原理及几种常用的避孕方法。

2. 熟悉人工流产的适应证、禁忌证及并发症的防治。

【见习时数】 2学时。

【见习准备】

1. 各种避孕工具各1套/小组。

2. 本课挂图1份。

【见习过程】

1. 以小课形式结合各种避孕工具讲解。

2. 结合临床的具体实际，教师以提问的方式小结巩固。

【知识精要】

1. 避孕 避孕主要控制生殖过程中3个关键环节：①抑制精子与卵子产生；②阻止精子与卵子结合；③使子宫环境不利于精子获能、生存，或不适宜受精卵着床和发育。目前常用的女性避孕方法有宫内节育器、药物避孕及外用避孕等。

（1）宫内节育器（IUD）：为主要避孕措施。

1）种类：①惰性宫内节育器（第1代IUD），大部分已淘汰。②活性宫内节育器（第2代IUD）：含有活性物质如金属铜、激素及药物。以提高避孕效果，减少副作用。

2）避孕原理：对精子和胚胎的毒性作用；干扰受精卵着床；左炔诺孕酮IUD可使一部分妇女抑制排卵；含吲哚美辛IUD减少放置IUD后出现的出血反应。

3）宫内节育器的放置术：详见第五章临床技能篇。

4）宫内节育器取出术：详见第五章临床技能篇。

（2）激素避孕

1）避孕原理：抑制排卵、改变宫颈黏液性状、改变子宫内膜形态及功能、改变输卵管功能。

2）避孕药的种类：口服短效避孕药、长效避孕药、长效避孕针、探亲避孕药、缓释避孕药（皮下埋植剂、缓释阴道避孕环、避孕贴片）。

3）适应证：健康生育年龄妇女。

4）禁忌证：①严重心血管疾病、血栓性疾病不宜应用，如高血压病、冠心病、静脉栓塞等。②急、慢性肝炎或肾炎。③恶性肿瘤、癌前病变。④内分泌疾病：如糖尿病、甲状腺功能亢进症。⑤哺乳期不宜使用复方口服避孕药。⑥年龄＞35岁的吸烟妇女服用避孕药，增加心血管疾病发病率，不宜长期服用。⑦精神病患者。⑧有严重偏头痛，反复发作者。

5）药物副反应：①类早孕反应。②月经改变。③闭经。④体重增加皮肤改变。⑤其他：头痛、乳房胀痛、复视等。

（3）其他避孕

1）紧急避孕：无保护性生活后或避孕失败后几小时或几日内，妇女为防止非意愿性妊娠的发生而采用的补救避孕法，称为紧急避孕。包括放置宫内节育器，口服雌孕激素复方制剂、单孕激素制剂及抗孕激素制剂（米非司酮）等紧急避孕药。

2）外用避孕：阴茎套、阴道套、外用杀精剂。

3）安全期避孕。

4）其他如黄体生成激素释放激素类似物避孕、免疫避孕法和抗生育疫苗等。

2. 输卵管绝育术 这是一种安全、永久性节育措施，通过手术将输卵管结扎或用药物使输卵管腔粘连堵塞，阻断精子与卵子相遇而达到绝育。绝育方式可经腹、经腹腔镜或经阴道操作。目前常用方法为经腹输卵管结扎或腹腔镜下输卵管绝育。药物黏堵因输卵管吻合复通困难，输卵管再通率低、现已较少应用。经腹输卵管抽心包埋法具有并发症少、成功率高等优点，应用最为广泛。

（1）适应证：要求接受绝育术且无禁忌证者；患有严重全身疾病不宜生育者。

（2）禁忌证：①24 小时内两次体温≥37.5℃。②全身情况不佳，不能胜任手术。③患严重的神经官能症。④各种疾病的急性期。⑤腹部皮肤有感染灶或患有急慢性盆腔炎。

（3）手术时间：非孕者，月经干净后 3～4 日。人流或分娩后 48 小时内。哺乳期或闭经者应排除早孕后再手术。

（4）手术步骤（略）。

（5）术后并发症：①出血或血肿。②感染。③损伤。

④输卵管再通。

3. 手术流产 是采用手术的方法终止妊娠，包括负压吸引术和钳夹术。

（1）负压吸引术

1）适应证：孕10周内要求终止妊娠而无禁忌证者，患有某种严重疾病不宜继续妊娠者。

2）禁忌证：生殖道炎症；各种疾病的急性期；全身情况不良，不能耐受手术者；手术当日两次体温＞37.5℃者。

3）术前准备：①详细询问病史，进行全身检查及妇科检查。②血或尿hCG测定，超声检查确诊。③实验室检查包括阴道分泌物常规、血常规及凝血方面检测。④术前测量体温、脉搏、血压。⑤解除患者思想顾虑。⑥排空膀胱。

4）手术步骤：（略）

5）注意事项：①正确判别子宫大小及方向，动作轻柔，减少损伤。②扩宫颈管时用力均匀，以防宫颈内口撕裂。③严格遵守无菌操作常规。④目前静脉麻醉应用广泛，应由麻醉医师实施和监护，以防麻醉意外。⑤当孕周≥10周的早期妊娠应采用钳刮术。该手术应先通过机械或药物方法使宫颈松软，然后用卵圆钳钳夹胎儿及胎盘。由于此时胎儿较大、骨骼形成，容易造成出血多、宫颈裂伤、子宫穿孔等并发症，应当尽量避免大月份钳刮术。

（2）人工流产并发症及处理

1）出血：可在扩张宫颈后，宫颈注射缩宫素，并尽快取出绒毛组织。吸管过细、胶管过软或负压不足引起出血，应及时更换吸管和胶管，调整负压。

2）子宫穿孔：是人工流产术的严重并发症。应立即停止手术。穿孔小，无脏器损伤或内出血，手术已完成，可注射子宫收缩剂保守治疗，并给予抗生素预防感染。同时密切观察血压、脉搏等生命体征。若宫内组织未吸净，应由有经验医师避开穿孔部位，也可在 B 型超声引导下或腹腔镜下完成手术。破口大、有内出血或怀疑脏器损伤，应剖腹探查或腹腔镜检查，根据情况做相应处理。

3）人工流产综合反应：指手术时疼痛或局部刺激，使受术者在术中或术毕出现恶心呕吐、心动过缓、心律不齐、面色苍白、头昏、胸闷、大汗淋漓，严重者甚至出现血压下降、昏厥、抽搐等迷走神经兴奋症状。发现症状应立即停止手术，给予吸氧，一般能自行恢复。严重者可加用阿托品 0.5～1mg 静脉注射。

4）漏吸或空吸：施行人工流产术未吸出胚胎及绒毛而导致继续妊娠或胚胎停止发育，称为漏吸。常见于子宫畸形、位置异常或操作不熟练引起。一但发现漏吸，应再次行负压吸引术。误诊宫内妊娠行人工流产术，称为空吸。术毕吸刮出物肉眼未见绒毛，要重复妊娠试验及 B 型超声检查，宫内未见妊娠囊，诊断为空吸，必须将吸刮的组织全部送病理检查，警惕宫外孕。

5）吸宫不全：指人工流产术后部分妊娠组织物的残留。与操作者技术不熟练或子宫位置异常有关。血或尿 hCG 检测和 B 型超声检查有助于诊断。无明显感染征象，应尽早行刮宫术，刮出物送病理检查。术后给予抗生素预防感染。若同时伴有感染，应控制感染后再行刮宫术。

6）感染：可发生急性子宫内膜炎、盆腔炎等，术后应预防性应用抗生素，口服或静脉给药。

7）羊水栓塞：少见，往往由于宫颈损伤、胎盘剥离使血窦开放，为羊水进入创造条件，即使并发羊水栓塞，其症状及严重性不如晚期妊娠发病凶猛。

8）远期并发症：有宫颈粘连、宫腔粘连、慢性盆腔炎、月经失调、继发性不孕等。

4. 药物流产 是用药物而非手术终止早孕的一种避孕失败的补救措施。目前临床应用的药物为米非司酮和米索前列醇，米非司酮是一种类固醇类的抗孕激素制剂，具有抗孕激素及抗糖皮质激素作用。米索前列醇是前列腺素类似物，具有子宫兴奋和宫颈软化作用。两者配伍应用终止早孕完全流产率达90%以上。

（1）适应证

1）妊娠≤49 日，本人自愿、年龄＜40 岁的健康妇女；

2）血或尿 hCG 阳性，B 型超声确诊为宫内妊娠；

3）人工流产术高危因素者，如瘢痕子宫、哺乳期、宫颈发育不良或严重骨盆畸形；

4）多次人工流产术史，对手术流产有恐惧和顾虑心理者。

（2）禁忌证

1）有使用米非司酮禁忌证，如肾上腺及其他内分泌疾病、妊娠期皮肤瘙痒史、血液病、血管栓塞等病史；

2）有使用前列腺素药物禁忌证，如心血管疾病、青光眼、哮喘、癫痫、结肠炎等；

3）带器妊娠、宫外孕；

4）其他：过敏体质、妊娠剧吐、长期服用抗结核、抗癫痫、抗抑郁、抗前列腺素药等。

（3）用药方法

1）顿服法：米非司酮于用药第 1 日顿服 200mg，服药的第 3 日早上口服米索前列醇 0.6mg，每次服药前后至少空腹 1 小时。

2）分服法：米非司酮分次口服，服药第 1 日晨服

50mg，8～12 小时再服 25mg；用药第 2 日早、晚各服米非司酮 25mg；第 3 日上午 7 时再服 25mg，1 小时后服米索前列醇 0.6mg。每次服药前后至少空腹 1 小时。

（4）服药后应严密观察，除了服药过程中可出现恶心，呕吐、腹痛、腹泻等胃肠道症状外，出血时间长、出血多是药物流产的主要副作用，用药物治疗效果较差。极少数人因大量出血而需急诊刮宫终止妊娠，药物流产必须在有正规抢救条件的医疗机构进行。

【复习思考题】

1. 宫内节育器的避孕原理是什么？

2. 口服避孕药的禁忌证是什么？

3. 人工流产的并发症有哪些？如何处理？

4. 药物流产的禁忌证有哪些？

笔记栏

（毛淑萍）

见习十七　妇科典型病例分析

【见习时数】　4 学时。

病　例　一

林××，女 47 岁，已婚，农民，因下腹痛 3 天，加剧伴高烧 1 天，于 2016 年 3 月 8 日 8 a.m.急诊抬入院。

患者于 3 月 5 日上午劳动时突感下腹阵发性绞痛，不能忍受，并反复呕吐 4 次，呕吐物为胃内容物，立即去当地医院就诊，给予输液治疗腹痛稍缓解。3 月 7 日中午开始发热（体温 38.7℃），给予“青霉素 800 万 U”静滴，无明显效果，因发热不退伴腹痛加剧而乘车来我院。病后大小便正常。

既往体健。月经 $14\frac{3-5}{28}$ 天，量中等，无痛经，孕 3，产 2，人流 1，存 2，已绝经 1 年。

体查：T 38.6℃，P 96 次/分，R 20 次/分，BP 100/60mmHg，急性病容，颈软；气管居中，甲状腺不肿大，头颅，五官端正，心率 96 次/分，律齐，双肺呼吸音清，腹肌紧张，肝脾扪及不满意，下腹压痛及反跳痛，尤以左侧为剧，且扪及一界限欠清包块，如孕 4 月孕宫大小，压痛。

妇科检查：外阴已婚型，阴道通畅，有少量分泌物，宫颈光滑，宫体后位，稍小，活动尚可，触痛。附件：于子宫左前方可以扪及一约 10cm×8cm 大小的囊性肿块，欠活动，触痛明显；右附件区未扪及异常包块。

辅助检查：血常规：Hb 120g/L，WBC 14.3×10^9/L，N 0.88，L 0.12，Pt 130×10^9/L。

根据病史及检查，还需作哪些辅助检查？请提出诊断、诊断依据及处理意见？

病　例　二

蒋××，女性，27 岁，已婚，农民，因人流术后 5 天，下腹疼痛伴畏寒、发热 1 天，于 2016 年 3 月 8 日 10 时步行入院。

患者 3 月 3 日因停经 50 天，在某医院行人流术，诉术前有同房史，术中经过顺利，术后检查组织物中见绒毛，术后阴道流血不多，持续至今未净，术后未抗炎治疗，昨天上午开始感下腹疼痛，并逐渐加重，伴畏寒、发热、口干，来院就诊。发病后食欲差，大小便正常。

既往体健。月经14 $\frac{5-6}{30}$ 天，量中等，无痛经，孕2，产1，人流1，存1。

体查：T 39.3℃，P 118 次/分，R 20 次/分，BP 95/60mmHg，痛苦面容，颈软；气管居中，甲状腺不肿大，头颅，五官端正，心率118次/分，律齐，双肺呼吸音清，腹肌紧张，肝脾扪及不满意，下腹压痛及反跳痛，未扪及明显包块。

妇科检查：外阴发育正常，消毒后内诊见阴道内少量鲜红色血液，宫颈肥大，光滑，有抬举痛，宫体后位，大小正常，压痛明显，双侧附件区增厚，有压痛。

辅助检查：血常规：Hb 112g/L，WBC 15.8×10^9/L，N 0.88，L 0.12，Pt 230×10^9/L。

根据病史及检查，还需作哪些辅助检查？请提出诊断、诊断依据及处理意见？

病 例 三

王××，女性，47岁，已婚，农民，因经期延长经量增多1年余，于2016年3月3日9时步行入院。

患者既往月经周期规则，自2015年3月起经期延长，由原来的4～5天延长至8～10天，经量增多，用卫生纸由原来1包/次，增至3包/次，月经周期缩短为20天左右，伴腰腹酸胀，头晕乏力。今年7月在当地医院行诊刮送检，病理报告为“子宫内膜增生过长”。曾多次在当地医院治疗（药名不详）。无明显好转。要求进一步诊治故来我院。

既往体健，月经14$\frac{5-5}{32}$天，现月经改变见现病史，末次月经2006年10月23日。孕4，产2，存2，人流2。

体查：T 37℃ P 80次/分 R 20次/分 BP 120/80mmHg 呈贫血貌，睑结膜苍白，颈软，气管居中，甲状腺不肿大，头颅五官畸形，心率80次/分，律齐，双肺呼吸音清，腹平软，无压痛，肝脾未扪及，未扪及包块。

妇科检查：外阴见血迹，消毒后内诊见阴道内多量暗红色血液，宫颈肥大，光滑，宫体后位，大小正常，无凸凹不平感，活动可，双侧附件（—）。

血常规：Hb 62g/L，WBC 6.8×10g/L，N 0.78，L 0.22，Pt 134×10^9/L。

根据以上病史及体征，请提出诊断，诊断依据及处理原则。

病 例 四

谭××，女，45岁，已婚，工人，因月经周期缩短、经期延长、经量增多9年，不规则阴道流血1月余，于2016年2月9日步行入院。

患者9年前开始月经周期缩短，经期延长，经量增多，由原来的3～4天改变为现在的7～8天，经量增加，用卫生纸由原来每次1包增至2～3包，月经周期由原来的30天缩短为20天左右，无痛经，平时白带多，清稀，但不伴外阴痒。近年来常感头昏、乏力、下肢不适，近一月出现不规则阴道流血，开始7～8天量多，有血块，以后淋漓不尽，自觉头昏、头痛、纳差，不能胜任日常工作，故来我院就诊。

既往体健，月经15$\frac{5-6}{30}$天，量中等，无痛经，22岁结婚，孕3，产1，存1，人流2，1992年行输卵管结扎术。

体查：T 36℃，P 80 次/分，R 20 次/分，BP 100/70mmHg。慢性贫血面容，神清合作，头颅五官外观无畸形，心率 80 次/分，律齐，双肺呼吸音清。腹软，肝脾未扪及，耻骨联合上方似可扪及一包块，质硬，活动，无压痛，余见专科情况。

妇科检查：外阴已婚已产型，阴道内少量血液，宫颈糜烂Ⅱ度，宫体前位，增大如孕 4 月孕宫大小，前壁突出，质硬，活动、无压痛，双附件（–）

辅助检查：血常规：Hb 65g/L，WBC 8.0×10^9/L，N 0.73，L 0.24，Pt 120×10^9/L。B 型超声：子宫前位，体积增大，约 125mm×86mm 形态失常，内部回声均匀，于子宫前壁显示 85mm×52mm 强回声光团。宫颈刮片，巴氏染色Ⅱ级。

请根据病史，体征及特殊检查作出诊断、诊断依据及治疗原则？

病 例 五

杨××，女性，28 岁，已婚，工人，因进行性痛经 5 年于 2016 年 2 月 18 日 8 时步行入院。

患者于 5 年前因“宫内早孕”行人流术，术后月经规则，经期经量较前稍增多，经期下腹疼痛，自月经来潮第一天开始持续至月经干净，疼痛缓解，且逐年加剧伴性交疼痛，5 年来未采取仍何避孕措施，一直未孕。曾多次在当地医院检查及治疗(用药不详)，症状无缓解，末次月经 2016 年 2 月 12 日，痛经性质同前，要求进一步治疗入院。

既往体健，月经 $16\frac{4-5}{30}$ 天，量中等，无痛经，5 年前开始痛经见现病史。22 岁结婚，孕 3，产 1，人流 2，存 1。

体查：T 36.5℃，P 80次/分，R 20次/分，BP 100/70mmHg，营养中等，神清合作，头颅五官无畸形。心率80次/分，律齐，双肺呼吸音清。腹平软，无压痛，肝脾未扪及，双肾区无叩痛，脊柱四肢无畸形。

妇科检查：外阴已婚型，阴道通畅，内有少量白色分泌物，宫颈光滑，正常大小，宫体后位，稍大，质中，后壁可触及数个黄豆大小之结节，触痛明显，子宫活动欠佳，左侧附件可扪及5cm×4cm×4cm大小的囊性包块，与盆壁及子宫粘连，活动差，无明显压痛，右侧附件增厚，未扪及明显包块。

辅助检查：血常规，Hb 110g/L，WBC 6.8×10^9/L，N 0.70，L 0.30。

根据病史及检查，请提出诊断，诊断依据，还需做哪些辅助检查，协助确诊？

病　例　六

刘××，女，30.岁，教师。因停经80天，阴道流血20天，加剧伴腹胀痛1天于2016年2月27日8a.m.急诊抬入院。

患者末次月经2015年12月7日，停经40天，即感食欲不振，恶心，呕吐，疲倦等早孕反应，持续至入院时。此次妊娠反应较以往妊娠反应明显。20天前出现不规则阴道流血且自觉摸及下腹部一包块，约拳头大小，未就诊。2月26日开始阴道流血增多如月经量，但未见组织物及水泡样物排出，自觉下腹胀痛，伴头晕，乏力，无畏寒发热，无咳嗽咯血史。

既往体健。月经$14\frac{4-5}{30}$天，量中，无痛经史，23岁结婚，孕2，产1，存1。

体查：T 37℃，P 100次/分，R 20次/分、BP 100/ 70mmHg，

急性重病容，面色苍白，稍水肿，颈软，气管居中，甲状腺不肿大，头颅五官端正，心肺正常。下腹部稍隆，腹软，无压痛，肝脾未扪及，余见专科情况。双下肢水肿（±）

专科情况：下腹稍隆，宫底耻上 4 横指，质软，无压痛，未触及胎体，未闻及胎心音。

妇科检查：外阴已产型、消毒后内诊，阴道内少量暗红色血液，宫颈肥大，轻度糜烂，着色，质软，宫口未开，宫体增大约 4 月妊娠子宫大小，质软，无压痛，双附件（–）。

辅助资料：血常规：Hb 62g/L，WBC 7.8×10^9/L，N 0.68，L 0.30，E 0.02，Pt 120×10^9/L。尿 hCG（+）。

请提出诊断，诊断依据，还要作哪些辅助检查，处理原则？

笔记栏

（张群锋）

第五章　临床技能

见习十八（1）　妇科常用特殊检查

【见习要求】 熟悉妇科常用特殊检查并了解其意义。

【见习时数】 2学时。

【见习准备】 拟进行妇科特殊检查的患者1人/小组或妇科检查模型1个/小组。

【见习过程】

1. 教师详细讲解几种妇科常用特殊检查方法及其意义。

2. 学生分组在门诊或病房观看妇科常用特殊检查方法，熟悉妇科常用特殊检查并了解其意义。

【知识精要】

1. 白带检查

（1）滴虫检查：在行阴道窥器检查时，用棉签自阴道上1/3侧壁取少量白带放少量生理盐水的小瓶内制成混悬液，取一滴混悬液置于镜下检查，找到活动的滴虫即为阳性。

（2）白假丝酵母菌检查：在行阴道窥器检查时，用棉签自阴道上1/3侧壁取少量白带放入少量生理盐水或10%的氢氧化钾的小瓶内制成混悬液，取1滴混悬液置于镜下检查，找到白假丝酵母菌的菌丝或孢子即可诊断。

（3）阴道清洁度检查：在行阴道窥器检查时，用棉签自阴道上1/3侧壁取少量白带放入少量生理盐水的小瓶内制成混悬液，取1滴混悬液置于镜下检查，根据白细胞的多少，可了解阴道清洁度，以此判断阴道的防御功能和炎症情况。阴道清洁度分三度：

1）Ⅰ度：以阴道杆菌和上皮细胞为主，白细胞很少或无，属正常；

2）Ⅱ度：白细胞和上皮细胞等量，混有少许杂菌，说明有炎症；

3）Ⅲ度：上皮细胞少，无阴道杆菌，有大量杂菌和白细胞，说明有明显炎症。

2. 子宫颈黏液检查

（1）检查方法：在正常月经周期中，子宫颈黏液的量和质都受卵巢性激素的影响，呈周期性变化。通过检查子宫颈黏液，可以了解卵巢功能。用窥器暴露子宫颈后，观察宫颈口黏液性状，用合拢的长镊子深入子宫颈管内1cm处取黏液，取出后缓慢分开镊子，观察黏液的长度以确定其延展性，然后置于玻片上顺一个方向轻轻涂抹，待干燥后置于低倍镜下观察，以确定结晶的类型。

（2）宫颈黏液结晶分型：可分五种类型。

1）Ⅰ型：为典型结晶，主干直而粗硬，分支细而长。

2）Ⅱ型：为较典型结晶，主干粗硬而弯曲、稀疏，分支短小，似树枝着雪后的形态。

3）Ⅲ型：为不典型结晶，结晶细小，残缺不全，呈鱼腥草状。

4）Ⅳ型：无结晶，主要为排列成行的椭圆体或棱形体，大小是白细胞的3倍左右，透明、折光。

5）Ⅴ型：涂片中无任何结晶，仅有少量上皮细胞和白细胞，表示卵巢功能低下。

（3）临床意义

1）正常月经周期：①排卵前7～14天宫颈口出现瞳孔样反应，黏液量逐渐增加，质地变稀薄而透明，延展性高，拉丝长度可达10cm，涂片结晶从Ⅲ型发展到Ⅰ型；②排卵后宫颈黏液转稠，透明度降低，量减少，涂片结晶模糊；③月经周期第 22～28 天，黏液稠厚、浑浊，黏液增加，涂片中结晶消失，只见排列成行的椭圆体。

2）闭经：系统随访宫颈黏液涂片，如有正常周期性变化，提示卵巢功能良好，闭经原因在子宫；如果无正常周期性变化，可从结晶类型判断体内雌激素水平，从而估计卵泡发育程度。

3）功能失调性子宫出血：在流血前 1～2 天或流血的 12 小时内检查子宫颈黏液，如涂片为羊齿状结晶，为无排卵征象。

4）早期妊娠或宫外孕：如宫颈黏液为典型羊齿状结晶，可排除妊娠，有习惯性流产病史的患者早孕时，宫颈黏液涂片连续出现非典型结晶，反应孕激素不足，应考虑先兆流产。

3. 基础体温测定

（1）检查方法：基础体温是机体经过较长时间（6～8 小时）睡眠，醒后未进行任何活动所测得的体温。每日清晨醒后未进行任何活动之前，用口表测体温，圈点记录于表格上并连成曲线。经期、性生活、感冒等特殊情况，随时记录以供参考。为了了解卵巢功能，至少测 3 个月经周期。

（2）临床应用：正常育龄妇女基础体温受卵巢性激素的影响呈周期性变化，月经前半期体温较低，排卵时最低，排卵后由于孕激素的致热作用，体温上升 0.3～0.5℃，持续 12～14 天，于下次月经来潮前 1～2 天下降，这种具有低温相和高温相的体温曲线称双相体温曲线，表示有排卵。

1）安全期避孕：正常月经周期中，基础体温上升前 1 天有明显下降，排卵可能发生在下降日的前后 2～3 天，所以基础体温上升前后的 2～3 天为易受孕期，上升后 4

天至下次月经来潮前为相对安全期。基础体温不能准确反应排卵日期，只可大致掌握排卵期。

2）诊断妊娠：如月经过期，基础体温上升后维持18天以上，妊娠可能性大，有利于宫内及宫外孕的诊断。

3）不孕检查：确定有无排卵，持续单相型基础体温为无排卵的表现；确定黄体功能，基础体温上升相短于11天，提示黄体功能不全。

4）鉴定月经失调的类型和避孕指导：单相型基础体温提示无排卵型功血；双相型基础体温，排卵后体温上升缓慢，或上升幅度偏低，持续时间短，9～10天即下降，提示黄体功能不全；双相型，但下降缓慢，历时较长，为黄体萎缩不全。

4. 宫颈细胞学检查

（1）涂片法

1）将一张干燥的玻片取出，用铅笔在有毛玻璃的一侧写好患者姓名（不要贴不干胶等，以免染色时将患者姓名消掉）。

2）正确放置窥阴器，暴露宫颈后，用干棉球轻轻擦拭宫颈表面黏液样分泌物后进行涂片做细胞学检查。

3）用特制的小刮板的一头伸入宫颈管，另一头贴覆在宫颈表面，以宫颈外口为圆心沿一个方向轻轻旋转一周，将其沿一个方向涂在已准备好的玻片上。

4）95%酒精固定标本后待巴氏染色后显微镜下观察细胞形态。

5）如果没有特制刮板，可分别进行宫颈表面和宫颈管涂片：即用普通刮板贴覆于宫颈表面轻轻刮取分泌物后涂片；再用较细的刮板伸入至宫颈管内，沿一个方向旋转后再将所取细胞涂在玻片上送检。

6）如遇宫颈肥大患者应注意涂片时在宫颈表面取

材，不得遗漏涂片区域，特别是鳞柱上皮交界处。

（2）薄层液基细胞学涂片

1）取一个装有细胞保存液体的小瓶，在其表面贴上患者信息的标签或用记号笔写上患者姓名等身份记号。

2）正确放置窥阴器，暴露宫颈时避免窥阴器触碰宫颈，勿用干棉球等擦拭宫颈表面。

3）用专用的特制毛刷伸入宫颈管约 1cm、以宫颈外口为中心，旋转 360°～720°后取出并将毛刷头浸泡至保存液体中备检。

4）如遇宫颈肥大患者，应注意刷取宫颈表面旋转毛刷不能刷到的区域，特别是鳞柱上皮交界处。如有必要可使用刮板补充抹片。

（3）临床意义：这是防癌普查的主要方法，对早期诊断子宫颈癌具有重要价值。

细胞涂片巴氏分类法结果分 5 级：Ⅰ级正常，Ⅱ级炎症，Ⅲ级可疑癌，Ⅳ级高度可疑癌，Ⅴ级癌。Ⅲ、Ⅳ、Ⅴ级涂片者应重复刮片检查并行宫颈活组织检查，Ⅱ级涂片需先按炎症处理后重复涂片进一步检查。

薄层液基细胞学涂片的 TBS 诊断报告包括以下内容：

1）未见上皮内病变细胞和恶性细胞。

2）上皮细胞异常

A. 鳞状上皮细胞异常：①不典型鳞状细胞（ASC）：包括无明确诊断意义的不典型鳞状细胞（ASCUS）和不能排除高级别鳞状上皮内病变不典型鳞状细胞（ASC-H）；②低度鳞状上皮内病变（LSILs）；③高度鳞状上皮内病变（HSILs）。

B. 腺上皮细胞改变：①不典型腺上皮细胞（AGC）；②腺原位癌（AIS）；③腺癌。

C. 其他恶性肿瘤。

5. 人乳头瘤病毒（HPV）检查

（1）检查方法：暴露宫颈后，用干棉球擦净宫颈分泌物，用检查专用毛刷伸入宫颈管中旋转 3～5 周，取出毛刷将其放入专用试管中，在瓶口水平折断毛刷杆，盖好试管帽送检。

（2）临床意义：①与细胞学检查联合或单独使用进行子宫颈癌的初筛，有效减少细胞学检查的假阴性结果。②可根据 HPV 感染基因型预测受检者患宫颈癌的风险。③对未明确诊断意义的不典型鳞状上皮细胞或腺上皮细胞，应用 HPV 检测可进行有效的分流。④对宫颈高度病变手术治疗后的患者，HPV 检测可作为其疗效判断和随访检测的手段，预测其病变恶化或术后复发的风险。

【复习思考题】　说出几种妇科常用的特殊检查及其临床意义。

笔记栏

（何宜静）

见习十八（2）　后穹隆穿刺术

【见习要求】

1. 掌握后穹隆穿刺术的适应证及禁忌证。

2. 掌握后穹隆穿刺术的操作流程。

3. 熟悉后穹隆穿刺术的目的、并发症及处理。

【见习时数】 2学时。

【见习准备】

1. 妇科后穹隆穿刺模型1个/小组。

2. 后穹隆穿刺包及相关物品。

【见习过程】

1. 讲授后穹隆穿刺术的目的、适应证及禁忌证、操作流程、并发症及处理。

2. 教师给学生示范后穹隆穿刺术操作过程。

3. 学生完成后穹隆穿刺术操作。

4. 结合学生操作，教师和学生共同分析及小结。

【知识精要】

1. 目的 通过后穹隆穿刺可以了解盆腹腔内液体的性状、进行相应常规生化 检查、病理检查以及病原学检查，并对相应疾病进行诊断和治疗。

2. 适应证

（1）对疑有腹腔内出血的患者，如异位妊娠、卵巢黄体破裂等的辅助诊断。

（2）怀疑腹腔内积液或积脓时，了解积液性质，协助明确诊断；如为腹腔积脓，可以穿刺做病原学检查、穿刺引流及局部药物治疗。

（3）对于可疑恶性肿瘤的患者，可以通过穿刺留取腹水进行脱落细胞检查，也可以对后穹隆肿物进行细针穿刺行病理检查（但目前对后者存在争议）。

（4）B型超声引导下行卵巢子宫内膜异位囊肿穿刺治疗、包裹性积液穿刺治疗、输卵管妊娠部位药物注射治疗。

（5）B型超声引导下经阴道后穹隆穿刺取卵，用于各种助孕技术。

3. 禁忌证

（1）严重的盆腔粘连，子宫直肠陷凹完全被巨大肿物占据。

（2）疑有肠管与子宫后壁粘连。

（3）合并严重的阴道炎症。

4. 操作流程

（1）器械准备：穿刺包（含窥阴器、宫颈钳、9 号长针头）、无菌手套、络合碘消毒液、10ml 或 20ml 注射器、纱布数块，根据实际需要准备玻片、培养皿、无水酒精、抗生素等。

（2）给患者讲明手术的必要性，充分了解患者的既往病史，签署知情同意书。测量血压、脉搏，必要时建立静脉通道。术前化验检查，包括：血常规、凝血功能检查等。患者排空小便后臀下垫一次性垫单，取膀胱截石位，必要时导尿。

（3）操作者准备：充分了解患者既往病史及内科合并症。穿好工作服，戴好口罩、帽子，洗手（七步洗手法）。核对患者信息，检查知情同意书是否已经签署。行盆腔检查了解阴道分泌物性状，确认无急性生殖道炎症；并了解子宫大小、位置及双侧宫旁情况，特别要注意后穹隆是否膨隆、有无肿瘤，如有阴道流血行消毒后双合诊。

（4）操作步骤

1）打开穿刺包，戴无菌手套。外阴、阴道消毒，铺无菌孔巾。窥器暴露宫颈后再次消毒阴道，宫颈钳钳夹宫颈后唇，再次消毒后穹隆，尤其是穿刺部位。

2）取 9 号长针头接 10ml 或 20ml 注射器，检查针头是否通畅，确认针头无阻塞后，左手向前上方牵拉宫颈钳，右手手持注射器在后穹隆中央或稍偏患侧，阴道后壁与后穹隆交界处稍下方、平行宫颈管方向缓缓刺入，当针头穿透阴道壁，出现落空感后（进针约 2～3cm）立即抽取液体，如无液体抽出，可以适当改变进针深度和方向或边退针边抽吸，必要时令患者半坐卧位使盆腹腔内液体汇积于子宫直肠陷凹以便于抽吸。

3）如抽出脓液或陈旧性血液需要进行相应治疗时，按预定方案进行。

4)操作结束时轻轻拔出针头后应注意穿刺点有无活动性出血，并可用棉球压迫至血止后取出窥器。

5）如抽出血液，应使之静置 10 分钟以上，观察其是否凝集。如血液凝集，证明穿入血管。如为不凝血，证实为腹腔内出血。

6）如欲行细胞学检查应立即涂片，待其干燥后以 95%酒精固定后送检。

7）如行其他检查，对标本进行相应处置。

8）交代术后注意事项。

5. 并发症及处理

（1）误伤血管：进针方向错误，误伤血管，抽出血液静置后可以凝固，要注意患者自诉，如出现穿刺后腹痛、肛门坠胀、甚至血压下降，应及时进行盆腔检查，必要时进行 B 型超声检查，了解有无血肿发生。

（2）误伤直肠：进针方向过于靠后时，可以伤及直肠，一般小损伤无需特别处理；如破口较大出现相应症状，应请外科会诊，决定治疗方案。对盆腔轻度粘连，确需穿刺时可以 B 型超声引导下进行。

（3）感染：应严格按无菌规则进行操作，阴道炎症患者应治疗后进行穿刺，必要时同时应用抗生素。

【复习思考题】

1. 后穹隆穿刺术的适应证和禁忌证是什么？

2. 后穹隆穿刺术操作过程中误伤血管如何处理？

3. 后穹隆穿刺术的目的是什么？

笔记栏

（何宜静）

见习十九（1）　分段诊刮术

【见习要求】

1. 掌握分段诊刮术的适应证及禁忌证。

2. 掌握分段诊刮术的操作流程。

3. 熟悉分段诊刮术并发症及处理。

【见习时数】 2 学时。

【见习准备】

1. 妇科诊刮模型 1 个/小组。

2. 诊刮包及相关物品。

【见习过程】

1. 讲授分段诊刮术的适应证及禁忌证、操作流程、并发症及处理。

2. 教师给学生示范分段诊刮术操作过程。

3. 学生完成分段诊刮术操作。

4. 结合学生操作，教师和学生共同分析及小结。

【知识精要】

1. 适应证

（1）子宫异常出血或阴道排液，为除外子宫内膜病变、宫颈管癌或其他妇科疾病，如各种流产、子宫内膜炎、子宫内膜结核等，也作为异位妊娠的辅助诊断方法。

（2）功能性子宫出血的诊断及治疗。

（3）不孕症患者月经来潮前或月经来潮 6 小时内诊刮可以了解有无排卵及子宫内膜病变。

2. 禁忌证 急性生殖道炎症，严重的全身性疾病，手术当日体温>37.5℃。

3. 操作流程

（1）器械准备

1）消毒诊刮包：无菌钳、消毒窥阴器（检查窥器、手术窥器）、宫颈钳、扩宫棒、探针、刮匙（取内膜器、大小刮匙）、无菌孔巾、长棉签（2 根）、纱布数块。

2）无菌手套。

3）络合碘消毒液。

4）标本容器、10%甲醛、病理申请单。

5）药品：局部麻醉药、镇静剂、抢救用药等。

（2）患者准备

1）给患者讲明手术的必要性，术前测量血压。

2）签署知情同意书。

3）患者排空小便，取膀胱截石位，臀下垫一次性垫单。

4）刮宫通常无需麻醉，有条件者也可以在麻醉下（静脉麻醉、吸入麻醉）进行。如宫颈过紧者，可以给予镇静剂或宫颈表面麻醉。

（3）操作者准备

1）充分了解患者既往病史及内科合并症。

2）穿好工作服，戴好口罩、帽子，洗手（七步洗手法）。

3）核对患者信息，检查知情同意书是否已经签署。

（4）操作步骤

1）打开诊刮包，戴无菌手套。常规消毒外阴 2～3 遍，铺无菌孔巾。用窥阴器暴露宫颈阴道，消毒阴道 2～3 遍。行双合诊，了解子宫大小及位置。更换手套。用窥阴器暴露宫颈，宫颈钳钳夹宫颈前唇，再次消毒宫颈管及宫颈表面。

2）阴道后穹隆处放置纱布一块，小刮匙伸入宫颈管约 2～2.5cm 按从上向下顺序搔刮宫颈管一周，刮取宫颈管组织。取出纱布。

3）探针沿子宫腔方向缓缓伸入宫腔达宫底，标记并记录宫腔深度。

4）如宫颈口过紧，根据所用器械逐号扩张宫颈至适度（从小至大号扩张宫颈）。

5）另取一块纱布置于后穹隆处，小刮匙沿宫腔方向缓慢进入宫腔并达宫底部，从上到下进行刮宫，并依次将子宫腔四壁、宫底及两侧宫角组织刮出，取出纱布。

6）清理阴道内积血，观察有无活动出血，如无活动出血及异物残留，再次消毒宫颈、阴道，取下宫颈钳和窥阴器及孔巾。

7）将纱布上的组织分别装在标本瓶中并标记好取材部位，10%甲醛固定后送检。

8）交代术后注意事项。

4. 并发症及处理

（1）子宫穿孔：多发生于哺乳期、绝经后、患子宫恶性肿瘤，或子宫位置不明、操作不慎等情况下。手术时突然出现“无底”的感觉，或刮匙进入宫腔的深度超过测量的深度，要考虑子宫穿孔的可能，应立即停止操作，注意患者腹痛及生命体征情况；必要时进行 B 型超声检查；与患者家属交代病情。如破裂口小，生命体征稳定，可保守治疗；如破裂口大，有内出血、脏器损伤等，应立即剖腹探查。

（2）术中出血：对可疑子宫内膜癌、黏膜下肌瘤、稽留流产等患者，术前应配血、建立静脉通路，必要时应备皮，做好开腹手术准备。

（3）感染：对于出血时间长、患有贫血、糖尿病、可疑结核或应用免疫抑制剂者术前及术后应使用抗生素预防感染。术中应严格无菌操作。

（4）宫腔粘连：操作时应减少不必要的器械进出宫颈的次数，刮宫动作应轻柔，避免人为损伤宫颈管内膜和子宫内膜，减少宫腔及宫颈管粘连的发生。

【复习思考题】

1. 分段诊刮术的适应证和禁忌证是什么？

2. 分段诊刮术中子宫穿孔如何处理？

笔记栏

（何宜静）

见习十九（2） 宫内节育器的放置术与取出术

【见习要求】

1. 掌握宫内节育器放置术与取出术的适应证及禁

忌证。

2. 掌握宫内节育器放置术与取出术的操作流程。

3. 掌握宫内节育器放置时间。

4. 熟悉宫内节育器放置术与取出术的并发症及处理。

【见习时数】 2学时。

【见习准备】

1. 妇科检查模型及放、取环子宫模型1个/小组。

2. 放、取环包及相关物品。

【见习过程】

1. 讲授宫内节育器的放置术与取出术的时间、适应证及禁忌证、操作流程、并发症及处理。

2. 教师给学生示范宫内节育器的放置术与取出术操作过程。

3. 学生完成宫内节育器的放置术与取出术操作。

4. 结合学生操作，教师和学生共同分析及小结。

【知识精要】

1. 宫内节育器放置术

（1）宫内节育器放置时间

1）月经干净3～7天无性交；

2）人工流产后立即放置；

3）产后42日恶露已干净，会阴伤口愈合，子宫恢复正常；

4）剖宫产后半年放置；

5）含孕激素宫内节育器在月经第3天放置；

6）自然流产于转经后放置，药物流产2次正常月经后放置；

7）哺乳期放置应先排除早孕；

8）性交后5日内放置为紧急避孕方法之一。

（2）适应证

1）育龄妇女自愿要求放置而无禁忌者；

2）某些疾病的辅助治疗：如宫腔粘连、功能性子宫出血及子宫腺肌症等的保守治疗（含有孕激素的宫内节育器）等。

（3）禁忌证

1）严重全身性疾患，如心力衰竭、肝肾功能不全、凝血功能障碍等；

2）生殖道急性炎症；

3）妊娠或可疑妊娠；

4）生殖器官肿瘤；

5）生殖器官畸形，如双角子宫、纵隔子宫等；

6）宫颈内口过松、重度陈旧性宫颈裂伤或严重子宫脱垂；

7）近3个月内有月经失调、阴道不规则流血；

8）宫腔深度不足5.5cm或大于9.0cm（除外足月分娩后、大月份引产后或放置含铜无支架宫内节育器）；

9）人工流产后出血过多，怀疑有妊娠组织物残留或感染可能；中期妊娠引产、分娩或剖宫产胎盘娩出后，子宫收缩不良出血或潜在感染可能；

10）有铜过敏史。

（4）操作流程

1）操作者应穿好工作服，戴好口罩、帽子，洗手（七步洗手法），注意保护隐私。

2）核对患者信息，确认已签署手术同意书。

3）患者排尿后去膀胱截石位，臀下垫一次性垫单。

4）打开宫内节育器放置包，戴无菌手套，常规消毒外阴、阴道，铺无菌巾，行双合诊检查。

5）用窥阴器暴露宫颈、固定，宫颈钳钳夹宫颈前唇，消毒宫颈管。

6）宫颈过紧者可用1%的利多卡因棉签置入宫颈管内约2分钟,或1%的利多卡因于宫颈4点及8点处黏膜下注射各1～2ml，5分钟后实施手术。

7）持探针沿子宫倾屈方向轻轻进入，探测宫腔深度。

8）根据宫颈口松紧或节育器体积决定是否扩张宫颈，扩张宫颈时，以执笔式持宫颈扩张器沿宫腔方向慢慢扩张宫颈内口，扩张器通过宫颈内口即可，不可深入，一般由4号扩至6号即可。

9）不同类型节育器的放置技巧（以环型环及T型环为例）

①环形节育器：使用叉或钳型放置器放置，若用叉型放置器，将节育器上缘置于叉内。顺子宫方向轻轻送入宫底，慢慢退出放环叉，退至宫颈内口时再上推节育器下缘，然后退出放置器。若用钳型放置器，将节育器的上缘置于钳顶端的小槽内，节育器骑跨于钳上，顺宫腔方向置于宫底，张开前叶向外推出，然后退出放置器。

②T形节育器：放置时，将两横臂向下折叠与纵臂一起置入套管内，调整限位块至宫腔深度，插入套管芯，沿宫腔方向送入放置器达宫底，固定套管芯，后退套管，用套管芯轻推节育器下缘后退出放置器，颈管外保留尾丝长1.5～2.0cm。

10）观察宫腔内无出血，取下宫颈钳，撤除窥阴器。

11）放置宫内节育器后应观察如下情况：有无腹痛、阴道流血等症状；有无面色苍白、呼吸困难，生命体征是否平稳等。

12）术后嘱患者休息3日，1周内避免重体力劳动。保持外阴清洁，2周内避免盆浴及性生活。

（5）并发症及处理

1）感染：术中应严格无菌操作，对有盆腔炎史尤其有性传播病史者禁用节育器，术后预防性使用抗生素。放置节育器后定期随访，注意个人卫生。

2）不规则阴道流血：不规则性阴道流血是临床常见并发症，发病率为10%以上，多表现为月经量增多或经期延长或点滴不规则性出血，易发生于节育器放置后 1 年内。放器前，应充分了解节育器适应证及禁忌证，选用合适类型的节育器，并适当选用抗纤溶活性药物、前列腺素合成酶抑制剂、类固醇及抗生素药物治疗，无效者应取出节育器。

3）疼痛：临床表现为腰腹坠胀痛。疼痛较轻者不需处理。疼痛明显者需除外感染，并需检查节育器位置及大小是否与宫腔相配。必要时可口服吲哚美辛。如疼痛持续或治疗无效者应取出宫内节育器。

4）子宫穿孔：在手术过程中，探针等器械穿孔，宫内节育器尚未放入宫腔，患者情况良好者，应严密观察血压、脉搏、体温、腹痛等情况，进行保守治疗，使用抗生素预防感染及宫缩剂。若宫内节育器已放入子宫外，需手术取出宫内节育器，同时修补穿孔。合并脏器损伤或内出血，应立即剖腹探查，针对损伤情况及时进行处理。

5）宫内节育器异位、嵌顿：宫内节育器异位是指宫内节育器转移到腹腔、阔韧带等部位或出现嵌顿者。宫内节育器嵌顿属于一种异位，临床较为常见。宫内节育器异位、嵌顿一般均无症状，多发现于取器时，可结合 X 线透视、B 超、宫腔镜等手段，以明确诊断。如宫内节育器嵌顿内膜下，可先刮内膜后再试取出；嵌顿浅肌层，应在宫腔镜下轻轻钳拉取出。完全嵌入子宫肌层或断裂残留于肌层内时宜剖腹或在腹腔镜下切开子宫取出。异位到子宫外，应根据有无脏器损伤，在腹腔镜下或剖腹取出宫内节育器。放置宫内节育器时间过长，尤其是在嵌顿、异位的情况下，官内节育器易断裂或部分残留于肌层内，应注意全部清理取出。

6)宫内节育器脱落：宫内节育器放置时操作不规范，没有将宫内节育器放入子宫底部，或宫内节育器大小、类型与子宫大小、形态不匹配，或宫内节育器质量不好，易发生脱落，多在放器后1年内尤其是前3个月与经血一起排出，不易察觉。因此，放置宫内节育器后应定期随访。

7)带器妊娠：宫内节育器未置于子宫底部，或移位、异位等均可导致带器妊娠。一经确诊，原则上应终止妊娠并取出节育器。

2. 宫内节育器取出术

（1）宫内节育器取出时间

1）取环应在月经干净3～7天；

2）带器早期妊娠行人工流产同时取出；

3）带器异位妊娠术前行诊断性刮宫时，或在术后出院前取出；

4）子宫不规则出血者，随时可取。

（2）适应证

1）节育器放置期已到，需要更换者；

2）有生育要求，计划妊娠者；

3）放置后出现较重的副反应，如严重腰腹痛、不规则子宫出血等；

4）出现并发症，如异位、嵌顿、节育器变形、感染等；

5）绝经过渡期停经1年内；

6）拟改用其他避孕措施或绝育者；

7）带器妊娠，包括宫内、宫外妊娠。

（3）禁忌证

1）全身情况不良或在疾病的急性期，应待病情好转后在取出；

2）并发生殖道炎症时，先给予抗感染治疗，治愈后再取出。

（4）操作流程

1）操作者应穿好工作服，戴好口罩、帽子，洗手（七步洗手法），注意保护隐私。

2）核对患者信息，确认已签署手术同意书。

3）患者排尿后去膀胱截石位，臀下垫一次性垫单。

4）打开宫内节育器放置包，戴无菌手套，常规消毒外阴、阴道，铺无菌巾，行双合诊检查。

5）用窥阴器暴露宫颈、固定，宫颈钳钳夹宫颈前唇，消毒宫颈管。

6）不同类型节育器的取出技巧（以环型环及 T 型环为例）

①带尾丝的节育器：用长弯血管钳钳住尾丝，轻轻牵拉取出节育器。

②无尾丝的节育器：探针探测节育器位置，取环钩沿宫腔方向进入宫腔，触及节育器后转动钩头方向钩住节育器下缘，牵拉取出。取器困难可在 B 型超声下进行操作，必要时在宫腔镜下取出。

7）取出节育器后的观察

①有无腹痛、阴道流血等，注意观察可能出现的副反应及并发症。

②有无面色苍白、呼吸困难，生命体征是否平稳。

（5）并发症及处理

取节育器时易损伤子宫壁或穿孔，甚至损伤脏器，引起并发症，故取节育器前，应常规检查了解子宫内官内节育器的位置及有无断裂等情况，对症处理。

【复习思考题】

1. 宫内节育器的放置及取出术的适应证和禁忌证是什么?

2. 宫内节育器的放置时间是什么?

3. 宫内节育器异位或嵌顿时怎么处理?

笔记栏

（何宜静）